Le grand livre de la **posturologie**

Dr Nicolas Meyer

Le grand livre de la posturologie

EYROLLES

Éditions Eyrolles
61, bd Saint-Germain
75240 Paris Cedex 05
www.editions-eyrolles.com

Mise en pages : Facompo
Avec la collaboration d'Anne Bazaugour
Illustrations d'Hung Ho Thanh
Responsable d'édition Stéphanie Ricordel
Éditrice Élodie Dusseaux

ISBN : 978-2-212-56354-2

REMERCIEMENTS

Pour leur amitié, leur soutien et leur posture de vie, pour les connaissances transmises, l'inspiration et leur aide qui ont contribué à l'élaboration et la réalisation de cet ouvrage, mes remerciements particuliers à :

Mon épouse Mireille, médecin et hypnothérapeute, dont l'aide, les conseils et retours représentent des trésors.

Mon ami Artur Owen, ostéopathe « éclairé », qui m'a aidé à ouvrir mes horizons.

Mon ami David Sultan, podo-orthésiste, pour sa relecture précieuse.

Mes maîtres et professeurs à travers les dons et le partage de leurs connaissances qui m'ont guidé dans mon aventure sur les voies de la connaissance de l'humain et de ses équilibres : le Pr Philippe Dupui, le Dr Bernard Bricot, et tous ceux qu'il serait trop long de citer ici mais qui ont toute ma reconnaissance.

Marie-Thérèse, ma mère, qui m'a soutenu dès le premier jour et à qui j'adresse un exemplaire de cet ouvrage par e-mail vers l'au-delà, en priant qu'il y ait Internet là-haut.

Mon père, mes amis, et ceux qui parfois sans le vouloir m'ont guidé sur le chemin de la vie.

Et surtout à vous, tous mes patients, pour votre confiance, car avec vous j'ai appris à chaque fois, et reste chaque jour émerveillé de voir comment votre corps transforme l'acte thérapeutique en « miracle ».

SOMMAIRE

Première partie

À LA DÉCOUVERTE DE LA POSTUROLOGIE

Deuxième partie

À QUI S'ADRESSE-T-ELLE ?

Troisième partie

LE SYSTÈME POSTURAL

Quatrième partie

LA CONSULTATION

Cinquième partie

TRAITEMENTS ET PRÉVENTION

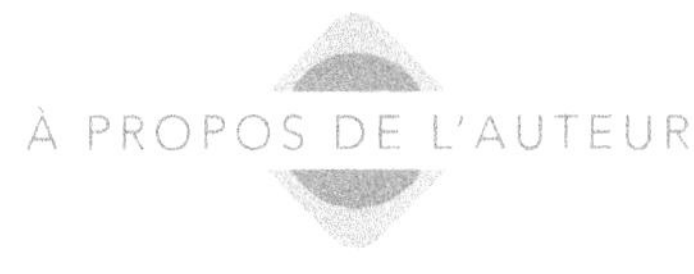

À PROPOS DE L'AUTEUR

Nicolas Meyer est médecin posturologue et ostéopathe installé à Montpellier.

Diplômé du doctorat de médecine de la faculté de Grenoble, il exerce l'ostéopathie depuis plus de dix ans. Il s'est formé à cette discipline à l'Andrew Taylor Still Academy de Lyon et est titulaire du diplôme interuniversitaire (DIU) de médecine manuelle depuis 2003.

Face à certains patients présentant régulièrement des récidives de problématiques ostéopathiques, il s'est intéressé à la cause de celles-ci et s'est donc formé à la posturologie clinique, successivement par la certification du CIES (Centre international d'étude de la statique), puis par l'obtention du DIU de posturologie clinique.

Compte tenu du rôle majeur de la vision et de la mobilité oculaire (appelée oculomotricité) dans la régulation de la posture, il a également obtenu un DIU d'ophtalmologie clinique.

De plus, titulaire du DIU d'hypnose médicale (la Pitié-Salpêtrière), il s'intéresse particulièrement aux implications psycho-émotionnelles et affectives sur les troubles posturaux, ainsi qu'aux ressorts motivationnels dans le domaine de la santé et du sport.

Avec des collègues venus de différents pays, il a par ailleurs été conférencier au congrès international du CIES en septembre 2013 à Marseille.

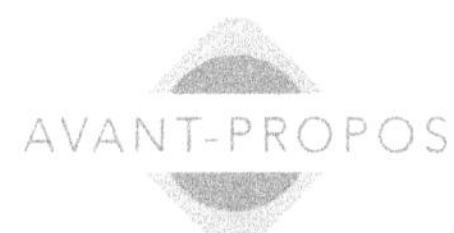

AVANT-PROPOS

À travers cet ouvrage, je souhaite proposer un outil de connaissance et de compréhension des théories et des mécanismes posturaux à la fois didactique et accessible, ainsi qu'aborder le plus clairement possible les éléments pratiques du diagnostic et de la démarche thérapeutique posturale. Cet ouvrage s'adresse donc aussi bien à toute personne qui souhaite découvrir cette discipline pouvant sembler mystérieuse, qu'aux professionnels de santé, médicaux ou paramédicaux (notamment toutes les professions susceptibles de collaborer au traitement postural ou d'être interpellées par des patients traités en posturologie), afin qu'ils puissent trouver la base de connaissances théoriques et pratiques leur permettant de prendre en compte la dimension posturale de leurs patients.

Nos patients expriment des plaintes et des douleurs. Rien n'est plus violent pour eux que de nier l'existence de celles-ci. S'il existe des pathologies psychosomatiques, ignorer leur doléance que nous pourrions aider à soulager, c'est contribuer à leur souffrance. Il ne faut pas passer à côté d'une implication posturale.

Parmi nos patients, nombre d'entre eux avaient fini par se mettre en tête qu'ils étaient des malades imaginaires, à force de s'entendre dire par certains médecins qu'ils ne trouvaient rien. En fait, ce rien consiste la plupart du temps en l'absence d'anomalies biologiques sur des prises de sang, d'éléments pathologiques sur des radiographies ou encore d'examens d'imagerie (quasi) normaux (ou interprétées de façon isolée)...

Écoutons les patients ! L'adage « Le malade a toujours raison » est bien souvent exact. Cherchons à comprendre la fonction, car trop souvent la médecine a occulté certains symptômes ou maladies pourtant bien présents, ne sachant comment intégrer ces données à son niveau de connaissance des pathologies. Puis, les connaissances évoluant, la médecine à découvert des maladies pourtant bien réelles qui les expliquent.

Prenons donc garde à ne pas nous laisser aveugler par notre grille de lecture ! Nous devons être attentifs à ce qu'exprime le patient, ouvrir les fenêtres de la connaissance vers de « nouvelles » possibilités de prise en charge. Il est évident que si la médecine accomplit chaque jour plus de miracles techniques, il convient de garder l'humain au centre de la pratique médicale.

Ainsi, si l'allopathie*[1] quasi exclusive a baigné plusieurs générations de médecins, dont la mienne, elle n'est pourtant pas tout ! Son caractère indispensable à l'arsenal thérapeutique de tout médecin ne fait évidemment pas débat, mais le paradigme « pour tout symptôme, il existe un médicament » a parfois engendré une médecine symptomatique, c'est-à-dire une médecine des « anti » : antidouleurs, anti-inflammatoires, antiacides, antihistaminiques, etc., maintes fois au détriment de la recherche des causes et des origines de ces troubles.

Sur cette route parfois droite, souvent tortueuse, mais toujours gratifiante de constats d'efficacité de médecines non allopathiques, l'ostéopathie fut pour moi un vrai déclic !

Cette discipline se révèle étonnante de par son résultat quasi immédiat, presque « magique ». L'un de mes maîtres de faculté, neurochirurgien, aimait à dire : « La médecine soigne, mais la chirurgie guérit » ! Même s'il s'agissait d'une boutade, il est cependant vrai que la constatation du résultat immédiat avant/après est une récompense hautement gratifiante pour un praticien. Avec l'ostéopathie, ce soulagement quasi instantané je l'expérimentais avec mes patients après une séance.

Néanmoins, cette amélioration très rapide chez certains patients était trop régulièrement pondérée par les visites répétées car, manifestement, l'ostéopathie « ne tenait pas ». Mais qu'est-ce qui pouvait donc expliquer cette incapacité à apporter un soulagement pérenne à ces patients par la seule thérapie manuelle, alors que pour le même type de symptômes elle fonctionnait parfaitement avec d'autres ?

C'est là qu'est intervenue pour moi l'étude de la posture. Avec la posturologie, les possibilités thérapeutiques devenaient vraiment étonnantes, non pas en opposition à la médecine traditionnelle ou à l'ostéopathie, mais en complément, comme un levier extraordinaire de guérison.

Depuis, presque chaque jour, j'ai l'impression d'assister à de « petits miracles », des améliorations souvent surprenantes et émerveillantes pour mon esprit cartésien initialement formé à la médecine générale. Il est parfois même difficile de communiquer sur ces résultats, tant ils peuvent être rapides et positifs, bien qu'obtenus avec des méthodes pouvant sembler simples (ni chirurgie, ni contrainte par corset). Dans ce cas, ce sont souvent nos patients, par leurs expériences et leurs témoignages, qui font passer l'information, et permettent ainsi à d'autres personnes de bénéficier du traitement postural.

1 Tous les termes suivis d'un astérisque sont définis dans le glossaire en fin d'ouvrage.

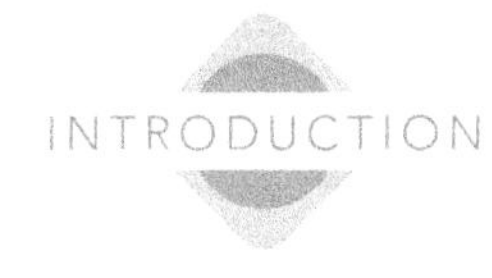

Posturologie ? Je me souviens lors de mon installation en tant que médecin posturologue, du visage interrogateur du conseiller de l'ordre des médecins avec lequel je m'entretenais : « Est-ce que cela a un rapport avec l'urologie ? » (post-urologie ?).

Devant cette interrogation, j'ai réalisé la nécessité de faire connaître la posturologie, discipline fort noble et en plein essor aujourd'hui, qui reste malgré tout une matière relativement récente et encore trop souvent méconnue. En effet, patients et professionnels de santé se montrent fréquemment interrogateurs. Certains disent ne pas y croire (comme si l'on pouvait croire en la neurologie ou la cardiologie !?) : suspecteraient-ils qu'il puisse s'agir d'une pratique médicale parallèle voire quasi mystique, déconnectée de la médecine dite classique ?

Nous allons vous démontrer qu'il n'en est rien, bien au contraire !

Incontestablement, et comme nous le développerons dans cet ouvrage, la gestion de la posture a des implications quotidiennes concrètes bien souvent sous-estimées. En effet, vous pourriez être étonné de savoir que certains accidents de la route sont liés à des troubles posturaux, ou que les contre-performances de champions sportifs peuvent être parfois la conséquence directe de problématiques posturales.

Heureusement, de nos jours, la plupart des médecins et professionnels de santé sont de plus en plus ouverts et s'informent sur les disciplines représentant de nouvelles possibilités de prise en charge pour les patients. La posturologie est ainsi l'une de ces voies thérapeutiques émergentes.

La posturologie a sa place dans l'arsenal thérapeutique dont chaque médecin doit faire bénéficier ses patients. Elle est destinée à s'intégrer aux autres disciplines médicales, auxquelles elle a beaucoup à apporter. Elle est en effet à la croisée de différentes spécialités médicales, dont la physiologie, la neurologie, la rhumatologie, l'ORL, l'ophtalmologie, la dentisterie, l'orthophonie, pour ne citer que les principales. La discipline renvoie à un système, pas à un organe.

Les patients, qui viennent à nous encore trop souvent tardivement, ont généralement eu vent de la posturologie par le bouche-à-oreille, ou, fort heureusement de plus en plus fréquemment, sur les conseils de praticiens avertis.

En tant que patients, vous vous informez et vous intéressez de plus en plus aux médecines qui peuvent vous permettre de trouver une solution à vos maux. En effet, aujourd'hui, l'individu n'est plus seulement sujet ou spectateur de sa prise en charge, condamner à vouer une confiance aveugle à une médecine perçue comme savante, mais également partenaire et acteur de celle-ci. Cela est, selon moi, très positif, et constitue une véritable évolution de fond dans la relation thérapeutique dont vous serez le premier bénéficiaire, par une plus grande motivation et compréhension des mécanismes qui vous permettront d'aller mieux.

Ainsi, l'objectif de cet ouvrage est non seulement de démystifier la posturologie, mais également de proposer un outil de connaissance, à la fois simple et précis, des théories et mécanismes posturaux, afin de mieux dépister et traiter les pathologies qui y sont liées. Il a nécessité un important travail de synthèse.

Ce livre se présente également comme un guide pratique du diagnostic et de la thérapeutique posturale. En effet, la posturologie vous permet de mieux comprendre les mécanismes et les causes de bien des symptômes, qu'elle aborde avec une autre perspective que la médecine classique.

Je vous proposerai bon nombre de tests ou d'exercices simples permettant de vous familiariser avec cette discipline, mais évitez toutefois de faire des autodiagnostics hâtifs. Si vous pensez déceler un problème postural, envisagez plutôt une consultation avec un médecin posturologue qui établira un plan de traitement cohérent et efficace.

Comme la plupart des matières médicales, la posturologie est une discipline clinique. Elle fait appel à l'observation, au questionnement, au diagnostic et au traitement manuel (par certaines techniques ostéopathiques), ainsi qu'à des examens complémentaires de différentes sortes, et à la collaboration multidisciplinaire entre professionnels de santé.

Par l'approche globale et intégrative de la personne dans ses différentes composantes, tant sur le plan somatique que psychique, elle entre dans la catégorie des approches holistiques de l'être humain. En outre, visant à écouter et à entendre les symptômes des patients, elle permet de proposer dans leur mode de fonctionnement postural des réponses adéquates. Ainsi, la prise en charge posturale peut souvent, comme nous l'avons déjà évoqué, compléter ou remplacer efficacement les traitements symptomatiques des médicaments.

J'aimerais que cet ouvrage apporte une perspective nouvelle au lecteur et permette, à travers le partage de celle-ci, de diffuser des outils pour l'amélioration de la qualité de vie et le mieux-être de nombreuses personnes.

Je vous souhaite une bonne lecture.

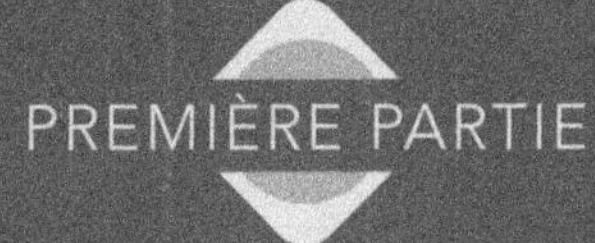

PREMIÈRE PARTIE

À LA DÉCOUVERTE DE LA POSTUROLOGIE

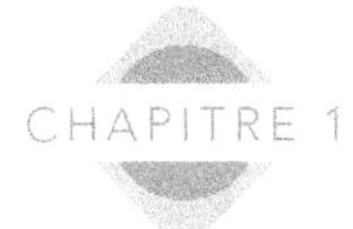

D'OÙ VIENT LA POSTUROLOGIE ?

Premiers éléments de définition

Étonnamment, en cherchant le mot dans le dictionnaire, on découvre qu'il n'est pas encore inscrit à son vocabulaire. Cela signifierait-il que nous pratiquons une discipline fictive ou invisible ? Bien évidemment non ! Cela confirme plutôt le besoin de faire connaître cette méthode qui a tant à apporter aux personnes qu'elle pourrait contribuer à soulager, si seulement celles-ci (et les praticiens qui souvent peinent à les prendre en charge) en avaient connaissance.

• La posturologie clinique

On parle généralement de posturologie clinique (tel est d'ailleurs l'intitulé du diplôme interuniversitaire qui en valide l'enseignement), car il s'agit d'une discipline qui nécessite tout particulièrement l'examen et la prise en compte du patient dans ses différentes dimensions (antécédents personnels et familiaux, historique de vie, mode de vie, pathologies et traitements). Cette méthode n'est pas seulement un examen de comment la personne se tient, marche, bouge, mais fait aussi appel à une instrumentation pour investiguer les troubles posturaux et, à ce titre, demande des examens paracliniques (radiographies, scanners, etc.).

La posturologie n'est en aucun cas une matière dénuée de bases scientifiques sérieuses et validées. Il ne s'agit pas d'une discipline thérapeutique limitée à un unique professionnel, que ce soit un kinésithérapeute, un podologue, un orthoptiste ou un ostéopathe. Elle représente l'ensemble des techniques d'étude des dysfonctions posturales, que ce soit cliniquement ou par des examens paracliniques, grâce auxquels est posé un diagnostic qui permet de mettre en place un traitement postural adapté à chacun.

Pour parler de dysfonction posturale, encore faut-il savoir ce qu'est la posture !

• La posture

Le terme de « posture » est classiquement défini comme l'ensemble des mécanismes permettant le maintien de la station debout. Il existe cependant des nuances à ce terme. En effet, on peut parler de posture debout, mais aussi assise, ou accroupie, ou tout autre encore, la posture d'une personne en fauteuil roulant par exemple. La posture statique (immobile) se différencie également de la posture dynamique (en mouvement), notamment lors de la marche, de la course, ou de fonctions gestuelles, par exemple pour des gestes professionnels répétitifs. L'étude posturale s'effectue sur le corps entier, un ensemble d'articulations en mouvement, ou encore une seule articulation. Le terme de posture est générique, car nous prenons aussi bien en compte la posture statique que dynamique. D'ailleurs, la SOFPEL, Société francophone posture, équilibre et locomotion, précise bien dans son intitulé le lien et l'indissociabilité de la posture avec l'équilibre et la mobilité.

Il est également primordial de prendre en compte la posture dans ses composantes à la fois physiques mais aussi psychologiques. La posture de chacun sera différente s'il est fatigué ou en forme, déprimé ou enthousiaste par exemple. Et chacun réagissant différemment aux événements auxquels il est confronté, ne pourrait-on pas tenir compte des conséquences physiques de certaines postures de vie, c'est-à-dire de nos mécanismes réactionnels face aux problématiques de vie ?

En définitive, il n'y a donc pas « une » mais « des » postures, voire une infinité de postures qui correspondent à chacun et représentent en somme le profil postural* de l'individu. Ce profil évolue au fil du temps et se modifie au cours de la vie, de façon progressive ou parfois brutale (en cas d'accident ou de traumatisme par exemple).

Tout cela sera bien sûr à prendre en compte lors de l'examen postural.

REPÈRES

La posture normale

Une posture normale permet un fonctionnement harmonieux et une absence de contrainte dans la fonction. Le corollaire en est une absence de pathologie posturale et de douleur.

Petite histoire de la posturologie

• Les origines

Si la posturologie est une matière médicale récente, la posture s'inscrit dans l'évolution de l'homme depuis la nuit des temps. Chaque organisme vivant soumis aux contraintes de la gravité et du mouvement s'est adapté. La posture n'a pas échappé à cette adaptation.

De la posture quadrupède de nos ancêtres préhistoriques à l'évolution bipède de l'homme et l'apparition de l'*Homo erectus*, ainsi défini par sa position debout, il s'est passé des dizaines de milliers d'années. Cette nouvelle position de vie a permis à l'homme des adaptations à la fois physiques et cérébrales pour gérer celle-ci.

Les conditions de vie humaine se sont rapidement modifiées grâce à cette posture érigée, pour arriver au mode de vie moderne actuel. Celui-ci, à des lieues de ce que nous connaissions il n'y a encore que quelques décennies, est donc un challenge supplémentaire pour nos organismes habitués auparavant à changer progressivement sur des milliers d'années, et probablement stressés par cette évolution qui s'emballe sur tous les plans. Il est fort possible que ce soit pour ces raisons que l'on voit de plus en plus de pathologies liées à la vie moderne, au travail sur l'ordinateur ou à certaines tâches répétitives par exemple.

• Chronologie des fondateurs et leurs principaux apports

IVe siècle av. J.-C.	Dès l'Antiquité, Aristote comprend la **posture corporelle** dans son double aspect : la position des parties du corps les unes par rapport aux autres, mais également leur position par rapport à l'environnement. Il s'intéresse notamment aux **causes des mouvements**.
IIIe siècle av. J.-C.	Archimède expose le **principe du levier** et les trois types de leviers qui permettent l'équilibre des forces en présence au niveau d'un système. Il étudie les **centres de gravité** et les **rapports des segments corporels**. Ce sont ces mêmes principes qui s'appliquent au niveau postural.
XVe-XVIe siècles	Léonard de Vinci étudie les **mouvements sous un angle mécanique**.
XVIe-XVIIe siècles	Newton contribue à notre compréhension de la posture par rapport à l'attraction terrestre et met à notre disposition les outils permettant notre raisonnement postural grâce à ses travaux sur la **mécanique**, **l'équilibre des forces**, la **lutte du corps de l'homme contre la gravité**.

REPÈRES

Les 3 lois fondamentales de Newton

Newton formalise les 3 lois fondamentales qui posent les bases sur lesquelles le raisonnement postural s'appuiera :

- **Principe de l'inertie :** « Tout corps persévère dans l'état de repos ou de mouvement uniforme en ligne droite dans lequel il se trouve, à moins que quelque force n'agisse sur lui, et ne le contraigne à changer d'état. »
- **Principe de la dynamique :** « L'accélération subie par un corps dans un référentiel galiléen est proportionnelle à la résultante des forces qu'il subit, et inversement proportionnelle à sa masse *m*. »
- **Principe de l'action et de la réaction :** « Tout corps A exerçant une force sur un corps B subit une force d'intensité égale, de même direction mais de sens opposé, exercée par le corps B. »

XVIIe siècle	Borelli, médecin et mathématicien italien, étudie expérimentalement la **position du centre de gravité**. Dans son ouvrage *De Motu Animalium* (1679), il suggère que les lois de la mécanique s'appliquent aussi bien au corps humain qu'aux corps célestes, liant par cela la posture à l'équilibre. Il y dessine une illustration mettant en œuvre **les lois de la mécanique permettant la posture debout**.
XVIIIe siècle	Eduart Friedrich Weber, médecin physiologiste allemand et spécialiste des systèmes musculaires, étudie la **marche** dans son ouvrage *Une mécanique de l'appareil humain de la marche*.
XIXe siècle	Jules-Étienne Marey, médecin physiologiste français, invente la chronophotographie dans les années 1880 (perfectionnée ensuite par Bernstein), ainsi qu'un appareil générateur dynamographique à base pneumatique, qui pose les **prémices de l'étude cinématique* et dynamique du mouvement**.
XIXe siècle	Sir Charles Bell, anatomiste, chirurgien et physiologiste écossais, initie la problématique du **contrôle postural** en posant la question de ce qui permet à un homme de tenir une posture debout ou inclinée contre le vent qui souffle sur lui : « Il est évident que l'homme possède un sens par lequel il connaît l'inclinaison de son corps et qu'il possède l'aptitude à la réajuster et à corriger tout écart par rapport à la verticale. Quel sens est-ce donc[1] ? »

1 Cité par Pierre-Marie Gagey et Guy Bizzo dans l'article « La mesure en posturologie », Institut de posturologie, Bureau de métrologie, Paris (4 janvier 2011).

XIXe siècle	Morits Heinrich Romberg, neurologue allemand, est connu en particulier pour ses travaux sur l'importance des yeux (**capteur oculaire**). Il met en évidence la relation entre un trouble de l'équilibre et la perte du contrôle visuel. Plusieurs **tests cliniques** portent d'ailleurs son nom, le plus connu rendant possible de tester la proprioception des muscles du rachis* et des membres inférieurs, permettant au cerveau grâce à ces informations sur leur état de contraction, la longueur de leurs fibres et leur position, de déterminer la position corporelle dans l'espace.
XIXe siècle	François-Achille Longet, physiologiste français, travaille sur la **perception de la position dans l'espace** (proprioception) par les muscles paravertébraux.
XIXe siècle	Pierre Flourens, médecin et biologiste français, est considéré comme l'un des **fondateurs des neurosciences expérimentales**. Il étudie particulièrement le **rôle du vestibule** (organe de perception de l'équilibre) de l'oreille.
XIXe siècle	Karl von Vierordt, médecin allemand, fonde en 1890 à Berlin la **première école de posturologie**. Il rectifie la question de Charles Bell en notant que le contrôle postural n'est pas le résultat d'un seul sens mais de tout un ensemble d'informations sensitivo-sensorielles : visuelles, tactiles provenant de la plante des pieds, proprioceptives. Il a alors l'intuition que les enregistrements de la posture de l'homme debout en position statique sont susceptibles de nous renseigner sur le fonctionnement de ce qui sera ultérieurement nommé « système postural », et dont le concept est déjà présent pour l'essentiel. Il enregistre les tout **premiers signaux stabilométriques**, c'est-à-dire les oscillations posturales d'un homme debout au repos.
1899	Joseph Babinski fait des **observations de patients avec des troubles cérébelleux**, c'est-à-dire présentant des troubles de coordination entre la posture et les mouvements comparables à un état d'ivresse. Il fait état des premières données relatant les **ajustements posturaux liés aux mouvements volontaires**.
Début XXe siècle	Charles Scott Sherrington, médecin anglais, permet la connaissance du fonctionnement musculaire, en particulier par la découverte de la **boucle gamma*** (boucle neurologique de stimulation musculaire) en 1932.

Années 1950	Henri Otis Kendall donne une **définition de la posture** comme « un état composite de l'ensemble des articulations du corps à un moment donné ». Il définit des **types posturaux** en fonction des profils corporels.
Années 1950-1970	Le Dr Jean-Bernard Baron (du laboratoire de posturographie à l'hôpital Sainte-Anne de Paris) publie une thèse sur l'**importance des muscles des yeux (muscles oculomoteurs) dans l'attitude posturale** (1955). Il crée un instrument appelé **statokinésigramme**, qui est le point de départ concret pour obtenir toutes les plates-formes de posturographie qui font partie actuellement de nos outils indispensables.
1980	Le Pr Paillard, dans un article de la *Revue médicale suisse romande*, définit les notions de **corps situé** et de **corps identifié** en tant que ressenti psychopathologique du schéma corporel.
Années 1990	Pierre-Marie Gagey publie *Posturologie généraliste (1989)* et *Posturologie : régulation et dérèglement de la station debout (1995).* Il contribue à faire connaître cette discipline.
2000	Michel Lacour crée le **DIU de posturologie clinique**.

• La posturologie aujourd'hui

De nombreux acteurs poursuivent actuellement des recherches dans le domaine postural. Parmi eux, et sans pouvoir tous les citer :

Le Pr Philippe Dupuy et le Dr Montoya dans leur laboratoire de physiologie et d'explorations fonctionnelles sensorielles et motrices de la faculté de médecine de Toulouse-Rangueil poursuivent des **recherches cliniques**. Ils travaillent en particulier sur les **matériels de mesure des paramètres posturaux** dans leur service hospitalier.

Le Dr Bernard Bricot, avec le **Centre international d'étude de la statique**, contribue à étudier et à faire connaître la posturologie à travers les formations qu'il propose dans différents pays.

Au CNRS de Marseille s'est développée une **unité de recherches universitaires en neurobiologie intégrative et adaptative**, autour notamment des travaux du Dr Liliane Borel et du Dr Michel Dimitrescu.

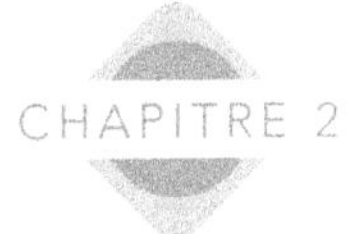

GRANDS PRINCIPES ET CARACTÉRISTIQUES DE LA POSTUROLOGIE

Quels sont les mécanismes et les buts de la posture ?

L'homme est un animal debout, *Homo erectus*. Cette verticalisation induit une exigence d'équilibre et implique des adaptations posturales autorisant le passage à cette station bipède. Celle-ci consiste non seulement en une capacité à la gestion de la station debout, mais également de la station assise, qui est le lot quotidien de nombre de nos contemporains, ne serait-ce qu'au travail.

Tout au long de sa vie, l'être humain doit ainsi gagner cette lutte contre la gravité terrestre, mettant en jeu tout le système musculaire et squelettique qui le compose. Plus précisément, les muscles s'insèrent de façon à permettre les positions des différents segments osseux du corps les uns par rapport aux autres.

Pour savoir quel type de contraction et quelle force exercer, ces muscles ont besoin d'un but : le cerveau le leur donne *via* la programmation du mouvement ou de la position. Afin d'estimer ce but et la position relative des segments corporels par rapport à celui-ci, l'organisme utilise des capteurs sensoriels qui reçoivent les informations de l'environnement. Elles sont transmises à un système neurologique d'intégration et de traitement de l'information, qui agit comme un logiciel : des structures du système nerveux central permettent de définir une pertinence des informations, grâce auxquelles les muscles réalisent des actions concrètes adaptées.

FOCUS

À vélo

Lorsque vous faites du vélo, vos récepteurs de l'équilibre envoient des informations au cerveau. Il les analyse et envoie à son tour des informations à vos muscles afin que vous réajustiez votre position sur la bicyclette et que vous restiez en équilibre.

Du fait de cette chaîne fonctionnelle, vous comprendrez facilement que toute défaillance de quelque maillon que ce soit du système peut engendrer une perturbation de cet équilibre et générer notamment des douleurs.

• Le processus de la régulation posturale

La régulation posturale est indispensable dans chaque seconde de la vie. Elle ne se met au repos qu'au cours du sommeil. Elle permet à la fois l'orientation du corps dans l'espace et la stabilisation de la posture, qui nous sont essentielles au quotidien pour effectuer le moindre geste. Toutes nos activités sont concernées par cette capacité à maintenir un équilibre en mouvement lors de la préparation et de la réalisation de gestes. En cas de perturbation du système postural, tous les domaines de notre vie en subissent les conséquences.

• Les mécanismes du système postural

Le schéma corporel

L'orientation du corps dans l'espace et la stabilisation de la posture reposent sur la conscience, ou plus exactement sur l'intégration inconsciente d'un schéma corporel, qui est une représentation interne du corps élaborée au cours de l'ontogénèse (l'évolution de l'individu depuis l'embryon jusqu'à sa forme adulte), à partir des entrées sensorielles et des apprentissages. Il est donc primordial de respecter cette phase d'apprentissage de la posture et d'éviter d'en parasiter le développement chez l'enfant, comme nous le verrons plus loin dans l'ouvrage.

Les référentiels spatiaux

Les fondations de la cognition spatiale et du contrôle postural reposent sur des référentiels spatiaux.

Référentiel par rapport à la gravité

Comment gérer la gravité lors du maintien de la station debout, laquelle permet de libérer la main chez l'être humain ? Cela nécessite l'anticipation des contraintes gravitationnelles lors du mouvement et la prise en compte de facteurs parasites éventuels, avec alors une correction possible du geste.

Référentiel par rapport à notre environnement

L'enjeu est l'orientation spatiale du corps, dans l'objectif de cibler visuellement notre environnement. Pour cela, le corps et l'esprit s'allient dans le processus de gestion posturale. Comme dans une valse à trois temps, le trio capteurs posturaux, système neurologique « logiciel » postural et effecteur musculaire du mouvement dialogue et réalise l'ensemble de la tâche posturale.

Les automatismes et les schèmes de base

Nous possédons des automatismes posturaux. Ceux-ci ne sont pas innés mais liés à notre apprentissage et à l'automatisation de tâches.

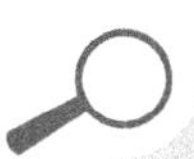

FOCUS

Sur des skis

Si vous êtes skieur, il est bien évident que votre équilibre sur des skis n'est pas inné. Le premier jour où l'on skie, les chutes ne sont généralement pas rares. En revanche, après un certains temps de pratique, vous êtes capable de descendre une piste sans effort et avec une impression de facilité. Vous avez donc mis en place des automatismes posturaux.

Ces automatismes vont faciliter les anticipations et les réactions posturales lors des mouvements et des gestes. Les automatismes utilisent des capacités réflexes de base qu'ils « éduquent » à nos tâches posturales. Ces capacités posturales, qui sont la trame sur laquelle nous allons construire notre équilibre postural, sont appelées les « schèmes de bases » (nous pouvons rapprocher cela des fonctions réflexes posturales).

Les éléments du système postural

La régulation posturale n'est pas un organe mais un système, c'est-à-dire un ensemble de fonctions qui tendent à un but et font appel à plusieurs structures tissulaires et neurologiques de l'organisme. Les éléments de ce système sont :

- **le squelette :** la base de la structure ; il constitue le canevas de la mobilité et détermine les degrés de mouvement possible du corps humain. Il présente des points fixes et des bras de leviers ;
- **les muscles :** les moteurs, nous les appelons les effecteurs du système ;
- **les fibres nerveuses :** les voies de communication de l'information du système à travers tout le corps ;
- **les capteurs posturaux :** les entrées sensorielles qui perçoivent les informations et les contraintes provenant de l'environnement, mais aussi les données de mobilité corporelle relative par rapport à cet environnement. Ils transmettent donc les informations de position et de mouvement au système ;

- **le cerveau et le système nerveux central (SNC) :** l'organe de traitement de l'information, d'intégration des données sensorielles, ainsi que de la commande de la réalisation de la posture ;
- **les stratégies posturales :** les différentes façons de réguler la posture selon les capacités et les circonstances, ce sont un peu les modalités du « logiciel » d'application du fonctionnement postural.

Sur quels principes se fonde la posturologie ?

• Une médecine de la globalité

En s'immergeant dans cette matière médicale, on pourrait avoir l'impression de partir à l'aventure. Or, s'il s'agit d'une discipline encore en évolution, elle est tout sauf abstraite, et est à présent bien étayée. Ses bases ont été posées depuis maintenant quelques dizaines d'années, et plusieurs laboratoires d'études ont permis une connaissance précise du fonctionnement de la régulation posturale.

La pratique de cette discipline prend en compte de nombreux paramètres. Elle reste donc à ce titre relativement complexe et nécessite rigueur et sens clinique, car l'organe de la posture n'est pas une entité délimitée et objectivable simplement, comme le foie ou les poumons par exemple, mais un système. À l'instar des neurones qui communiquent pour former le cerveau, c'est la collaboration de nombreux organes sensoriels et moteurs, disséminés dans tout le corps qui va permettre une fonction : la posture.

La posture n'est donc pas une fonction circonscrite à un seul endroit du corps, mais une fonction de la globalité.

Dans cette globalité, chaque pièce du puzzle, c'est-à-dire chaque muscle, chaque articulation, chaque élément sensoriel, chaque organe viscéral, mais également le psychisme, le mode de vie, etc., doit être correctement disposé. Si ce n'était pas le cas, des tensions émergeraient et créeraient, comme lorsque l'on tire sur un fil d'une toile d'araignée bien régulière au départ, des déformations sur l'ensemble de la toile. De la même manière, pour le patient qui vient consulter, on constate à partir d'un trouble de l'équilibre postural l'existence de tensions, apparues dans l'ensemble de son corps, accompagnées ensuite de douleurs, de raideurs et de nombre d'autres symptômes en relation avec le déséquilibre.

REPÈRES

Une discipline holistique

En tant que discipline qui s'intéresse à la globalité de la personne et pour laquelle il est nécessaire de prendre en compte celle-ci dans l'ensemble de ses dimensions – sociale, physique, psychique, et mode de vie –, elle incarne une vision globale de la personne dans son contexte environnemental et dans les fonctionnements de ses systèmes d'équilibre.

• Une médecine de la mobilité

De la même façon qu'en ostéopathie on fait référence à son fondateur Andrew Taylor Still avec sa célèbre citation « *life is movement* » (la vie est mouvement), nous pouvons dire de la posturologie qu'elle a pour mission de maintenir l'harmonie et l'équilibre de cette mobilité corporelle. Cette dernière s'exprime dans les rapports de soi à soi et de soi au monde, en aidant le corps à rétablir sa communication à lui-même, intérieure, mais aussi avec son environnement. La fluidité du mouvement est indispensable à l'équilibre postural pour la réalisation du geste.

Nous pouvons ainsi affirmer : « La vie est constituée de l'ensemble des mobilités du corps dans son rapport à lui-même et à l'environnement. »

Lorsque quelque chose dans le corps ne fonctionne pas bien, la posture peut s'altérer. À force de compensations et d'adaptations contraintes, un cercle vicieux de limitation des capacités risque de s'installer. Cette diminution des capacités engendre alors à son tour une diminution de l'activité et aggrave par là même le problème. Pour éviter ce cercle vicieux, il est primordial de libérer le corps de ces tensions et restrictions de mouvement, et de rétablir la globalité de la communication corporelle. Le rôle de la thérapie manuelle ou ostéopathie est donc tout à fait essentiel pour cela. Néanmoins, ce traitement ne vaut que si la posture est corrigée, afin d'éviter la récidive.

REPÈRES

Ostéopathie et posturologie, main dans la main

Dans la démarche diagnostique, l'examen postural du corps doit être effectué une fois débarrassé de ses entraves adaptatives qui pourraient fausser la perception clinique. Cela se fait par l'examen avant et après traitement ostéopathique, afin de permettre une comparaison, tant en terme d'examen clinique que posturographique. Il pourra ainsi être « déparasité » et fiable, et donc autoriser un raisonnement postural correct, pour mettre en œuvre une thérapeutique adaptée.

• Une médecine de la stabilité

La mobilité nécessaire au mouvement doit s'allier à une stabilité, c'est-à-dire que le corps humain, pour répondre aux besoins posturaux, doit être à la fois souple, mais aussi extrêmement stable. Cette stabilité vise au maintien d'un équilibre en mouvement lors de la préparation et de la réalisation de gestes.

L'équilibre est donc un volet majeur de la médecine posturale. Cet équilibre doit être associé à la fonction, dans une perspective dynamique du mouvement.

En effet, au cours de l'évolution, l'homme s'est mis en position érigée (*Homo erectus*), station debout bipède qui lui a permis de libérer la main et de développer ses capacités, ce qui est impossible sans une parfaite stabilité dans l'exécution des gestes, quels qu'ils soient.

On pourrait comparer le corps humain à un bambou – bien que souple, il est également très flexible et stable –, et les gestes de l'homme à la danse du bambou dans le vent.

EXERCICE

Le test du bambou

Faites le test avec quelqu'un : demandez-lui de rester debout, pieds à 10 cm l'un de l'autre, placez-vous à côté de lui, et poussez-le légèrement. S'il est complètement contracté tous muscles tendus, il risquera de perdre l'équilibre dès la première poussée et devra se rattraper en faisant un pas. Si en revanche il est détendu et souple, vous le verrez bouger de façon harmonieuse et revenir à sa position initiale comme un bambou après un souffle de vent.

• Une médecine de la fonction

Si la vie est mouvement, la mobilité et la stabilité libèrent la fonction, pour permettre la réalisation des tâches nécessaires à la personne. La raison d'être de la posturologie est de maintenir cette fonction et le mouvement dans l'objectif de celle-ci. La fonction n'est pas pour l'être humain la simple locomotion (marche, course) ou la physiologie corporelle de base, mais également la réalisation de gestes, souvent complexes, dans des conditions d'équilibre pas toujours stable.

REPÈRES

Du mouvement au geste

Le système postural est tout entier orienté vers la fonction, qui est possible grâce aux forces qui maintiennent le corps humain en équilibre dans la mobilité au cours de toutes les situations de la vie. Cela serait impossible sans la libération de la main pour la réalisation du geste, qui consiste en l'orientation de l'ensemble vers l'objectif de la préhension, avec en particulier la pince pouce-index. Ainsi, nous pouvons dire à propos de la bipédie : **avant la libération de la main était le mouvement, après celle-ci apparaît le geste.**

La fonction n'est pas quelque chose de concret (seuls le mouvement et le geste le sont), mais plutôt une orientation, c'est-à-dire une capacité, un potentiel d'action. C'est pour cela que nombre de problématiques posturales peuvent parfois rester longtemps silencieuses, car la personne ne fait pas appel aux activités qui les révèleraient. Cela explique que certains patients arrivent au cabinet après avoir pratiqué des activités particulièrement intenses ou simplement inhabituelles. C'est parfois aussi après un choc psycho-émotionnel qui a engendré une baisse du seuil de tolérance à des troubles posturaux latents, que le patient décompense.

Attachons-nous au cas spécifique des sportifs. Outre les risques de blessure, tendinites, entorses, fractures, liées à un moins bon équilibre corporel en cas de perturbation du système postural, lorsque la fonction consiste à atteindre une cible, des cages de but, ou lors de toute autre activité de précision, ce qui est le cas dans presque tous les sports de haut niveau, si une minime altération de cette fonction se produit tout se dérègle...

Comme vous le savez peut-être, l'un des grands principes en ostéopathie est que la structure gouverne la fonction. En effet, pour obtenir une fonction satisfaisante, il est nécessaire d'avoir en amont des structures anatomiques en bon état.

Ici, nous considérons non seulement la structure, mais également l'adaptation de la structure à la fonction. Nous retrouvons ainsi un processus adaptatif presque darwinien, qui implique l'adaptation du vivant à ses conditions de vie, comme cela a été le cas pour l'apparition de la position bipède. Bien sûr, il n'y a pas une adaptation immédiate à de nouvelles sollicitations corporelles. Cependant, une fonction posturale altérée peut modifier progressivement la morphologie articulaire et la présentation tridimensionnelle, c'est-à-dire la posture du sujet, comme par exemple lors de l'apparition d'une scoliose.

Nous pouvons affirmer : **si la structure gouverne la fonction, la fonction module la structure.**

FOCUS

La virtuosité du cuisinier

Alors que je dînais récemment dans un restaurant de woks, j'observais le cuisinier accomplir devant les clients la cuisson dans ces poêles énormes qu'il manipule avec une dextérité étonnante, alternant avec brio les mouvements du wok, de la louche avec laquelle il remue, ajoute de l'huile, de l'eau, de la sauce, au milieu des flammes générées par l'embrasement de l'huile lorsqu'il fait sauter les ingrédients sur le gaz. Je pensais alors en moi-même, au vu de cette dextérité et maîtrise du geste : il semble avoir toujours fait ça, le geste est automatisé à la perfection et s'apparente à une danse au-dessus du feu...

Je remarquais alors l'angulation entre ses deux dernières phalanges de l'index avec lequel il tenait sa louche, qui me confirma cette hypothèse. Son doigt s'était déformé pour se mouler à la forme de la poignée de cette louche, s'entourant presque autour de celle-ci et lui permettant de réaliser ces gestes de haute voltige culinaire. La fonction avait modelé la structure !

Les caractéristiques du système postural

Nous venons de le voir, c'est un système orienté vers la fonction. Pour cela, il est pourvu d'une stratégie globale de traitement et d'action au niveau du corps et nécessite de celui-ci à la fois mobilité, souplesse et stabilité.

Il s'agit donc d'un ensemble en équilibre, dont les caractéristiques sont les suivantes.

• Un ajustement automatique et inconscient

Physiologiquement, la posture est un phénomène inconscient. Elle se régule de façon automatique pour orienter le corps dans l'espace, en fonction des informations reçues par l'ensemble des capteurs sensoriels, et dans l'objectif de la réalisation du geste.

Parfois, certains patients qui présentent des problèmes posturaux culpabilisent et pensent que s'ils n'arrivent pas à avoir une posture correcte, c'est de leur fait, voire de leur faute. C'est un peu comme quelqu'un qui culpabiliserait de ne pas arriver à arrêter de fumer. Simplement, ils ont trop entendu de « Tiens-toi droit, tu es tout tordu ». Ils pensent qu'ils n'ont pas réussi à faire le nécessaire, à force de volonté pour obtenir une bonne posture. Si vous êtes dans ce cas, vous pouvez vous déculpabiliser tout de suite. Non pas qu'il faille dire à nos ados de se tenir n'importe comment. En effet, le processus postural étant inconscient, les problèmes posturaux sont liés la plupart du temps à des anomalies d'entrées sensorielles, c'est-à-dire de perception par les organes sensoriels qui régulent la posture. Nous appelons ces organes sensoriels les capteurs posturaux. Ce n'est pas par la volonté que l'on réduit une scoliose !

• Une capacité d'apprentissage

La posture n'est pas figée mais tire bénéfice de l'apprentissage pour réaliser des actions ou des gestes nouveaux. Souvenez-vous par exemple de la première fois où vous avez fait du vélo ou du ski : n'avez-vous pas goûté la poussière ou la neige ? Ensuite, votre système postural a appris à gérer le déséquilibre.

Il en va de même en cas de troubles posturaux, les informations erronées issues des capteurs posturaux faussent l'information et altèrent l'équilibre ainsi que la précision du geste. L'organisme peut compenser et trouver des stratégies de remplacement, jusqu'à un seuil de décompensation. Au-delà de celui-ci, un traitement postural devient nécessaire.

Lors de ce traitement, on instaure une correction au système, qui sera la plupart du temps capable de retrouver un fonctionnement adapté, par un réapprentissage postural. Il est important de permettre à l'organisme de retrouver une harmonie posturale par ce nouvel apprentissage, qui ne peut généralement éclore sans l'adhésion et la collaboration du patient.

• Une impossibilité d'autocorrection

Le système postural est autorégulé et s'adapte en permanence. Nous verrons plus loin par quels mécanismes. Cette autorégulation ne signifie cependant pas qu'il puisse se corriger tout seul en cas de pathologie posturale patente. Il peut simplement s'adapter en cas de déséquilibre. Cette adaptation passe souvent par l'apparition de tensions et de douleurs ou encore d'autres symptômes cliniques, comme de la fatigue ou des troubles de l'équilibre par exemple.

Tout seul, le système postural ne peut donc pas *corriger* mais seulement *compenser* un trouble. C'est pour cela qu'il est indispensable de mettre en place un traitement adapté pour tout dérèglement manifeste à l'origine de plaintes chez un patient.

« *Les médicaments étaient contre-indiqués durant la grossesse*

Sylvie, 35 ans, enceinte de trois mois, consulte pour des sensations de vertiges, accompagnées de douleurs dorsales et de la base du crâne, ainsi que de claquements dans la mâchoire.

Elle a vu son médecin traitant, qui n'a pas retrouvé de cause évidente à ses symptômes. Il ne souhaite pas lui donner de traitement médicamenteux durant la grossesse et lui a conseillé de consulter pour voir s'il y a quelque chose à faire au niveau postural pour la soulager.

Lors de l'examen, je mets en évidence un serrage dentaire permanent chez Sylvie. Elle me dit n'y avoir jamais fait attention mais en prend soudain brutalement conscience.

Je réalise une séance d'ostéopathie pour diminuer les tensions de la mâchoire, et elle devra faire un travail à domicile pour stopper le cercle vicieux du serrage dentaire.

Lors de notre entrevue suivante, l'ensemble de ses douleurs et sensations de vertiges ont disparu, et elle ne serre plus les dents.

Sylvie peut maintenant enfin profiter de sa grossesse tranquillement. Peut-être en tant que médecins, pourrions-nous penser à tenter plus souvent des traitements non médicamenteux, et cela même s'il n'y a pas de grossesse qui l'impose ? »

CHAPITRE 3

IDÉES REÇUES ET VÉRITÉS SUR LA POSTUROLOGIE

Faisons à présent le point sur ce que vous savez ou pensez savoir sur la posturologie. Nous l'avons vu, c'est une discipline assez récente et qui continue à évoluer, et les idées reçues à son sujet sont nombreuses. Je vous propose ce petit test pour en faire le tour.

EXERCICE

Cochez ci-dessous les propositions qui vous semblent pertinentes

La posturologie...

1 – est une discipline de la globalité ❑
2 – permet d'améliorer les performances sportives ❑
3 – est exercée par des podologues ❑
4 – n'est pas reconnue par la médecine ❑
5 – permet de comprendre et d'analyser le fonctionnement corporel ❑
6 – n'a pas de fondement scientifique ❑
7 – est exercée par des kinésithérapeutes ❑
8 – c'est remettre les articulations en place ❑
9 – permet de diminuer les médicaments ❑
10 – est utile pour les personnes âgées ❑
11 – est une discipline de prévention ❑
12 – permet de se tenir droit ❑
13 – est une médecine parallèle ❑
14 – permet de traiter la dyslexie ❑
15 – c'est uniquement traiter l'occlusion dentaire ❑

16 – c'est toujours mettre des semelles ❑
17 – nécessite la collaboration de différents professionnels de santé ❑
18 – traite seulement les anomalies du corps ❑
19 – guérit toutes les douleurs du dos ❑
20 – permet de changer la façon dont notre corps fonctionne ❑

Réponses :
VRAI : 1 ; 2 ; 5 ; 9 ; 10 ;11 ; 17 ; 20.
VRAI & FAUX : 12 ; 14 ; 18.

1. La posturologie est une discipline de la globalité

Vrai, il nous faut prendre en compte non pas le fonctionnement de certaines parties du corps, mais la globalité de fonctionnement de l'individu. Celle-ci se traduit par une posture globale aussi bien au repos que lors du mouvement. Pour cela, nous étudions les différents capteurs sensoriels posturaux en tâchant de les tester spécifiquement au cours de l'examen clinique, afin de déterminer lesquels sont le plus impliqués dans le déséquilibre postural du patient, avec l'objectif de sa rééquilibration globale par un traitement adapté.

2. La posturologie permet d'améliorer les performances sportives

Vrai. En effet, les sportifs ont besoin de gestes très précis et sont donc particulièrement sensibles au moindre trouble ou déséquilibre postural. Chez un sportif, cette exigence de performance du corps nous amène à traiter des troubles que l'on considèrerait comme mineurs chez quelqu'un ayant un mode de vie moins exigeant. Ainsi, il est primordial pour le sportif qui voit des douleurs apparaître, ses performances s'altérer, ou sa précision diminuer, d'être examiné par un posturologue.

3. La posturologie est exercée par des podologues

Faux, si les podologues sont des partenaires incontournables dans le traitement des troubles posturaux liés à des problématiques de pieds, ils n'ont pas vocation à effectuer le diagnostic postural complet. En effet, ce dernier fait appel également à l'étude de nombreux autres paramètres, dont par exemple la vision ou l'équilibre par l'oreille interne.

Le podologue (ou le podo-orthésiste) a en revanche une place majeure dans le traitement, pour préciser le diagnostic au niveau des pieds et de la conséquence de ces appuis, pour lesquels il est spécialisé. Son expertise dans ce domaine est précieuse.

4. La posturologie n'est pas reconnue par la médecine

Faux, plusieurs équipes hospitalières et chercheurs du CNRS étudient et développent cette discipline. Il existe de nombreuses études et écrits autour de ce sujet, et un diplôme interuniversitaire existe depuis maintenant une quinzaine d'années.

5. La posturologie permet de comprendre et d'analyser le fonctionnement corporel

Vrai, à travers l'examen postural, nous cherchons à déterminer ce qui fonctionne correctement, ou ce qui dysfonctionne dans la mobilité du patient. Nous tâchons de mettre en relation ces dysfonctionnements avec ses plaintes, dans un « raisonnement postural ».

6. La posturologie n'a pas de fondement scientifique

Faux, nous l'avons vu plus haut, il existe de nombreuses études et différents groupes d'étude qui permettent de réaliser un traitement postural en suivant les préceptes scientifiques et débouchent sur un protocole de traitement adapté.

7. La posturologie est exercée par des kinésithérapeutes

Faux, comme pour les podologues, les kinésithérapeutes sont parmi d'autres partenaires, indispensables à bien des égards pour la rééducation posturale de nos patients. Le recours à leurs services est guidé par le diagnostic postural, qui doit impérativement être réalisé par un médecin posturologue. Le kinésithérapeute ne pratique par exemple pas de diagnostic ORL pour des vertiges, il n'a pas plus à effectuer des diagnostics posturaux. Cependant, les compétences de ce partenaire sont précieuses dans la prise en charge de certains patients et le suivi de leurs progrès. Il est important qu'il ait pour cela une formation à la posturologie.

8. La posturologie, c'est remettre les articulations en place

Faux, mais cela pourrait presque être vrai. Lorsque l'on parle de « remettre en place » les articulations, qui est d'ailleurs un terme issu de l'imaginaire populaire et erroné, il s'agit ici de rétablir les conditions qui permettent de restaurer des ajustements et des pressions articulaires adaptées, afin de soulager la personne.

9. La posturologie permet de diminuer les médicaments

Vrai. Avec la mise en place du traitement postural, l'état de la personne ou ses douleurs s'améliorent progressivement. Elle aura alors moins besoin de recourir à des médicaments, et souvent, elle pourra même ne plus en avoir besoin du tout, ou alors de façon très épisodique.

Si la prise en charge de la posturologie par l'assurance maladie et les mutuelles est encore imparfaite, comme pour l'ostéopathie d'ailleurs, il n'en reste pas moins qu'elle permet de faire des économies substantielles aux assurances de santé tant en termes de consommation de médicaments, que de prescription d'examens coûteux ou même de recours aux interventions chirurgicales.

10. La posturologie est utile pour les personnes âgées

Vrai, car avec l'âge apparaissent plus facilement des décompensations de la posture et des troubles de l'équilibre souvent importants qui peuvent, sans prise en charge, aboutir à des chutes avec des conséquences parfois dramatiques. Les médecins gériatres connaissent bien l'importance de la prise en charge, notamment par l'exercice et la rééducation, chez la personne âgée.

11. La posturologie est une discipline de prévention

Vrai, chez le nourrisson et l'enfant, il est indispensable de veiller à ce que les apprentissages posturaux s'effectuent de façon correcte. L'enjeu est non seulement morphologique, avec de possibles apparitions de troubles du développement osseux, comme la scoliose ou les genoux en X, mais il est aussi neuropsychologique, pour prévenir les troubles de la coordination, comme les dyspraxies et la dyslexie.

Chez l'adulte, la prévention n'est pas laissée de côté, car en améliorant les contraintes, il sera possible d'éviter ou de limiter l'usure des surfaces articulaires.

Chez la personne âgée, nous l'avons vu, c'est la prévention des chutes qui se retrouve au premier plan.

12. La posturologie permet de se tenir droit

Faux, mais quelque part cela est vrai aussi. En effet, le but de la posturologie n'est absolument pas de rendre les gens bien droits, au sens de « bien se tenir ». Toutefois, observer la posture naturelle de la personne en souffrance et l'aider à trouver un équilibre postural dans lequel elle va pouvoir être bien, génère souvent aussi une amélioration de sa tenue. Cela est donc un corollaire plutôt qu'un but.

13. La posturologie est une médecine parallèle

Faux, car elle se réfère exactement aux mêmes types de connaissances scientifiques que les autres spécialités médicales. C'est simplement une spécialité en cours d'émergence. Si la façon dont l'être humain gère son équilibre dans l'espace intrigue les hommes depuis l'Antiquité, la formalisation de cette réflexion est très récente, avec l'apparition de technologies de mesure (plates-formes posturales) dans les années 1980 et en France, un diplôme interuniversitaire seulement depuis 2000. Actuellement, ce sont la plupart du temps des médecins généralistes, souvent des médecins du sport ou des médecins ostéopathes qui se forment à cette discipline, car il n'y a pas encore de cursus initial de spécialité dans les études de médecine.

14. La posturologie permet de traiter la dyslexie

Vrai et faux. S'il est à présent admis que la dyslexie, comme la plupart des troubles de l'apprentissage, est en relation avec l'intégration des apprentissages posturaux, il n'en reste pas moins qu'une prise en charge la plus précoce possible est à privilégier pour arriver à améliorer au mieux ce trouble. Il est important de prendre en compte la dimension psycho-émotionnelle et les conséquences sur la confiance en soi chez ces enfants, dont au sein de l'entourage ou à l'école, on met encore trop souvent en cause, à tort, l'intelligence. D'autre part, il ne faut pas faire croire aux gens, ni diffuser la vision simpliste qu'en affublant tous les patients d'une paire de semelles, la dyslexie va disparaître du jour au lendemain ! Il est plus humble de comprendre et d'expliquer à l'enfant et à sa famille qu'il s'agira d'un long travail de rééducation et de reprise en main de la perception du corps, dans une prise en charge souvent pluridisciplinaire.

15. La posturologie, c'est uniquement traiter l'occlusion dentaire / 16. La posturologie, c'est toujours mettre des semelles

Faux et faux, évidemment. En médecine, il n'y a jamais de « toujours » et de « jamais » (ou presque). Il est bien évident qu'un traitement standardisé ne correspondra pas à tout patient, c'est pour cela qu'il est indispensable de prendre en compte la spécificité de la personne, les anomalies posturales éventuelles qui lui sont propres, pour lui proposer le traitement qui lui sera vraiment adapté. Même si cela peut paraître confortable pour le praticien d'avoir un schéma standardisé qui lui évite de penser et de se fatiguer, ce n'est pas de cela dont le patient a besoin.

17. La posturologie nécessite la collaboration de différents professionnels de santé

Vrai ! Le médecin posturologue est en permanence amené à collaborer avec d'autres acteurs de soin très variés (dentistes, kinésithérapeutes, podologues, orthophonistes, orthoptistes, médecins spécialistes, etc.). Ils doivent arriver à se comprendre et pouvoir échanger dans le même langage, c'est pour cela que de nombreuses formations de posturologie sont ouvertes à l'ensemble des professions de santé. C'est un peu comme un orchestre où, pour jouer un morceau, chacun doit être virtuose dans son domaine, le posturologue faisant le lien entre les intervenants comme le chef d'orchestre pour les musiciens.

18. La posturologie traite seulement les anomalies du corps

Vrai et faux. Si les traitements posturaux agissent sur le corps et son équilibre, il arrive fréquemment que les signes que nous renvoie notre corps soient majorés ou se produisent du fait d'un mal-être psychologique, d'un mode de vie inadapté ou encore de stress ou de surmenage. Ne négligeons pas tout cela lors du diagnostic postural. En effet, ces mécanismes agissent par un abaissement du seuil au-delà duquel les troubles posturaux font parler d'eux. Ainsi, l'apparition de la symptomatologie posturale chez certains patients est souvent concomitante de certains événements de vie : un divorce, un déménagement, un surmenage professionnel, parfois même un changement qui semble positif comme un avancement, mais qui s'accompagne d'un stress ou de plus de responsabilités. Nous ne devons donc pas nous limiter au corps, mais être dans une globalité, la posturologie étant bel et bien une discipline holistique.

19. La posturologie guérit toutes les douleurs du dos

Faux. Il est bien évident que certaines douleurs du dos peuvent ne pas être d'origine posturale. Il existe en effet des causes infectieuses, un abcès profond par exemple, ou encore néoplasiques avec les métastases osseuses d'un cancer, ou encore rhumatologiques avec certaines maladies inflammatoires comme la pelvispondylite rhumatismale ou certaines maladies de l'immunité qui peuvent avoir des symptômes au niveau des articulations et de la colonne vertébrale. Évitons « le tout postural » ! En revanche, il ne faut pas passer à côté d'une problématique posturale existant chez un patient atteint d'une autre pathologie, et dont le traitement pourra contribuer à le soulager en partie.

20. La posturologie permet de changer la façon dont notre corps fonctionne

Vrai. Le traitement postural permet au corps de fonctionner de façon à ce que les contraintes qu'il doit supporter soient mieux réparties et mieux gérées. En effet, la rééquilibration des capteurs posturaux par le traitement agit à la fois sur l'intégration des informations sensorielles et sur la réponse motrice du corps qui en résulte.

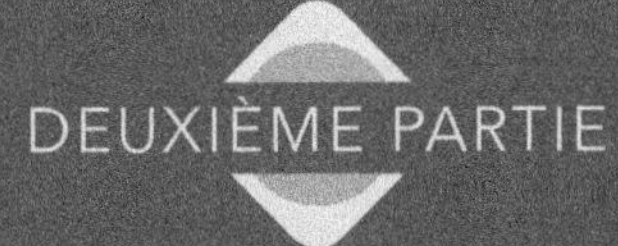

DEUXIÈME PARTIE

À QUI S'ADRESSE-T-ELLE ?

LA POSTUROLOGIE POUR QUI ?

Pour qui et dans quel cas

Douleurs ? Fatigue ? Déséquilibre ? Maux de tête ? Il s'agit peut-être d'un problème d'équilibre postural. Nous allons voir ici comment le déceler, mais aussi comment les distinguer les uns des autres et ne pas mettre sur le compte de la posture tous les symptômes du monde.

Il faut commencer par effectuer ce que l'on appelle un « diagnostic différentiel », c'est-à-dire vérifier s'il n'y a pas de pathologie médicale autre que posturale qui soit à l'origine des symptômes du patient. Pour parler d'un cas extrême, il ne faut pas confondre un vertige d'origine posturale avec un signe neurologique de tumeur cérébrale. Ce bilan a la plupart du temps été effectué par le médecin traitant du patient. Lorsqu'il n'y a pas de cause médicale autre retrouvée ni de cause traumatique évidente, et c'est souvent le cas, il faut alors aller voir ce qui se passe du côté de nos capteurs posturaux.

REPÈRES

De l'importance du diagnostic différentiel

Il est indispensable de bien penser que tout n'est pas postural, et le premier devoir du posturologue est de garder une acuité clinique à dépister d'autres problématiques de santé qui doivent parfois être urgentes à traiter et qui ne relèvent pas de la posture. Grâce à sa formation de médecin, il est parfois amené à prescrire des examens complémentaires et à réadresser le patient à son médecin traitant lorsqu'une pathologie non posturale (mais pouvant bien sûr avoir des conséquences posturales) est détectée et nécessite un traitement spécifique, notamment dans les cas suivants :

- tumeurs,
- problèmes infectieux,

- maladies inflammatoires ou auto-immunes,
- malformations congénitales,
- tassements vertébraux,
- discopathies,
- pathologies viscérales,
- traumatismes.

Les signes cliniques liés à la posture sont variés, et certains peuvent sembler clairs et évidents. Cependant, il est parfois nécessaire de rester vigilant pour ne pas négliger une cause posturale dans des tableaux moins typiques.

Chacun peut avoir besoin d'une prise en charge pour sa posture à un moment ou un autre de sa vie... Si les douleurs de dos ou articulaires sont parmi les motifs de consultation les plus fréquents, les indications sont en réalité beaucoup plus variées. Nombre de consultations de médecine générale retrouvent en effet des fatigues inexpliquées, des sensations d'instabilité ou de déséquilibre, ou encore d'autres plaintes pour lesquelles le médecin traitant a parfois des difficultés à proposer des solutions durablement efficaces pour soulager son patient. Dans ces motifs de consultation que l'on peut rencontrer en pratique médicale quotidienne, ne passons pas à côté d'une possible solution posturale.

Comment émerge la pathologie : le seuil de tolérance posturale

Les problématiques posturales sont la plupart du temps liées à des contraintes anormales, provocant des tensions, des torsions, des bascules mécaniques. Celles-ci peuvent être consécutives à un dérèglement des capteurs posturaux ou de leur intégration neurosensorielle, c'est-à-dire le « mixage » des données issues de ces capteurs. Des douleurs ou d'autres symptômes peuvent en découler, qui viennent principalement de la mise en tension des éléments anatomiques tels que les structures articulaires, les muscles, les contacts cartilagineux, les ligaments, etc. Il faut dans ce cas rééduquer, on dit « recalibrer », c'est-à-dire effectuer un réglage sur les entrées posturales, comme si l'on remettait le système à son état le plus proche de son état originel, pour lui permettre de se rééquilibrer en dessous du seuil d'apparition des symptômes.

Il existe un « seuil » postural en-deçà duquel il peut exister un trouble postural sans douleur ni symptôme ! Cela signifie que les symptômes ne vont apparaître que lorsque les adaptations et compensations de notre corps ne suffisent plus.

L'atteinte de ce seuil est lié à divers mécanismes.

L'accumulation des déséquilibres posturaux

Le déséquilibre lié au dérèglement d'un capteur postural peut être compensé par une adaptation du système. En revanche, lorsqu'il y a plusieurs dérèglements, le système dépasse le seuil de ses capacités de compensation, ou en tout cas de compensation confortable.

L'intensité des sollicitations appliquées sur le système

Régulièrement, nous accueillons le patient lorsqu'il consulte en phase de douleur aiguë. Il vient souvent d'effectuer une activité plus importante ou différente de son habitude, comme une randonnée assez longue ou une taille de haie. Il apparaît ainsi que le système postural peut fonctionner en dessous du seuil symptomatique lorsque les sollicitations sont modérées, mais ce seuil se trouve dépassé lorsque les sollicitations augmentent. Cela est vrai pour les symptômes aigus, mais également pour des symptômes plus chroniques, qui peuvent se manifester chez des personnes qui sollicitent beaucoup leur organisme (travailleurs de force, sportifs, etc.). Nous recevons assez souvent des coureurs à pied qui ont des troubles invalidants pour leur activité sportive, mais que nous n'aurions peut-être jamais vus s'ils ne pratiquaient pas ce sport.

Le travail postural

Le travail postural est lié à la disponibilité des ressources du système postural pour pouvoir effectuer la tâche posturale avec le minimum d'énergie requise. Lors de la nécessité d'adapter le système à un dysfonctionnement postural, s'il s'agit d'une première adaptation, les ressources disponibles pour cette compensation seront importantes, et cela se fera la plupart du temps aisément. En revanche, si cette adaptation doit se faire sur un système qui est déjà en charge adaptative importante, vous comprendrez que ces ressources sont déjà bien entamées. Au-delà d'un certain niveau de travail adaptatif, elles vont se trouver dépassées, déclenchant ainsi l'apparition de symptômes. Notre capacité à compenser n'est pas infinie, et le travail postural doit rester modéré pour éviter d'être en souffrance.

Comment se fixe la pathologie

La pathologie apparaît la plupart du temps de manière progressive, et les symptômes sont initialement liés à des troubles de posture réversibles. Cependant, l'organisme, à force de travailler avec ce mécanisme de compensation, intègre ce fonctionnement anormal à la fois sur le plan neurologique et structurel, au niveau des structures tissulaires du corps. Les compensations vont se fixer, et elles nécessiteront alors elles-mêmes un traitement postural adapté pour retrouver leur fonction.

Que risque-t-on à ne pas prendre en charge la pathologie posturale ?

Fort heureusement dans ce domaine, il n'y a pas d'urgence vitale absolue, et ce n'est donc pas une médecine d'urgence. Il ne faut cependant pas perdre de vue les conséquences de troubles posturaux : par exemple chez la personne âgée, une chute liée à un trouble de l'équilibre peut avoir des conséquences dramatiques, ou chez une personne épuisée par un trouble postural qu'elle doit compenser en permanence, un endormissement sur l'autoroute peut coûter la vie. Sans aller jusqu'à ces cas extrêmes mais pourtant bien réels, combien voyons-nous de patients arriver avec une ribambelle de traitements qui sont essentiellement symptomatiques, nécessitant parfois d'autres traitements pour atténuer leurs effets indésirables, et qui de plus représentent un coût non négligeable ? Très souvent, dès la mise en place du traitement postural, ils arrêtent ou réduisent leurs prises de médicaments. C'est parce que nous cherchons à traiter non pas le symptôme, mais plutôt la cause.

Ainsi, pour de nombreuses pathologies que la médecine traditionnelle considérait – et que certains médecins considèrent encore souvent – comme une fatalité, nous découvrons qu'elles relèvent d'un traitement postural.

Comment détecter un problème postural : les principaux symptômes

• Chez le nourrisson

Petit à petit, le bébé apprend la marche à quatre pattes, il grimpe et joue, sollicitant la diagonale d'appui, c'est-à-dire l'appui sur une jambe pour saisir un objet de la main opposée, comme lorsque l'on se met sur la pointe des pieds pour saisir un objet en hauteur. Grâce à ces activités, il développe dès le plus jeune âge les réseaux croisés (entre le cerveau droit et le cerveau gauche) au niveau cérébral, qui vont permettre une évolution posturale harmonieuse. Nous pouvons dire, en quelque sorte, que c'est en faisant des « bêtises » que l'enfant se développe. Ainsi, il acquiert l'équilibre, la dextérité et la coordination des mouvements. Il met en place progressivement des automatismes que nous appelons « stratégies posturales » (période fondamentale de 9 à 12 mois). À ce titre, il faut être très vigilant quant à la qualité de cet apprentissage et éviter les obstacles à celui-ci. Pour la qualité du développement postural de l'enfant, il ne faut pas omettre de traiter les nourrissons. C'est un traitement essentiellement manuel et ostéopathique doux. Il permet en outre de soulager nombre de symptômes, comme les coliques ou les insomnies chez les bébés.

Voici quelques signes à prendre en compte :

- accouchement difficile,
- problèmes de tonus asymétrique chez le bébé,
- torticolis congénital : il est à traiter à la fois par ostéopathie et par un aménagement du lieu de vie,
- restrictions de mobilité du regard : elles sont souvent associées au torticolis congénital, mais peuvent être isolées.

Au moindre doute, il est conseillé d'effectuer un traitement ostéopathique du nourrisson.

REPÈRES

De l'importance de traiter le nourrisson

Il est particulièrement important de détecter les anomalies du regard ou de rotation de la tête : sans prise en charge, le risque est une négligence du champ visuel du côté où l'enfant ne regarde pas. Celle-ci entraîne des retards ou des lacunes au niveau de la maturation cérébrale, qui engendreront plus tard des troubles posturaux, ainsi que des soucis de type dyslexie ou autre trouble des apprentissages.

• Chez l'enfant

Dépistage et prévention

L'enfant se forme et crée son équilibre postural au cours de la croissance, à partir de son hérédité génétique, de son histoire, depuis la position intra-utérine, puis l'accouchement, l'acquisition des appuis, la maturation cérébrale (en particulier les réseaux croisés cérébraux) l'acquisition de la marche, et son parcours postural ensuite jusqu'à aujourd'hui. Vous le voyez, déjà très tôt dans la vie d'un petit bonhomme, cette histoire posturale peut être extrêmement fournie.

L'enfant a une capacité d'adaptation importante. Il ne se plaint pas facilement. En effet, hors dépistage par la médecine scolaire qui peut être fort utile, le diagnostic d'un problème de vision par exemple se fait généralement lorsque l'on observe que l'enfant doit se rapprocher du tableau en classe ou que son niveau scolaire baisse inexplicablement. Il est exceptionnel qu'il verbalise lui-même cette problématique de vue. Il en est de même des signes qui orienteront vers une problématique posturale. En plus de ceux de l'examen morphologique et des signes fonctionnels, les problèmes de dyslexie, de dyscalculie, ou encore de retard scolaire doivent être pris en compte.

Ainsi, le dépistage et la prévention sont au premier plan, car si l'on ne pense pas à détecter un éventuel problème postural, on risque malheureusement de passer complètement à côté et de laisser l'enfant dériver. Au contraire, s'il est dépisté, le traitement lui permettra de se remettre à niveau et de développer pleinement ses potentiels, comme avec des lunettes pour le problème d'acuité visuelle. En outre, un autre avantage de ce traitement précoce est d'éviter l'apparition des douleurs ou d'autres soucis pour l'avenir.

REPÈRES

Les symptômes chez l'enfant

Chez l'enfant, les symptômes douloureux sont rares avant l'adolescence, sans compter qu'il s'adapte vite et se plaint rarement. D'autres signes doivent en revanche retenir notre attention. Il faut donc examiner l'enfant soigneusement pour dépister les déformations visibles et les restrictions de mobilité ou troubles statiques éventuels.

Dans la mesure où l'enfant présente une capacité à intégrer le traitement postural de façon remarquable, ce dernier est souvent particulièrement efficace, car l'enfant possède un potentiel de développement et d'adaptation considérable, et cela tout au long de sa croissance. Il est évident que plus on intervient tôt (idéalement dans le premier mois pour le traitement manuel chez le nourrisson), et plus le traitement montre des résultats rapides et efficaces.

Quelques périodes sont charnières, outre la période postnatale : vers 3-4 ans, puis 7-8 ans, et enfin 11-12 ans. Dans ces tranches d'âge, il est utile de faire un dépistage de problématique posturale, très simplement par examen de la courbure de la colonne vertébrale lorsque l'on fait pencher l'enfant en avant comme pour toucher ses pieds. Cet examen rapide peut s'insérer facilement lors de la visite annuelle de médecine générale, pour un certificat de sport par exemple.

Sensibiliser l'ensemble des médecins généralistes à ce type de dépistage simple serait salutaire. Cela permettrait vraisemblablement d'éviter l'évolution de problématiques posturales ensuite plus difficiles à traiter, en particulier les pathologies scoliotiques qui sont fréquentes et dont les traitements ultérieurs sont lourds, tant au niveau physique que psychologique.

Les symptômes ou pathologies à repérer

L'asymétrie posturale

Il s'agit d'une asymétrie de tonus au niveau des extenseurs* ou des muscles rotateurs* du rachis*. Cette asymétrie de tension musculaire est le plus souvent en relation avec des déséquilibres de stimuli posturaux, qui envoient ainsi vers les muscles des informations erronées. Les conséquences en sont des anomalies de la statique corporelle et du déroulé des mouvements.

FOCUS

L'influence de la position du lit de Bébé dans l'asymétrie posturale

Prenez un bébé dont le lit est contre un mur et qui va regarder ses parents arriver vers lui toujours du même côté. Il va évidemment avoir tendance à les attendre en tournant sa tête, puis son tronc vers cette direction d'où nourriture et affection arrivent. Ainsi, on va constater rapidement une asymétrie de tensions à la fois au niveau du cou et du tronc, avec une négligence des stimuli arrivant du côté d'où ils ne sont pas attendus. Cette asymétrie de tonus peut être constatée également au niveau oculaire, avec une plus grande difficulté à tourner les yeux vers le côté de moindre stimulation. Pourtant, dans ce cas très simple, il suffit d'une ou deux séances de traitement manuel, de positionner le lit autrement et de stimuler un peu l'enfant dans les directions complémentaires pour traiter sa problématique.

L'attitude scoliotique

POINT TECHNIQUE

Contrairement à la scoliose, l'attitude scoliotique ne présente pas de rotation des corps vertébraux dans le plan horizontal. Si une rotation apparaît dans l'attitude scoliotique, c'est seulement au niveau lombaire bas afin de permettre de compenser une rotation du bassin. Radiologiquement, on constate une normalisation de la courbure sur la radiographie en position couchée, on dit alors que la courbure anormale est réduite en position couchée sur le dos.*

Le risque de cette attitude scoliotique est de la voir s'accentuer pour devenir une vraie scoliose. Il est donc particulièrement important de la traiter avant ce stade, d'autant que le traitement sera alors généralement plus bref et plus facilement efficace.

La scoliose

Elle se caractérise par une rotation des vertèbres sur leur axe comme une spirale, qui engendre des anomalies de courbure avec une colonne vertébrale « en S ». Dans le cas de la prise en charge posturale, le but est d'éviter d'en arriver à des traitements par corset ou même par chirurgie, car les traitements traditionnels font que l'on se sent souvent impuissant face à l'apparition d'une scoliose chez un enfant ou un adolescent. Or, la scoliose est la plupart du temps la conséquence de dérèglements des entrées posturales, en particulier au niveau de l'axe cranio-sacré. Si on laisse évoluer la croissance d'un enfant sans le traiter posturalement, il risque de « voiler » sa colonne vertébrale de plus en plus, alors qu'avec un traitement postural adapté, il va au contraire se réaligner progressivement.

« *Une scoliose qui se redresse*

Charlotte, 9 ans, est amenée par sa maman pour des douleurs sur toute la hauteur de la colonne vertébrale à la suite d'un coup qu'elle a reçu il y a dix jours au niveau du cou, par un camarade de classe. Elle est suivie par un médecin spécialisé pour une pathologie héréditaire des articulations qui engendre une hyperlaxité générale.

Lors de notre première entrevue, je la traite en ostéopathie et je lui prescris un bilan radiologique devant des signes de scoliose. Elle est dans une phase de douleur aiguë, donc je ne réalise pas de bilan postural car cela pourrait fausser l'examen.

Lorsqu'elle revient trois semaines après, les douleurs se sont beaucoup atténuées mais n'ont pas totalement disparu. La radiographie de la colonne montre une scoliose importante de 20 degrés d'angulation au niveau lombaire et 21 au niveau dorsal. Le bilan postural identifie un déséquilibre occlusal important[1]. Je pratique une séance d'ostéopathie particulièrement axée sur le crâne et les mâchoires. Il semble exister un trouble de posture de langue en plus du problème occlusal évident, donc je demande à Charlotte de consulter un orthodontiste et une orthophoniste.

Après six mois, et alors que l'orthopédiste envisage une mise sous corset pour la scoliose, qui dépendra de sa prochaine radio, Charlotte va beaucoup mieux. Elle a encore des tensions au niveau de la mâchoire, mais elles sont moins importantes, et je réalise une séance d'ostéopathie essentiellement crânienne. Sa scoliose semble s'être améliorée, et devant l'inquiétude vis-à-vis d'un éventuel corset je lui prescris une nouvelle radiographie sans attendre sa consultation spécialisée : celle-ci retrouve une amélioration avec seulement 17 degrés au niveau lombaire et 19 au niveau dorsal.

Il sera utile de revoir Charlotte durant la croissance, pour suivre l'évolution de sa scoliose et de ses traitements.

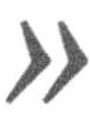

L'anomalie des courbures de profil

La cyphose* (courbure en « bosse » du dos), l'hyperlordose (creux des reins très marqué) et le dos plat (quasi-absence de courbure lorsque l'on regarde la personne de profil) sont des signes qui doivent nous faire rechercher notamment des anomalies des appuis podaux.

Les anomalies d'appuis au niveau des pieds (podaux)

Attention, un pied plat est strictement normal jusqu'à l'âge de 4-5 ans. Cette spécificité d'appui de l'enfant doit être respectée. Il ne faut pas lui imposer de chaussures où serait implantée une voûte plantaire, absolument antiphysiologique à ces âges. Cela risquerait d'engendrer des troubles des appuis et de l'acquisition du déroulé de la marche, en faussant la perception plantaire et en perturbant les angles d'appui des chevilles et des genoux.

1 C'est-à-dire un déséquilibre au niveau du contact des mâchoires. Nous y reviendrons en détail.

Les anomalies au niveau des membres inférieurs

Ce sont particulièrement des anomalies d'angulations au niveau des genoux, avec les genoux en X (appelés « *genu valgum* ») qui sont fréquentes et souvent bénignes chez le jeune enfant ou au contraire en tonneau (*genu varum*). Il est recommandé de consulter en cas d'espace entre les genoux de plus de 4 cm pour le *genu varum*, ou entre les chevilles de plus de 5 cm pour le *genu valgum*. Il peut exister aussi des anomalies de rotation des axes des membres inférieurs avec les pieds en dedans ou en dehors.

Les douleurs

Elles sont rares chez l'enfant. Lorsqu'elles existent, elles sont parfois le signe d'une souffrance articulaire de croissance, souvent majorée par un trouble postural.

La fatigue visuelle

Rarement verbalisée par l'enfant, elle se manifeste plus fréquemment par des troubles de l'attention ou une baisse des résultats scolaires.

La dyslexie, la dyscalculie, la dyspraxie

Il s'agit de troubles de l'élocution, des capacités de calcul ou de la précision des gestes, fréquemment décelés par les enseignants car pouvant grever les résultats scolaires. Ils sont souvent en relation avec des anomalies d'intégration spatiale du schéma corporel et de la posture dans son rôle de précision gestuelle et neurologique.

Les troubles de l'apprentissage

Ils sont associés très souvent à la dyslexie, à la dyscalculie, à la dyspraxie, et aux troubles attentionnels, mais parfois peuvent être isolés ou s'intégrer dans des tableaux cliniques différents.

Le suivi d'un traitement orthodontique

Les forces mises en jeu au niveau dentaire par les appareillages sont assez souvent à l'origine de tensions musculaires des mâchoires, et plus largement, du crâne et du cou. Peuvent s'ensuivre certains déséquilibres posturaux, y compris au niveau oculomoteur. Un suivi des enfants au long du traitement orthodontique est ainsi une sage précaution.

L'inégalité de longueur des membres inférieurs

L'existence d'une jambe courte peut engendrer des conséquences en termes de bascule du bassin, et au-delà sur tout le rachis* et la statique, ainsi qu'au niveau des appuis. Cependant, il faut être vigilant à mesurer les conséquences de ces inégalités de longueur des membres inférieurs, qui peuvent varier énormément selon les cas.

REPÈRES

Le rôle du médecin de famille et du pédiatre

Dans le dépistage de troubles posturaux chez l'enfant, le rôle du médecin de famille et du pédiatre en est la pierre angulaire. Ce sont eux qui pourront penser, lors de leur examen systématique, à dépister ces problématiques.

Malheureusement, il existe des freins issus d'un manque d'information du corps médical, trop souvent encore ignorant de notre discipline. Il m'est arrivé récemment de recevoir une maman, dont la fille d'une dizaine d'années avait vu sa scoliose s'améliorer de plusieurs degrés en quelques mois suite au traitement postural. Elle me rapportait que malgré cette évidence, sa pédiatre déclarait « ne pas croire » en la posturologie, et que le radiologue qui avait constaté cette amélioration radiologique lui avait déclaré « Le kiné a bien travaillé », alors que précisément, elle ne l'avait pas vu ! Ils avaient tous deux été sourds à ses explications. Prenons donc garde à nos croyances, et ouvrons les fenêtres de l'esprit pour laisser entrer les connaissances qui permettront de dépister les enfants.

• Chez l'adulte

La compréhension du système postural et les avancées dans cette discipline permettent aujourd'hui de mieux appréhender les différentes pathologies et symptômes. En comprenant mieux leurs causes et le processus pathologique, il est ainsi plus aisé d'effectuer la correction des éléments posturaux déréglés.

Presque la moitié de la population française souffre du dos, et cela a un impact psycho-social non négligeable, tant en termes de qualité de vie que de coût social, dû pour ce dernier aux innombrables arrêts de travail et mises en invalidité (troisième cause d'invalidité en France).

L'arthrose

L'arthrose n'est évidemment pas seulement liée à un trouble postural, certaines personnes ayant plus tendance à en développer que d'autres. En effet, dans la genèse de l'arthrose interviennent différents facteurs, comme l'hérédité ou certains facteurs alimentaires. Elle peut également être consécutive à un surmenage articulaire lié au mode de vie, à un trouble de la posture ou simplement majorée par celui-ci.

En réalité, des contraintes posturales anormales sont régulièrement impliquées dans la douleur, puis dans l'apparition de lésions d'arthrose au niveau de ces zones. Lorsque vous cuisinez, si vous avez une poêle antiadhésive, vous savez qu'il faut utiliser une spatule en bois ou en plastique. Si vous utilisez une spatule en fer, le revêtement va finir par s'user, et cette altération fera accrocher tous vos plats. Un trouble postural, c'est un peu comme une spatule en fer, et ensuite ça accroche au niveau de l'articulation, c'est l'arthrose.

Un exemple objectivable sur les radiographies des patients est une arthrose intervertébrale au niveau des dernières vertèbres lombaires. Vérifions donc les contraintes mécaniques à ce niveau en cas de trouble postural, cela évitera de considérer qu'il s'agit d'une fatalité. Mettre en place un traitement postural peut aider le patient en diminuant la douleur, et fera en sorte de stopper ou de retarder une aggravation de sa pathologie.

Les douleurs de dos et les lombalgies

Il s'agit de pathologies fréquentes apparaissant souvent de façon progressive, avec des douleurs et contractures qui deviennent de plus en plus fréquentes. Ces douleurs sont favorisées ou déclenchées par des efforts de soulèvement ou des mauvaises positions, et elles peuvent finir par devenir invalidantes et permanentes.

FOCUS

Plus d'ergonomie au travail et dans la vie quotidienne

Attention, les gestes sont souvent répétés au cours de la journée, et cette répétition peut être facteur de stress pour l'organisme, avec risque d'apparition de posturopathies. Voici quelques exemples de rotation du tronc, mouvements répétitifs plutôt traumatisants : le téléphone mural placé derrière le bureau obligeant à se tourner tout au long de la journée. Un remplaçant facteur souffrant d'une lombalgie qui, au lieu de sortir du véhicule pour prendre les colis, se retourne en permanence pour les attraper à l'arrière. Un autre encore : le bureau placé dos à l'entrée d'où vos collègues vous interpellent régulièrement pour vous demander des renseignements...

Nous gagnons à nous préoccuper de notre posture, de la position qui est celle dans laquelle nous réalisons les gestes. Pour soulever quelque chose qui est à terre par exemple, au lieu de vous pencher en avant jusqu'au sol, mettez un genou à terre, l'autre plié, cela permettra d'être à hauteur pour des gestes au ras du sol, et vous relever sera aisé. Pour passer le balai ou l'aspirateur, mettez une jambe en fente avant et pliez-la lors des mouvements d'arrière en avant, ainsi ce ne sont plus vos lombaires qui se surmènent. Je pourrais multiplier ces conseils presque à l'infini.

Le plus important, c'est que vous repériez dans vos propres situations de vie celles qui nécessitent d'être adaptées. Soyez donc attentifs à vous-même, et votre corps vous en remerciera.

Les dorsalgies hautes, comme les douleurs interscapulaires (entre les omoplates) que nous verrons ensuite, sont généralement liées à des tensions musculaires. Celles-ci évoquent plutôt des troubles oculomoteurs ou de la bouche et des mâchoires. Elles sont favorisées par le stress.

En dehors des causes traumatiques, ce sont essentiellement des contraintes mécaniques répétées lors d'un déséquilibre de l'harmonie des courbures et des tensions musculaires, qui engendrent ces lombalgies. Elles sont donc la conséquence à moyen ou long terme de troubles posturaux qui se décompensent.

POINT TECHNIQUE

Le mécanisme de ces douleurs est souvent lié à une mise en tension des structures musculaires et ligamentaires, en particulier le ligament jaune qui relie les vertèbres les unes aux autres, juste derrière les disques intervertébraux, et immédiatement en rapport avec le canal médullaire où se trouve la moelle épinière. Elle peut aussi être le fait de contraintes en compression au niveau des articulations entre les vertèbres, et comme nous l'avons vu plus haut, engendrer des lésions d'arthrose. Il peut s'agir encore de pathologies discales.

En cas de contrainte articulaire ou d'éléments péri-articulaires, les propriocepteurs (récepteurs sensoriels) sont hyperstimulés, ce qui entraîne une saturation des récepteurs de la boucle neurologique de stimulation musculaire, accompagnée de l'apparition de contractures et blocages.

Ce phénomène autoentretient la douleur. Grâce aux manipulations vertébrales, on peut briser ce cercle vicieux, tout en traitant les causes posturales en parallèle afin d'éviter les récidives, inévitables sinon.

Une posture équilibrée, une absence de surmenage vertébral et un équilibre des tensions des chaînes musculo-ligamentaires permettent de préserver son dos et ses lombaires.

REPÈRES

Le cercle vicieux des douleurs de dos

Lors d'une douleur rachidienne, un cercle vicieux est alors engendré par la stimulation excessive des boucles neurologiques qui génèrent la contraction musculaire du rachis, avec une apparition et une augmentation des raideurs, des contractures et donc de l'hypersollicitation mécanique vertébrale. Une prise en charge adaptée est nécessaire pour briser ce cercle, où l'ostéopathie « douce » aura une place privilégiée.

Le lumbago

Il est souvent lié à une contrainte brutale sur un mouvement mal préparé, c'est la goutte d'eau qui fait déborder le vase de la contrainte excessive sur un déséquilibre postural. S'ensuivent une douleur violente et une contracture avec la déformation caractéristique du dos désaxé, en « baïonnette ».

L'hernie discale

POINT TECHNIQUE

Les disques vertébraux sont les zones de régulation des contraintes au niveau de la colonne vertébrale. Ils sont constitués d'un noyau appelé « nucleus pulposus », qui est entouré d'un noyau fibreux (annulus fibrosus), constitué de plusieurs couches fibreuses concentriques, qui pourraient faire penser à la structure d'un oignon. Au sein de ces dernières, le noyau peut se déformer pour suivre et permettre les mouvements des vertèbres les unes par rapport aux autres. Lorsque les contraintes sur le disque sont trop asymétriques ou trop importantes, le noyau ne peut plus gérer les pressions en présence, et il a tendance à s'échapper par le côté du disque, se retrouvant alors partiellement dans l'espace normalement alloué à la moelle épinière. Il arrive alors que la moelle se trouve comprimée par cette hernie discale.

L'hernie discale, si elle peut être provoquée par un mouvement ou un effort brutal, est souvent la conséquence d'une hypersollicitation discale ancienne, consécutive à des problèmes mécaniques d'origine posturale. Aussi, il faut tâcher de traiter la posture avant l'apparition de l'hernie, afin de l'éviter. Si l'on arrive trop tard, il faudra en tenir compte dans le traitement postural qui visera alors – et cela même s'il y a déjà eu traitement chirurgical (afin de prévenir la récidive au même niveau ou aux niveaux adjacents) – à répartir les contraintes mécaniques sur les autres niveaux vertébraux, en évitant trop de contraintes locales. En parallèle, l'apprentissage de l'ergonomie du mouvement sera essentiel au patient.

Les douleurs du cou ou cervicalgies

L'horaire des douleurs est intéressant à observer. Plutôt matinales, diminuant ensuite après le lever et lors de la marche, elles peuvent être en rapport avec un problème d'oreiller inadapté, ou une position de sommeil sur le ventre, ou encore un serrage dentaire nocturne. Lorsque, au contraire, elles ont tendance à apparaître le soir, il faudra rechercher des tensions liées à la position de travail ou à l'activité effectuée au cours de la journée.

Parfois, une simple adaptation du poste de travail peut vous soulager quasi immédiatement. Le travail prolongé sur ordinateur crée souvent des tensions dans le cou et la nuque. Faire des pauses régulières est donc indispensable, en pensant bien à porter le regard au loin pour détendre les yeux. En cela, il vous faut suivre l'exemple de vos collègues fumeurs qui font régulièrement des pauses qui ne sont pas inutiles au plan postural. Pour ceux d'entre vous qui sont fumeurs, si vous décidez d'arrêter, cela sera évidemment très bien pour votre santé, mais surtout ne vous punissez pas en supprimant les pauses qui deviendront des pauses posturales.

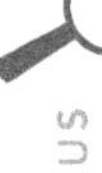

FOCUS

Un exemple d'adaptation du poste de travail : le travail sur ordinateur

Outre le siège qui doit être confortable, et de préférence permettre un réglage lombaire, l'écran doit être, dans la mesure du possible, en face de vous (sauf travail en clientèle ou, comme moi, face à des patients). La partie supérieure du regard doit se trouver à hauteur d'yeux, sauf dans le cas particulier de port de lunettes progressives, où il doit être un peu plus bas, afin de se trouver dans la zone de regard de proximité. Un bon réglage de la hauteur du siège est nécessaire pour pouvoir positionner les avant-bras à l'horizontale, talons de la main posés avant le clavier, et surtout pas les mains en suspension (attention aux dossiers ou documents ouverts entre vous et le clavier qui empêchent de se poser), afin d'éviter au maximum les tensions dans les épaules. La main doit se poser naturellement sur la souris, et ne doit pas, là encore, rester en suspension dans l'air. Le poignet et le talon de la main posés sur le bureau, un mouvement latéral à droite et à gauche juste en mobilisant les doigts doit permettre de balayer la totalité de l'écran (souris tenue entre le pouce et l'annulaire, index et médium sur les boutons de celle-ci).

Les douleurs sacrées et sacro-iliaques

Il s'agit de zones d'appui particulières, qui font le lien entre la colonne vertébrale elle-même et le bassin. Elles interviennent tout particulièrement lors des mouvements de locomotion, c'est-à-dire lorsque l'on se déplace. Ainsi, une modification des efforts sur ces articulations peut très vite être à l'origine, non seulement de douleurs ou de raideurs locales, mais aussi de symptômes à distance liés à des compensations. D'ailleurs, lors d'un blocage sacro-iliaque, il est fréquent de constater une douleur non pas sur cette zone de restriction de mouvement, mais au contraire du côté sain, car ce dernier travaille de façon excessive pour compenser. On peut donc dire que ce sont des zones « charnières » qui sont fréquemment impliquées dans les plaintes des patients.

Les douleurs scapulaires (de l'omoplate) ou interscapulaires (entre les omoplates)

Elles sont appelées « scapulalgies » et limitent souvent l'élévation du membre supérieur. En effet, l'omoplate intervient dans la mobilité de l'épaule dans la seconde phase du mouvement d'élévation de celle-ci. Jusqu'à 90 degrés, c'est l'articulation entre le bras et l'épaule (nommée « scapulo-humérale ») qui entre en jeu. Puis, dans la seconde partie de cette élévation, l'omoplate glisse sur le grill costal en effectuant un mouvement dit « de sonnette » – c'est un mouvement de rotation, comparable aux anciennes sonnettes à chaîne des portails –, permettant ainsi l'élévation du bras sur le côté jusqu'à 180 degrés. Lors d'une limitation de cette amplitude de glissement, la personne se plaint d'une raideur ou d'une douleur d'épaule. Simplement, ce n'est pas l'articulation de l'épaule *stricto sensu* qui est en cause, mais l'articulation de l'épaule au sens fonctionnel.

Les douleurs articulaires

Elles sont souvent la conséquence des asymétries et des hyperappuis au niveau des hanches, des genoux, des pieds, des rotules, mais aussi des articulations temporo-mandibulaires, etc. À force de travailler avec des appuis non physiologiques, une inflammation apparaît. Si on laisse évoluer les choses, les surfaces articulaires risquent une usure prématurée.

Les tendinites

Il s'agit de l'inflammation de l'insertion des muscles au niveau des tendons. Leur origine peut être liée à des gestes répétitifs ou à une mauvaise ergonomie de réalisation de ces gestes. Dans le cas de troubles posturaux, les tensions de compensation abaissent le seuil de tolérance à des gestes qui seraient habituellement anodins. Cela peut expliquer que tant de tendinites traitées seulement par anti-inflammatoires récidivent dès l'arrêt de ces derniers. Il ne faut pas omettre d'éliminer les causes favorisant les tendinites, comme des caries ou une infection des sinus.

Les névralgies

Il s'agit de douleurs liées à l'inflammation ou à la stimulation d'un nerf ou d'une branche nerveuse. Elles peuvent se manifester à différents endroits du corps. Les plus fréquentes sont les suivantes.

La névralgie d'Arnold

Le nerf d'Arnold émerge à la base du crâne au niveau de l'occiput. En cas d'irritation, il peut fréquemment créer des douleurs qui se dirigent de l'arrière du crâne vers le front. Elles sont souvent méconnues et prises pour des migraines par les patients. Cette douleur de tête peut être unilatérale ou bilatérale.

La névralgie d'Arnold est souvent en rapport avec des tensions liées à une problématique occlusale (de contacts dentaires) ou oculomotrice (de mobilité des yeux).

La névralgie trigéminale

Elle démarre en avant du conduit auditif pour se diriger selon les trois branches du nerf trijumeau, vers le front, l'aile du nez, et la mâchoire.

La névralgie cervico-brachiale

Elle nécessite d'être examinée avec soin, car elle est souvent évoquée à tort, s'agissant parfois de douleurs musculo-tendineuses de l'épaule irradiant dans le membre. Ces douleurs du cou irradient dans le bras.

POINT TECHNIQUE

Elles sont parfois liées à des rétrécissements des orifices vertébraux à l'émergence des racines nerveuses du membre supérieur. Elles peuvent aussi, et c'est le plus fréquent, être provoquées par une inflammation des racines nerveuses en conséquence de contractures ou de spasmes musculaires liés à des troubles posturaux et notamment occlusaux.

Il faut éviter de conclure trop hâtivement (notamment sur une image IRM un peu limite) à la nécessité d'une sanction chirurgicale. Nous avons dans plusieurs cas différé une opération et, après un traitement postural et manuel adapté, celle-ci a pu être annulée, le patient ne présentant plus de douleurs.

Les sciatalgies

Il s'agit de douleurs dans le territoire sciatique, c'est-à-dire dans la fesse et irradiant en arrière ou sur le côté de la cuisse et de la jambe, mais ayant des caractéristiques cliniques légèrement différentes qu'il ne faut pas confondre avec la sciatique vraie. Cette dernière est souvent liée à une compression par hernie discale dont la prise en charge sera parfois chirurgicale.

Les cruralgies

Il s'agit de douleurs au niveau de la face externe de la cuisse, typiquement « en raquette ». Leur mécanisme est comparable à celui de la sciatalgie, mais au niveau du nerf crural, qui émerge de la colonne vertébrale au niveau lombaire plus haut que le sciatique.

Les douleurs faciales

On peut citer notamment les douleurs trigéminales (que nous avons cité ci-dessus, dans les névralgies). Elles suivent le trajet du nerf facial qui est constitué de trois branches :

- l'une qui se dirige vers le front au-dessus de l'orbite oculaire,
- la deuxième qui se dirige sous l'œil vers l'aile du nez et au-dessus de la lèvre supérieure,
- la dernière, qui se dirige le long du bord de la mandibule.

POINT TECHNIQUE

Elles peuvent être liées à des tensions musculaires cranio-faciales engendrant une inflammation du nerf trijumeau à son émergence en avant du conduit auditif, à des contractures provoquées par un trouble occlusal ou oculomoteur, ou à un problème d'articulation temporo-mandibulaire.

Les douleurs temporales (au niveau des tempes)

Elles sont fréquemment en rapport avec des tensions dues au serrage dentaire ou au bruxisme.

L'épine calcanéenne

POINT TECHNIQUE

Il s'agit en fait de ce que l'on appelle une « aponévrosite plantaire ». L'image que l'on a de l'aiguille osseuse sortant du talon pour s'enfoncer dans les chairs est fausse. En effet, l'aponévrose est une structure fibreuse, ligamentaire, qui court sous le pied du talon vers l'avant-pied. C'est une inflammation au niveau de son insertion sur le talon qui, à la longue, crée une calcification de cette zone d'insertion sur l'os du talon, le calcanéum. Cette ossification n'est pas pointue vers le bas mais vers l'avant, et la douleur est exceptionnellement créée par celle-ci.

C'est l'inflammation qui crée la douleur et non l'épine. On constate habituellement qu'avec un traitement ostéopathique ou une modification des contraintes posturales, le plus souvent par des semelles adaptées, les douleurs disparaissent extrêmement rapidement, bien que « l'épine », elle, n'ait pas disparu.

Les troubles digestifs

Il existe fréquemment une relation entre certains troubles digestifs et la posture, que ce soit des troubles posturaux liés à des tensions musculaires elles-mêmes induites par des douleurs ou des inflammations digestives, ou des troubles digestifs consécutifs à des anomalies posturales.

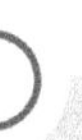

FOCUS

Le cas du reflux gastro-œsophagien

Lors d'un reflux gastro-œsophagien, les remontées acides peuvent être favorisées par des tensions au niveau du diaphragme, perçues au niveau de ce que l'on appelle le « plexus solaire », elles-mêmes souvent favorisées par le stress. Ces reflux peuvent engendrer des tensions en haut du dos, car c'est le lieu d'insertion de l'œsophage. Les différentes zones de tension existantes vont ainsi modifier la statique de la personne.

D'autres problématiques digestives comme la colite peuvent être reliées à la pathologie posturale.

La fatigue ou une fatigabilité

La fatigue est une conséquence fréquente des efforts de compensation qu'une personne atteinte de troubles posturaux doit effectuer au quotidien. Ces efforts peuvent engendrer une dépense attentionnelle et d'énergie majeure, c'est ce que l'on appelle « travail postural ». Cette fatigue apparaît par exemple en fin de journée, ou lors d'un déplacement en voiture. Vous pouvez aussi ressentir le besoin de faire des siestes.

La fatigue visuelle

Elle se caractérise par une vision floue, parfois une diplopie (vision double) ou des maux de tête en fin de journée. Ils peuvent être liés à une fatigue posturale, des troubles de la motricité oculaire, ou parfois être la conséquence d'autres troubles posturaux à distance.

Les déséquilibres et les vertiges

En réalité, ce que l'on appelle « vertiges » correspond moins à de vrais vertiges (alors liés à un problème aigu d'oreille interne) qu'à des sensations vertigineuses ou d'instabilité, qui sont souvent signe d'une décorrélation entre les différents capteurs posturaux.

De nombreuses sensations d'instabilité ou de déséquilibre sont ainsi en relation avec une problématique posturale. Certaines personnes butent souvent dans des angles de murs ou ressentent des sensations de vertiges, parfois lors de changements de position ou de déplacements dans la pénombre. Souvent, il s'agit de problèmes liés à un dysfonctionnent du capteur de l'oreille interne. On a montré que les problèmes vestibulaires, même compensés, sont à l'origine d'un coût attentionnel, en cas de double tâche posturale et auditive, bien supérieur à celui d'une personne saine[1].

EXERCICE

Petits exercices d'accordage postural

Positionnez-vous dans une pièce face à un mur, à environ 50 centimètres de celui-ci, en veillant à ce qu'autour de vous il n'y ait pas de meuble ou d'objets pouvant être dangereux en cas de perte d'équilibre. Mettez les deux pieds talons joints, envoyez les pointes en dehors : vous vous retrouvez comme Charlot ! Si vous êtes souple, les deux pointes de pied et les deux talons se retrouvent sur une même ligne parallèle à vos épaules. Sinon, réduisez l'angle d'ouverture de vos pieds pour que la position soit confortable.

Regardez simplement devant vous, et gardez l'équilibre quelques secondes.

C'est facile pour vous ? Compliquez un peu l'exercice : tournez la tête sur la gauche, sur la droite, penchez-la en avant, en arrière, sur les côtés. Cela reste trop facile ? Faites pareil les yeux fermés.

Si au contraire c'est un peu trop difficile, prenez un repère en face de vous sur le mur, cela aidera à vous stabiliser. Passez ensuite seulement, lorsque vous serez à l'aise, aux variantes précédentes.

Cet exercice peut être pratiqué quotidiennement quelques minutes, durant deux à trois semaines, ou un peu plus si vous ressentez que c'est nécessaire.

1 Redfern *et al.*, 2004 (voir Bibliographie).

Variante

Placez-vous devant une fenêtre, toujours en sécurité avec de l'espace autour de vous. Regardez au loin, et alternez avec la fixation d'un point à environ 30 centimètres de vos yeux. Faites quelques allers-retours entre le regard lointain et le regard proche.

Peut-être constaterez-vous que cette variation d'accommodation de la convergence du regard engendre un déséquilibre ? Dans ce cas, faites-le très lentement, puis lorsque votre équilibre sera suffisant, alternez plus rapidement.

Vous réalisez par cet exercice simple un travail d'accordage entre les yeux, l'oreille interne, et les appuis des pieds. C'est donc un exercice à la fois simple et très complet, qui travaille sur le système postural dans sa quasi-totalité.

Les troubles de concentration

Il s'agit souvent de difficultés à se concentrer qui sont associées à une fatigabilité, ou qui sont prises pour des signes de surmenage, voire de burn-out.

La « déprime »

Lors de troubles posturaux, nous devons gérer une foule de messages contradictoires provenant de nos capteurs sensoriels. Les compensations et les tensions qui en résultent sont à l'origine d'une perte d'énergie importante, avec souvent l'apparition de sensations de fatigue, de perte de force musculaire, de vertiges ou même l'impression d'être dans le brouillard.

Il s'ensuit fréquemment, surtout dans des contextes de stress notamment professionnels, un épuisement, avec des symptômes d'anxiété voire de « déprime ». Il ne faut pas sous-estimer l'importance des troubles posturaux dans l'apparition des burn-out !

Les maux de tête ou céphalées

La localisation, les circonstances et l'horaire de ces maux de tête conduisent à suspecter différentes causes.

- Une céphalée frontale s'accompagnant de fatigue ou de douleur oculaire est généralement évocatrice d'une problématique oculomotrice.
- Si les douleurs sont localisées aux zones temporales et aux mâchoires, la problématique est plutôt occlusale ou dentaire.
- Les céphalées occipitales correspondent à des maux de tête au niveau de la nuque, avec une sensation de tension. Elles sont fréquemment en rapport avec un trouble oculomoteur ou occlusal.
- Certaines céphalées sont associées à des douleurs cervicales.
- Pour les symptômes liés aux troubles de l'occlusion dentaire, les symptômes sont classiquement plus prononcés en fin de nuit et le matin au réveil. Les douleurs peuvent réveiller le patient, qui souffre au lever d'une raideur cervicale et doit attendre le « dérouillage » de la nuque.

Autres types de douleurs

Sans pouvoir être totalement exhaustifs ici, citons encore quelques autres symptômes qui peuvent être parfois imputés à la problématique posturale :
- douleurs maxillaires,
- douleurs mandibulaires,
- douleurs dentaires.

• Chez la personne âgée

Dans la population gériatrique, la fonction posturale représente un enjeu majeur pour l'autonomie et la sécurité, ainsi que pour la possibilité de maintien à domicile et la qualité de vie.

Au cours du vieillissement, des déficits sensoriels multiples et souvent intriqués apparaissent :
- déficits visuels : presbytie*, cataracte, DMLA, et autres troubles des structures de l'œil ;
- déficits oculomoteurs : oscillopsies, mauvaise stabilisation du regard ;
- déficits auditifs et vestibulaires : presbyvestibulie (vieillissement des fonctions vestibulaires), altération de l'audition avec non seulement des conséquences sociales mais aussi sur la perception tridimensionnelle des sons dans l'espace ;
- déficits perceptifs : altération de la perception de la verticale, désorientation spatiale ;
- déficits proprioceptifs ;
- déficits de traitement de l'information sensorielle par le système nerveux central ;
- déficit des effecteurs du système : structures musculo-squelettiques en particulier.

Les conséquences posturales peuvent être :
- une perte d'équilibre et une instabilité posturale,
- des troubles de la marche,
- des modifications structurelles de la posture (par augmentation des courbures : scoliose, tassements vertébraux…),
- des chutes à répétition,
- des douleurs,
- de la fatigue.

Chez la personne âgée, la supervision du contrôle postural est difficile à réaliser. Celui-ci nécessite en effet un niveau d'attention important. Or, il existe fréquemment une altération des performances cognitives et du contrôle attentionnel. Lors d'une double tâche, la personne âgée a souvent des difficultés à exercer ces fonctions de contrôle postural. Lors des situations de double tâche, elle a tendance à mettre en œuvre des stratégies.

FOCUS

Talk or walk

Si l'on observe une personne âgée marchant accompagnée, on s'aperçoit que pour pouvoir dialoguer avec l'autre personne, elle doit s'arrêter, non pas à cause de problèmes respiratoires ou physiques, mais parce que l'effort de concentration pour la marche n'est pas compatible avec l'attention nécessaire à la conversation, ou bien s'arrêter de parler pour concentrer son attention sur la tâche posturale. C'est ce que les Américains ont appelé le *talk or walk*. Il a été démontré que ce signe est un facteur prédictif fiable du risque de chute dans les mois suivants : parmi les personnes âgées de la série étudiée par Lundin Olsson, 83 % de celles qui s'arrêtaient pour parler lors de la marche ont chuté, contre 24 % seulement de celles qui continuaient de parler en marchant[1].

• Dans les situations pathologiques

Complications après un traumatisme ou une chirurgie

Il est fréquent de constater des douleurs apparaissant à distance dans le corps après un traumatisme ou une opération, du fait des problématiques posturales d'appui ainsi que des troubles microcirculatoires et neurologiques. En effet, un trauma ou une intervention chirurgicale modifie la posture de telle façon que douleurs et tensions peuvent créer une souffrance importante, voire insupportable pour le patient. D'autres problématiques, notamment de consolidation osseuse, sont favorisées par cela. Il peut s'agir d'algoneurodystrophie (réaction douloureuse et inflammatoire articulaire), d'un retard ou même d'une absence de consolidation (pseudarthrose). Au niveau de la peau et des tissus profonds, il faut surveiller un retard de cicatrisation ou une cicatrice inflammatoire, indurée, une inflammation ligamentaire ou tendineuse.

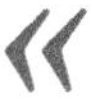

Après deux opérations cervicales

Nathalie, 46 ans, vient consulter pour des douleurs du cou irradiant dans le bras droit. Ses douleurs sont importantes et altèrent sa qualité de vie. Elle se plaint dans une moindre mesure de douleurs lombaires basses, et le scanner réalisé n'a pas retrouvé d'anomalie à ce niveau. Elle me dit avoir été opérée il y a vingt-cinq ans avec arthrodèse (deux vertèbres qu'on a immobilisé l'une par rapport à l'autre) dans les suites d'une entorse cervicale qui avait engendré une névralgie par compression de l'émergence d'un nerf. Elle a subit une seconde arthrodèse neuf ans après la première, pour une hernie discale cervicale.

1 Lundin Olsson *et al.*, 1997, *The Lancet* (voir Bibliographie).

Cette patiente dynamique, commerçante, continue de travailler malgré les douleurs. Elle est traitée par un anti-inflammatoire, un relaxant musculaire et deux antalgiques, dont l'un contient un dérivé morphinique. Cherchant une solution à ses douleurs, elle a fait elle-même des recherches, et malgré son éloignement, elle a pris la décision de venir consulter.

Lors de l'examen postural, un déséquilibre important apparaît au niveau de son bassin, les épaules sont en avant et il existe un hyperappui marqué sur le pied gauche.

J'effectue un traitement ostéopathique doux et lui précise, du fait de ses opérations, de ne jamais se faire manipuler les cervicales hors des manœuvres tissulaires très douces et sans craquement. Je lui explique que les déséquilibres au niveau de ses appuis peuvent engendrer des compensations qui sont vraisemblablement à l'origine de ses douleurs. Nathalie a besoin de semelles pour l'aider à réajuster sa posture, il s'agit ici de semelles proprioceptives, c'est-à-dire très fines et comportant des reliefs peu marqués, qui permettent de rééduquer le pied dans ses appuis.

Dès notre deuxième entrevue, Nathalie a porté les semelles depuis quelques semaines et n'a déjà plus de douleurs dans le bras. Elle ne prend plus de médicaments qu'occasionnellement, lorsqu'elle a un peu trop forcé. Il ne faut pas perdre de vue que du fait de ses antécédents, Nathalie présente une fragilité plus importante que Madame Tout-le-monde, et qu'elle doit être attentive à respecter une certaine prudence lors de ses activités, notamment concernant le port de charges lourdes ou les secousses brutales dans certains sports, qui seront à éviter.

En la revoyant à distance, je constate que son état s'est stabilisé, elle continue de bien porter ses semelles et vit tout à fait normalement. En outre, elle n'est plus gênée dans son activité professionnelle. Une surveillance annuelle devrait être suffisante. »

Lors des maladies neurologiques

Une équilibration posturale est particulièrement recommandée pour atténuer la spasticité musculaire (une tension musculaire exagérée et permanente), les contractures et les raideurs dans la plupart des pathologies neurologiques comme la sclérose en plaque, les séquelles d'accident vasculaire cérébral, la maladie de Parkinson, etc.

• Chez le sportif

Plus encore que l'adulte ne pratiquant pas d'activité sportive intensive, le sportif est souvent confronté aux pathologies suivantes :

- tendinites,
- crampes,
- entorses,
- claquages.

Toutefois, ces symptômes ne sont pas le seul versant des conséquences posturales. Chez le sportif, elles peuvent également influer de manière importante sur ses performances sportives. Une attention particulière doit ainsi être accordée à l'équilibre postural et ses conséquences en termes de gestion des équilibres instables et de performances.

En effet, le système tonique postural intervient avant, pendant et après le mouvement. À ce titre, il entre de façon particulièrement importante en ligne de compte chez le sportif, notamment dans la précision du geste : préparation, initiation, réalisation et guidage. Vouloir être précis avec un problème postural, c'est un peu comme vouloir faire du vélo en ligne droite avec des roues voilées. On peut imaginer ce que peut donner une imprécision de quelques degrés chez un golfeur ou un tennisman par exemple.

En cas de tensions d'origine posturale, outre les problèmes de précision du geste liés à celles-ci, on constate une majoration des risques de blessure, l'apparition de douleurs, de crampes, de claquages, de tendinites et une plus grande fatigabilité. Cela est lié aux compensations mécaniques, mais également aux anomalies microcirculatoires et leurs conséquences fonctionnelles en termes de sensations, et l'apparition d'acidose* avec douleurs musculaires lors des efforts.

Chez les sportifs de haut niveau, tout plafonnement ou baisse des performances devrait poser la question d'une problématique posturale. En effet, plus les critères d'exigence sont élevés et plus le sportif sera sensible au moindre déséquilibre ou dérèglement postural. S'il est cependant fréquent de constater que cette notion de posture n'a pas encore passé les portes des vestiaires, l'avenir sera certainement le témoin de la généralisation de cette pratique dans le cadre de la compétition.

REPÈRES

Le sportif : une voiture de course

Il en est ici comme pour une formule 1, pourquoi croyez-vous qu'un pilote va passer des heures à régler et à équilibrer son bolide lors des essais ? Tout n'est en effet pas qu'une question de puissance. L'avenir du sport de haut niveau passera par la posturologie.

À qui s'adresser

Depuis la création en 2000 du DIU (diplôme interuniversitaire) de posturologie clinique par le Pr Michel Lacour, différents professionnels de santé peuvent se former à cette discipline qui jusqu'alors était essentiellement limitée à des laboratoires de recherche ou des services spécialisés d'exploration fonctionnelle et sensorielle.

Parmi ces professionnels de santé, on comptait surtout initialement des ORL, des médecins spécialisés en rééducation fonctionnelle et des médecins ostéopathes. Aujourd'hui, nombre de partenaires paramédicaux s'intéressent à cette matière et peuvent apporter beaucoup aux patients, par leur travail de rééducation notamment.

• Le médecin posturologue

Comme pour tout acte diagnostique, il est nécessaire que le bilan postural soit effectué par un médecin. En effet, de nombreux autres professionnels de santé ont des compétences posturales solides et sont souvent excellents dans leur domaine, mais seul un médecin sera capable de faire la différence entre ce qui relève exclusivement de la posture et des diagnostics différentiels (tumeurs, infections, etc.). Il pourra en outre vous prescrire un bilan complémentaire s'il le juge nécessaire (prise de sang, radio et autre). Il pratiquera les tests posturaux – dans l'idéal, il doit être médecin ostéopathe en plus de posturologue, de façon à pouvoir réaliser lui-même la rééquilibration ostéopathique nécessaire pour le bilan sur plate-forme. Il vous guidera ensuite vers d'autres praticiens si nécessaire (podologue, orthoptiste, dentiste) et permettra de faire le lien au cœur du processus thérapeutique.

REPÈRES

Choisir un médecin posturologue bien formé

S'il existe actuellement une floraison de praticiens qui s'affichent comme « posturologues », il convient cependant d'être vigilant, car la vogue (à juste titre d'ailleurs) de cette « nouvelle » matière médicale incite parfois certains praticiens peu scrupuleux, non médecins et/ou insuffisamment formés, à se propulser comme tels, que ce soit dans le domaine de la kinésithérapie, de la podologie, ou d'autres encore. Ce galvaudage du titre de posturologue dessert malheureusement grandement la posturologie.

La posturologie étant une matière médicale, le posturologue doit non seulement être formé à la posturologie et titulaire d'une solide formation, mais aussi obligatoirement être médecin, cela pour toutes les raisons, notamment de sécurité et de globalité de la prise en charge, que nous avons vues plus haut.

• L'équipe thérapeutique

Aujourd'hui, beaucoup de professionnels de santé, notamment les rééducateurs, sont partie prenante et indispensables à la prise en charge posturale. Parmi eux, certains sont essentiels, et le médecin posturologue fera régulièrement appel (en fonction de l'indication bien sûr) à leurs compétences au cours du plan de traitement nécessaire au patient :

- l'orthoptiste,
- le podologue ou le podo-orthésiste,

- l'occlusodontiste (dentiste ou orthodontiste spécialisé dans les pathologies et les réglages de l'occlusion dentaire),
- le dentiste et parfois l'orthodontiste,
- le kinésithérapeute.

D'autres médecins, sans devenir posturologues, s'intéressent de plus en plus aux problématiques posturales et ont un rôle de dépistage primordial. Ce sont notamment les médecins généralistes qui, par leur examen régulier et la connaissance de leurs patients, sont en première ligne pour déceler ces problématiques ; les ORL (otorhinolaryngologistes) qui sont souvent interrogés sur des problématiques d'équilibre nécessitant une prise en charge posturale ; les ophtalmologues avec l'étude de la vision et du suivi oculaire.

• Quelles formations et quels diplômes ?

Il existe en France plusieurs formations. Certaines sont délivrées par des écoles privées, elles présentent souvent un enseignement de qualité. Cependant, de plus en plus de formations indépendantes émergeant, sans contrôle par des structures universitaires, le pire côtoie parfois le meilleur.

Le seul enseignement universitaire en France à ce jour est délivré en tant que diplôme interuniversitaire de posturologie clinique. Il est organisé entre les facultés de médecine de Paris, Toulouse, Grenoble et Marseille.

Ce diplôme est actuellement le seul, par la rigueur scientifique de ses enseignements et sa reconnaissance universitaire, qui justifie d'une formation pour la pratique de la posturologie en tant que médecin.

L'inscription à ce diplôme est ouverte également aux spécialistes paramédicaux tels que podologues, kinésithérapeutes orthophonistes et orthoptistes qui, par ce diplôme, vont pouvoir améliorer leurs compétences en tant que rééducateurs et partenaires du traitement postural des patients.

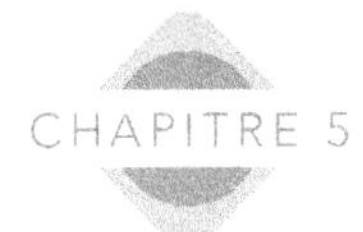

CHAPITRE 5

PETIT QUESTIONNAIRE POSTURAL

Quels sont les symptômes les plus fréquents qui pourraient vous pousser à consulter un posturologue ? Avez-vous déjà pensé à faire un bilan postural ?

Attention, il s'agit d'un simple test qui ne se substitue aucunement à un bilan médical. Il convient à ce titre de ne pas s'en tenir de façon stricte aux conclusions de celui-ci, de nombreuses pathologies pouvant en outre faire partie des diagnostics différentiels. N'hésitez donc pas à consulter votre médecin et à lui faire part de vos symptômes, il saura vous prendre en charge, vous conseiller, faire d'éventuels examens complémentaires si nécessaire, et vous adresser à un confrère posturologue, ou à d'autres spécialistes si nécessaire.

EXERCICE

Parmi les items suivant vous retrouvez :
jamais : 0 parfois : 1 régulièrement : 2 souvent : 3 toujours : 4

1 – il m'arrive de voir double, lorsque je suis fatigué(e)	0	1	2	3	4
2 – je me cogne quand je me lève la nuit sans éclairer	0	1	2	3	4
3 – j'ai des douleurs de dos ou des lombaires	0	1	2	3	4
4 – on m'a déjà dit que je me tenais « en biais »	0	1	2	3	4
5 – j'ai des douleurs dans les genoux ou les chevilles	0	1	2	3	4
6 – j'ai des maux de tête	0	1	2	3	4
7 – je serre les dents (mes dents se touchent) le jour	0	1	2	3	4
8 – je dois prendre des médicaments antidouleur	0	1	2	3	4
9 – j'ai des insomnies	0	1	2	3	4
10 – je serre ou je grince des dents la nuit	0	1	2	3	4

11 – je suis maladroit(e), je bute, je fais tomber des objets	0	1	2	3	4
12 – je déforme mes chaussures	0	1	2	3	4
13 – j'ai des vertiges, je me sens instable	0	1	2	3	4
14 – j'ai le mal des transports	0	1	2	3	4
15 – j'ai des problèmes de tendinites	0	1	2	3	4
16 – je me sens fatigué(e)	0	1	2	3	4
17 – je me sens raide au niveau du dos ou des articulations	0	1	2	3	4
18 – je fais des entorses des chevilles	0	1	2	3	4
19 – j'ai du mal à marcher longtemps	0	1	2	3	4
20 – je me sens « patraque »	0	1	2	3	4
21 – je vais chez le médecin pour des douleurs	0	1	2	3	4
22 – j'ai des difficultés à me concentrer	0	1	2	3	4
23 – j'ai des difficultés à conduire de nuit	0	1	2	3	4
24 – je consulte fréquemment mon ostéopathe	0	1	2	3	4

Analyse des résultats

Vous l'aurez compris, tous ces items peuvent exister lors d'anomalies posturales, et donc plus votre score est faible et plus cela est rassurant sur votre état postural.

Inversement en cas de score élevé il faut se poser la question d'une problématique posturale, ou peut-être d'un autre souci de santé à éliminer. Quoi qu'il en soit, dans ce cas, n'hésitez pas à prendre l'avis d'un médecin.

1. Il m'arrive de voir double, lorsque je suis fatigué(e)

Une vision qui se dédouble peut être en relation avec de la fatigue posturale. Si vous souffrez d'un trouble des phories (alignement au niveau des yeux), vos efforts posturaux quotidiens sont tellement importants que vos yeux finissent par ne plus pouvoir travailler ensemble. Cette vision double, appelée « diplopie », ou *a minima* une fatigue visuelle le soir, est donc un signe de pathologie posturale assez fréquent. Il convient bien sûr, à la moindre suspicion avant d'affirmer cette origine, d'éliminer une pathologie neurologique.

2. Je me cogne quand je me lève la nuit sans éclairer

Le fait de se cogner dans l'obscurité peut provenir du dérèglement de plusieurs capteurs posturaux. Tous ces dérèglements ont en commun un élément de compensation, que nous appelons « visiodépendance » : les yeux compensent les insuffisances des autres systèmes de l'équilibre. En cas de troubles liés à l'oreille interne, une instabilité ou des vertiges font que vous aurez du mal à estimer la position de votre corps dans l'espace, notamment par rapport à la gravité terrestre. Il peut aussi exister des troubles que nous appelons de la « proprioception », c'est-à-dire de la perception de la position du corps dans l'espace, ou encore parfois de simples perturbations du tonus musculaire axial, qui permet la station debout.

Nous pouvons mesurer ces perturbations par différents tests, comme celui de la verticale subjective, qui va tester la capacité à estimer la verticale malgré des influences visuelles pouvant parasiter cette estimation, ou encore le test de Fukuda, qui consiste à marcher sur place les yeux fermés et à constater s'il existe une rotation lors de cette marche (nous reviendrons en détail sur ces tests). Dans ce cas, si vous ne marchez pas droit, lorsque vous vous levez la nuit dans l'obscurité, vous risquez fort de vous retrouver nez à nez avec un mur, même si vous connaissez parfaitement la façon dont le logement est configuré.

3. J'ai des douleurs de dos ou des lombaires

Des douleurs fréquentes au niveau de la colonne vertébrale sont généralement le signe de déséquilibres musculaires dus aux efforts importants nécessaires pour compenser les problématiques posturales. Ce sont souvent des tensions ou des contractures musculaires qui sont douloureuses. Il peut aussi s'agir de douleurs d'origine osseuse ou articulaire, liées à des troubles statiques qui engendrent des hyperappuis au niveau des surfaces articulaires avec l'apparition d'inflammation, ou même à terme d'arthrose. Des douleurs dorsales ou lombaires ne doivent pas être considérées comme une fatalité ni négligées, car une étude posturale peut retrouver une cause qui généralement pourra être traitée de façon efficace, et éviter certaines complications ou bien la chronicisation.

4. On m'a déjà dit que je me tenais « en biais »

Le fait que les personnes de votre entourage puissent s'apercevoir d'une asymétrie posturale dénote de troubles déjà importants au niveau de la morphologie posturale. Généralement, nous sommes tellement habitués à nos proches que nous ne remarquons pas les petites imperfections au niveau de leur statique.

Lorsque cela est détecté chez des enfants, les parents peuvent porter un regard attentif sur leur posture. Ainsi, on pourra mieux surveiller l'apparition de problèmes de scoliose par exemple et proposer une prise en charge posturale qui atténuera ou limitera l'évolution de la déformation.

Chez l'adulte, le potentiel est moins important, mais il existe cependant. Il peut être extrêmement utile de traiter certains patients, alors que pour d'autres, il s'agira au contraire de respecter une certaine asymétrie posturale, si bien sûr elle s'inscrit dans un processus fonctionnel stable et non dangereux.

5. J'ai des douleurs dans les genoux ou les chevilles

Les douleurs dans les articulations des membres inférieurs sont souvent le signe d'anomalies d'appui au niveau des pieds, et relèvent fréquemment d'une prise en charge par des semelles. Dans ce cas, nous devons bien étudier la position des genoux, et en particulier de la rotule, et vérifier s'il existe ce que nous appelons un « *genu varum* », c'est-à-dire les jambes « en tonneau » ou au contraire un *genu vagum*, c'est-à-dire des jambes « en X ». En effet, dans le premier cas il existe un hyperappui au niveau des compartiments externes des genoux, et dans le second ce sera en interne. Il existe bien d'autres anomalies, notamment rotatoires ou de rotule, et l'on peut retrouver des problématiques comparables au niveau de la cheville. Grâce à des semelles, vous pourrez la plupart du temps retrouver une fonction satisfaisante avec un équilibre au niveau des appuis articulaires. Il va de soi qu'il faut intégrer ces éléments au diagnostic postural global et vous conseiller un examen postural complet.

6. J'ai des maux de tête

Les maux de tête peuvent être fréquemment liés à des tensions d'origine posturale, l'exemple le plus classique est ce que l'on appelle la « névralgie d'Arnold », qui est une douleur qui démarre de la base du crâne, l'occiput, en arrière et qui court vers l'avant jusqu'à l'orbite de l'œil. Il s'agit souvent d'une irritation du nerf d'Arnold d'origine posturale, du fait de tensions importantes entre le cou et le crâne. D'autres maux de tête sont souvent liés à un problème de posture, du fait de tensions au niveau des muscles des yeux, ou des muscles des mâchoires, avec des tensions crâniennes qui en résultent. Il convient donc de ne pas qualifier tout mal de tête de migraine, et il n'est pas rare de voir des patients qui prenaient des antimigraineux, très souvent, les arrêter dès la mise en place de la thérapeutique posturale. Simplement, ce qu'ils présentaient n'était en fait pas des migraines !

Ne négligeons cependant pas les autres causes de mal de tête, comme les migraines vraies, ou surtout des causes plus graves, neurologiques ou tumorales. Ce diagnostic différentiel devra être évoqué si nécessaire par le médecin posturologue lors de son examen, et accompagné de tests cliniques neurologiques. Au moindre doute, il vous adressera à votre médecin traitant pour d'autres explorations cliniques si nécessaire.

7. Je serre les dents (mes dents se touchent) le jour

Le serrage dentaire diurne (le jour) est appelé par les Anglo-Saxons « *clenching* ». Il s'agit du fait de serrer, ou seulement d'avoir les dents en contact, en permanence au cours de la journée. Or, le contact dentaire ne doit, dans les conditions normales, n'exister qu'au cours de la mastication, et lorsque nous avalons notre salive. Il peut arriver bien sûr que nous serrions les dents lors d'un effort important, comme lorsque l'on soulève un poids, ce qui permet d'augmenter la tension musculaire, notamment lors des efforts à glotte fermée, c'est-à-dire en bloquant la respiration. Cela doit rester exceptionnel. Si c'est permanent, c'est un peu comme si l'on vivait avec les poings serrés en permanence. Essayez si vous voulez, vous verrez que ce n'est pas très favorable au relâchement physique ni psychologique !

Ce serrage dentaire peut avoir plusieurs causes. Il peut compenser d'autres troubles posturaux ou être le symptôme d'un trouble de l'occlusion. Dans ce dernier cas, vous recherchez l'occlusion en permanence afin de trouver une occlusion « idéale » pour compenser l'inconfort que vous ressentez. En effet, lors d'un trouble de l'occlusion, la mâchoire du bas n'est pas bien en contact avec la mâchoire du haut, ce qui est désagréable ; inconsciemment, pour compenser, vous serrez alors les dents, et de plus en plus (nous allons développer longuement les problématiques d'occlusion dans les pages suivantes). Souvent, le serrage agit pour son propre compte, par emballement de ce que l'on appelle la « boucle gamma », qui est un mécanisme neurologique lié à l'hyperstimulation des ligaments dentaires. L'un des traitements immédiats et impératifs sera de consciemment briser le cercle vicieux du serrage dentaire. En effet, ce mauvais réflexe de serrage dentaire est inconscient, spontané, mais il peut être corrigé en en prenant conscience.

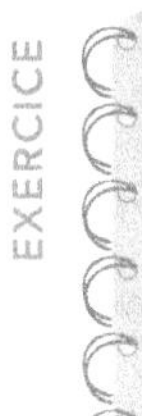

Briser le cercle vicieux du serrage dentaire

Si vous êtes dans ce cas, pensez à contrôler plusieurs fois par jour si vos dents sont ou non en contact, et à les écarter si c'est le cas. C'est une sorte de déconditionnement. L'exercice peut être facilité en collant de petites gommettes de couleur à des endroits que vous regardez tout au long de la journée : le coin de l'ordinateur, le rétroviseur, le réfrigérateur, etc. Elles vont vous rappeler tout au long de la journée de vérifier si vous serrez les dents ou non.

8. Je dois prendre des médicaments antidouleur

Dans le cas de troubles posturaux, la prise de médicaments contre la douleur est souvent une façon de lutter contre les conséquences de ceux-ci : des douleurs articulaires liées aux contraintes locales anormales, des tensions musculaires qu'elles engendrent, des maux de tête. Par exemple, si vous prenez des antidouleurs pour une carie qui vous fait souffrir, il faut bien sûr aller voir le dentiste. De même, la prise régulière d'antidouleurs, sans cause organique rigoureusement identifiée, doit faire penser à une problématique posturale et vous inciter à consulter.

9. J'ai des insomnies

Pour que l'endormissement puisse se faire facilement, il est nécessaire que les petits muscles de la nuque soient bien relâchés. En effet, des récepteurs à ce niveau nous indiquent, dans la journée lorsque nous tenons notre tête, que nous devons être en état de veille. Or, si des troubles posturaux ont pour conséquence l'existence de tensions permanentes dans la nuque, lorsque nous sommes couchés, la détente de cette zone ne se fait plus correctement et les informations issues de ces petits muscles vont nuire à l'endormissement et à la qualité de notre sommeil.

10. Je serre ou je grince des dents la nuit

Le serrage dentaire nocturne ou les grincements, encore appelés « bruxisme », sont à la fois des symptômes et des causes de troubles de la posture. En effet, le fait de serrer les dents (ou de grincer) est souvent une recherche instinctive de contact dans un contexte de trouble occlusal et donc de difficulté à trouver ce contact de façon satisfaisante. Il ne faut cependant pas négliger le rôle favorisant du stress dans ce genre de souci. Ce trouble engendre des pressions importantes au niveau des muscles des mâchoires, avec pour conséquences des douleurs dans les articulations temporo-mandibulaires, des contractures musculaires au niveau temporal et du crâne, avec parfois des maux de tête, ou des douleurs au niveau du cou.

Si vous souffrez de ce problème, il existe heureusement différents moyens pour vous soulager, en commençant par la lutte contre le stress et la diminution des excitants (café, thé, boissons dites « énergisantes », tabac, alcool, etc.), et en effectuant un réglage occlusal ou une correction orthodontique si nécessaire.

11. Je suis maladroit(e), je bute, je fais tomber des objets

Ce que l'on nomme « maladresse » est parfois une dyspraxie, c'est-à-dire un trouble de la coordination motrice qui peut être lié à une problématique posturale. Ce genre de signe, que l'on a souvent tendance à négliger, doit être pris en compte, d'autant qu'il s'accompagne souvent d'autres plaintes qui pourront, elles aussi, bénéficier du traitement postural.

12. Je déforme mes chaussures

La déformation de la chaussure, en particulier au niveau de l'arrière-pied, indique une problématique d'appui. Cette dernière n'est d'ailleurs parfois pas évidente lors d'un examen statique du pied, mais révèle une anomalie lors de la dynamique, c'est-à-dire lors de la marche.

Si votre, ou vos chaussures ont tendance à se déformer toujours de la même manière, il est utile de consulter afin de vérifier s'il existe une problématique d'appui simple, ou si celle-ci s'intègre dans une problématique posturale plus complexe.

13. J'ai des vertiges, je me sens instable

Le fait de se sentir instable, ce que l'on appelle généralement « vertiges », relève en fait non pas des grands vertiges liés à un problème aigu d'oreille interne, mais plutôt de sensation de ne pas être très stable. Ils surviennent notamment lors d'un changement de position, ou d'un changement de direction lorsque vous vous déplacez.

Il peut effectivement s'agir d'un problème au niveau du capteur postural que constitue l'oreille interne, mais ces vertiges peuvent aussi être liés à d'autres déséquilibres posturaux qui pourront être précisés par le bilan.

14. J'ai le mal des transports

Le mal des transports, encore appelé « mal de mer » ou « cinétose* », relève d'un conflit entre différentes entrées sensorielles. Il s'agit classiquement d'une discordance entre les informations d'origine visuelle et de l'oreille interne. Vous avez certainement déjà essayé de lire en voiture : l'information visuelle est immobile, tandis que l'oreille interne indique à notre cerveau que l'on est en mouvement ; ceci déclenche quasi inévitablement un mal-être.

Une sensibilité importante à ces symptômes peut être le signe d'un trouble au niveau de capteurs posturaux, qui pourront nécessiter un traitement postural, notamment une rééducation.

15. J'ai des problèmes de tendinites

Les tendinites, surtout lorsqu'elles ont tendance à récidiver, doivent faire penser à une problématique posturale. En effet, les tensions générées par des compensations musculaires peuvent susciter des raideurs avec une hypersollicitation de certaines zones du corps. À force de travailler en excès, elles engendrent des surmenages au niveau des insertions tendineuses, puis des inflammations, avec l'apparition de tendinites.

FOCUS

Le *tennis elbow*

Une restriction dans le regard latéral d'un côté peut provoquer des tensions au niveau du cou, car le regard latéral, par phénomène réflexe, favorise la détente des muscles du cou et du dos du même côté, donc son déficit engendre des tensions. D'autres contractures se situent aussi dans le haut du dos, avec un enraidissement de l'épaule et donc une compensation au niveau du coude, avec l'apparition d'une tendinite le plus souvent au niveau externe, c'est-à-dire de l'épicondyle. C'est l'épicondylite bien connue du joueur de tennis, encore nommée *tennis elbow*. En traitant la mobilité du regard, nous traiterons bien plus efficacement et surtout plus durablement la tendinite qu'avec des anti-inflammatoires.

16. Je me sens fatigué(e)

La fatigue est un symptôme fréquent dans de nombreuses pathologies. Il n'est pas très spécifique, c'est-à-dire qu'il ne nous dirige pas vers un problème de santé précis. Il existe différents types de fatigue, et c'est par l'interrogatoire et la prise en compte de ses caractéristiques, ainsi qu'en intégrant celles-ci dans l'ensemble du tableau clinique que nous pourrons en tirer des informations pertinentes permettant d'orienter vers une cause plutôt qu'une autre.

Souvent, en consultation de posture, le patient a vu déjà de nombreux médecins et autres spécialistes qui, au cours de leur bilan, n'ont pas trouvé de cause précise à cette fatigue. Elle est alors souvent qualifiée de fatigue psychosomatique, psychasthénie, fibromyalgie ou autre. Nous nous retrouvons alors devant une personne qui se sent incomprise, qui parfois culpabilise, peut se retrouver en thérapie pour retrouver la cause psychique de ses douleurs, ou au contraire devant une personne frustrée et en colère vis-à-vis du monde médical.

Il peut arriver que la fatigue soit d'origine posturale et parfois presque le seul symptôme de cette problématique. Cela est dû au fait que les efforts que vous faites tout au long de la journée pour maintenir et ajuster votre posture peuvent être colossaux, et largement expliquer cette fatigue. Il convient donc de penser à évoquer une cause posturale devant une fatigue inexpliquée, d'apparition souvent progressive, ou dans les suites d'un stress émotionnel qui peut en être le déclencheur, prédominant le soir.

17. Je me sens raide au niveau du dos ou des articulations

Le fait de se sentir raide peut traduire des tensions musculo-ligamentaires qui se sont mises en place suite à des déséquilibres posturaux. Pour évaluer la réversibilité de ces tensions, nous constatons que le patient retrouve une mobilité bien meilleure à la suite d'une séance de rééquibration manuelle (ostéopathie douce). Nous pourrons alors proposer un traitement postural qui visera à rééquilibrer le corps et à diminuer ainsi les tensions qui pourraient se mettre en place dans un but de compensation. Il faut cependant savoir que chacun possède une laxité articulaire qui lui est propre, et qui est en grande partie héréditaire.

Avant d'affirmer l'origine posturale, il faut aussi être attentif à ne pas négliger d'autres causes d'enraidissement, notamment rhumatologiques.

18. Je fais des entorses des chevilles

Le fait de se tordre les chevilles de façon fréquente peut être le signe d'une difficulté à percevoir la position des articulations lors des appuis, c'est ce que l'on appelle la « proprioception » (c'est-à-dire le sens de la perception de la position du corps dans l'espace) et qui permet en particulier d'adapter ses appuis sur un terrain irrégulier. Ainsi, un trouble de ce sens peut amener à réaliser un traitement à la fois par la rééducation et par le traitement des appuis, c'est-à-dire par la kinésithérapie et la réalisation de semelles.

Le rôle de la kinésithérapie sera non seulement de rééduquer la proprioception par des exercices sur plan instable, mais souvent aussi, après plusieurs entorses, de renforcer l'appareil musculo-ligamentaire de la cheville, qui est souvent altéré si l'entorse est grave ou mal traitée. Il convient de faire un bilan postural complet dans tous les cas pour déceler d'autres anomalies posturales éventuelles, car les mécanismes peuvent parfois être plus complexes.

EXERCICE

Marcher et faire travailler sa proprioception

Préférez la marche sur terrain non plat : un chemin, un champ, une plage, etc. Sentez vos appuis, les forces qui sont en jeu lors de vos mouvements. Ensuite, si le dégagement du terrain le permet en toute sécurité, continuez de marcher et fermez les yeux quelques secondes, et ouvrez les yeux à nouveau. Faites-le à plusieurs reprises, vous allez vous sentir de plus en plus à l'aise, les autres sens vont prendre le relai de la vue.

Cet exercice est d'autant plus conseillé en cas de dépendance visuelle.

19. J'ai du mal à marcher longtemps

Le fait de ne pouvoir marcher longtemps nécessite de consulter votre médecin traitant, car il existe de nombreuses causes possibles, tant vasculaires que cardiaques, ou encore neurologiques ou musculaires. Cependant, si aucune de ces causes n'est évoquée, il est possible, en particulier chez la personne âgée, qu'il existe une problématique posturale à l'origine soit de douleurs, soit de fatigabilité, qui oblige la personne à s'arrêter assez rapidement au cours de la marche. Pour une personne jeune, cela sera peut-être une difficulté à faire des randonnées sans être à la traîne, et chez une personne âgée, une difficulté qui apparaît pour aller acheter son pain. En cas de doute, un bilan postural permettra d'éclaircir tout cela.

20. Je me sens « patraque »

Le terme « patraque » est pour le moins imprécis, mais c'est justement souvent le terme choisi par ceux qui souffrent de déséquilibres posturaux. Vous ne vous sentez pas très bien, parfois il peut y avoir des signes de déprime, parfois une fatigue fluctuante, parfois autre chose encore, et il arrive régulièrement qu'après un long moment d'errance de médecin en médecin, les anomalies constatées sur un bilan postural puissent expliquer vos troubles.

21. Je vais chez le médecin pour des douleurs

Les douleurs, en particulier au niveau de la colonne vertébrale, des articulations des membres inférieurs, des muscles, ou les maux de tête peuvent être la conséquence de troubles posturaux. Ainsi, de nombreuses personnes que l'on qualifie parfois de profils fibromyalgiques ou psychosomatiques, sont en réalité victimes de troubles posturaux et voient leur vie transformée dès lors qu'elles bénéficient d'une prise en charge posturale.

22. J'ai des difficultés à me concentrer

Les difficultés de concentration, à l'instar de la fatigue, peuvent être engendrées par les efforts posturaux quotidiens que vous effectuez. La relation entre les troubles de l'attention chez l'enfant et les problèmes de posture ont été notamment mis en évidence. Chez la personne âgée, on remarque que le fait de devoir s'arrêter lors de la marche pour converser dénote un effort de concentration qui l'empêche d'effectuer les deux tâches à la fois.

Ainsi, il existe un effort attentionnel lié à la tâche posturale, et cet effort, bien que semblant souvent naturel, peut être à l'origine de fatigue et de troubles attentionnels.

23. J'ai des difficultés à conduire de nuit

La conduite de nuit fait appel de façon importante au capteur oculaire, c'est-à-dire qu'en cas de difficulté d'accommodation et de l'oculomotricité, il vous est difficile de visualiser confortablement les éléments lumineux ponctuels qui sont permanents la nuit, que ce soient les panneaux, les phares avec l'évaluation difficile de la distance des véhicules croisés. De plus, en cas de visiodépendance, le fait de perdre la plupart des repères visuels habituels de l'environnement engendre une sensation de désorientation avec un risque non négligeable de ne plus savoir où l'on se situe sur la chaussée. Bien entendu, la consommation d'alcool augmente encore tous ces problèmes, et il est donc évident qu'il faut, en particulier si vous êtes dans cette situation, éviter absolument la moindre goutte d'alcool avant de conduire de nuit.

24. Je consulte fréquemment mon ostéopathe

Le fait de voir souvent votre ostéopathe dénote une problématique qui, malgré ses soins, récidive régulièrement. Il n'est pas normal de faire des séances ostéopathiques trop souvent, et votre ostéopathe doit normalement vous signaler qu'il peut exister une cause expliquant ces séances répétées. Puisque les bienfaits de la séance ne durent pas, il s'agit vraisemblablement d'un problème de posture : les articulations sur lesquelles a travaillé l'ostéopathe se remettent en lésion. Il est donc nécessaire de faire le point sur le plan postural et de traiter la cause de ces récidives.

« *Arrêter de serrer les dents*

Dominique, 41 ans, infographiste, consulte pour des douleurs derrière le crâne depuis trois mois. Son médecin lui a prescrit une radiographie des vertèbres cervicales qui montre une légère arthrose. Il a fait dix séances d'ostéopathie en seulement trois mois, et n'y a trouvé qu'une amélioration partielle à ses douleurs, celles-ci revenant très vite après chaque séance.

Dominique, de par son métier, travaille beaucoup sur écran, ce qui a tendance à augmenter ses douleurs. Il n'est pas très sportif.

Au cours de l'examen clinique, je constate, lors de l'épreuve de marche sur place les yeux fermés, une déviation marquée vers la droite qui signe une asymétrie de tensions musculaires axiales au niveau du corps, et en l'interrogeant, je mets en évidence que ses problèmes sont apparus à la suite d'une ablation de dent de sagesse. Nous répétons l'épreuve de marche sur place en intercalant des cotons interdentaires : la déviation constatée précédemment a alors quasiment disparu ! Cela signe donc une implication de l'occlusion dentaire dans la posture de Dominique. Le reste de l'examen trouve une hypoconvergence de l'œil gauche, de l'orthoptie est d'ailleurs déjà prévue m'a-t-il dit. Surtout, il existe un serrage dentaire important avec des tensions musculaires au niveau des mâchoires et du crâne. En continuant à approfondir l'investigation, il se rend compte qu'il n'est pas confortable lors de l'occlusion dentaire et qu'il serre les dents en permanence.

Je réalise une séance d'ostéopathie crânienne et demande à Dominique de consulter son dentiste pour revoir l'occlusion dentaire, et je lui prescris une rééducation par quelques exercices simples chez lui pour qu'il arrête de serrer les dents.

Après un mois, lors de la consultation de contrôle, Dominique ne serre plus les dents, il ne présente plus de douleurs. L'orthoptie est en cours. Nous convenons ensemble qu'il me rappelle seulement s'il en ressent la nécessité. »

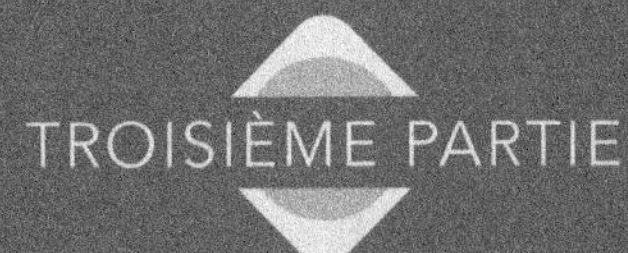

LE SYSTÈME POSTURAL

LES BASES DE L'ÉQUILIBRE POSTURAL

Si certains auteurs font état qu'une statique normale c'est forcément du point de vue morphologique, à savoir l'alignement vertical de plusieurs repères corporels de la personne de profil, ou une symétrie parfaite de face, à mon avis, cela n'a guère de sens. En effet, il n'existe personne qui soit totalement exempt d'une petite asymétrie corporelle, aussi discrète soit-elle.

EXERCICE

Créez un portrait en symétrie parfaite

Si vous prenez une photo de vous ou de quelqu'un que vous connaissez, et que vous réalisez une copie en miroir de chacun des deux hémivisages, vous pouvez réaliser deux portraits totalement symétriques de cette personne. Voyez simplement comment cela semble étrange d'observer un visage totalement symétrique, et comment les deux visages réalisés sont si différents.

Il ne faut pas faire croire aux patients que la moindre asymétrie ou écart par rapport à la norme « idéale » est dramatique, sinon cela voudrait dire qu'il faudrait instaurer un traitement postural à chaque personne qui franchit le seuil de notre cabinet, et rassurez-vous, ce n'est pas du tout le cas ! *A priori*, un sujet aussi « tordu » ou asymétrique qu'il soit, s'il ne présente aucune plainte en relation avec la posture, sera considéré comme présentant une statique, non pas *normale* au sens normatif du terme, mais en tout cas avec laquelle il compose et qui finalement lui convient.

Mes propos se veulent ici un peu provocateurs, et il ne faut pas négliger une posturopathie latente qui pourrait évoluer défavorablement (notamment chez les enfants), mais je souhaite souligner que le but de la prise en charge n'est en aucun cas de rendre les gens « standards » sur le plan de l'esthétique posturale. Néanmoins, c'en est souvent le corollaire, car lors de l'amélioration des contraintes mécaniques, le patient retrouve une posture physique qui répond à des critères cliniques d'équilibre articulaire et corporel.

Il m'est arrivé par exemple de recevoir des personnes ayant des asymétries au niveau de leurs structures osseuses, et des décalages au niveau de leur rachis* et de leur bassin, mais une fois positionnées sur la plate-forme d'enregistrement, elles présentaient des paramètres fonctionnels parfaitement normaux. Dans ce cas, il est non seulement illusoire, mais également dangereux de vouloir reconstruire la personne qui s'est construite avec son évolution depuis la naissance, sa croissance, son hérédité (observez la posture des gens, souvent semblable dans une même famille), et il faut savoir respecter son « individualité posturale ». Nous ne sommes pas là pour remettre les gens d'aplomb à tout prix. Le rôle du posturologue est de permettre à la personne de retrouver une harmonie dans sa vie posturale, et s'il n'existe pas de plainte, il faut parfois savoir admettre cette construction, si atypique soit-elle !

Modèles théoriques et fondations du système postural

• Différence entre stabilité et équilibre

Il existe une distinction entre ces deux termes. La stabilité est la capacité d'un système à conserver son état ou à le retrouver lorsqu'on le dérange. L'équilibre est un état limite vers lequel nous tendons, notamment en position debout, car en réalité nous ne sommes jamais totalement immobiles lorsque nous maintenons un équilibre.

REPÈRES

Un équilibre toujours en mouvement

Dans le maintien d'une position d'équilibre, la personne effectue de tout petits mouvements et corrections d'appuis. Ils sont réalisés en permanence afin de se rapprocher de l'équilibre idéal. Cette activité de maintien de l'équilibre est véritablement active et peut engendrer des efforts posturaux tels, que peuvent en découler une réelle fatigue, ainsi que des tensions musculaires importantes. Le but du système postural est de permettre ces micromouvements et adaptations de la posture avec le moins de dépense d'énergie et le moins d'efforts possible.

• Le schéma corporel

Il se définit comme la façon que nous avons de nous représenter notre corps et de le percevoir, dans les trois dimensions de l'espace. À ce titre, c'est une représentation propre à chacun, indispensable à la maîtrise et à la précision du mouvement.

Notre corps est constitué d'une association de segments corporels qui présentent des degrés de mouvement bien particuliers les uns par rapport aux autres. Ces segments sont en déséquilibre quasipermanent, un peu comme une marionnette de bois.

À l'image d'un marionnettiste, le système postural prend en compte les degrés de liberté articulaires, afin d'exercer et de prédire l'état d'équilibre entre les forces en jeu pour la mobilisation de cette structure. Ainsi, les muscles de notre corps ajustent leur tonus à cette référence interne, afin d'en obtenir le résultat désiré.

En cas de trouble statique, ce schéma corporel se trouve faussé : par exemple, vous pouvez avoir l'impression d'avoir la tête droite alors qu'elle est penchée sur le côté, ou l'impression d'appuis symétriques sur le sol alors que les deux tiers de votre poids sont sur une seule de vos jambes. Il faut donc vérifier qu'il existe une correspondance exacte entre le schéma corporel et la position réelle du corps. Dans le cas inverse, les troubles posturaux se mettent en place et provoquent à plus ou moins brève échéance des asymétries de tensions musculaires et des contractures.

REPÈRES

Le développement du schéma corporel depuis l'enfance

Si le schéma corporel est partiellement inné, la mobilité corporelle existant dès la naissance, il se développe et s'enrichit tout au long du développement psychomoteur et de l'apprentissage. C'est pour cela qu'il nous faut veiller à ce que nos enfants puissent avoir les stimuli nécessaires lors de leur croissance, en particulier grâce à des activités physiques faisant appel à l'équilibre et à la coordination motrice des gestes, pour assurer la bonne maturation de leur schéma corporel[1].

Les problématiques d'intégration du schéma corporel peuvent, dans le cas contraire, entraîner des dyspraxies, souvent associées aux dyslexies et troubles de l'apprentissage. Ne négligeons pas la possibilité d'une problématique posturale devant ce type de symptômes.

• Représentation interne de la tâche posturale

Avant la réalisation d'une tâche posturale, nous avons besoin de l'anticiper, c'est-à-dire que le cerveau l'a forcément déjà imaginée avant même sa réalisation, ou en tout cas avec un temps d'avance. C'est un peu comme à la manière d'un film de cinéma, un scénario qui nous guide de façon automatisée dans les successions de gestes et de mouvements tout au long de la réalisation de cette tâche. Cela va nous permettre une réalisation harmonieuse et fluide des gestes et mouvements, grâce à l'anticipation.

1 Lestienne et Gurfinkel, 1988.

Le système postural est un système proactif, qui nécessite une représentation interne inconsciente de la tâche. Imaginez si cette anticipation n'existait pas : voyez seulement ce qui se passe quand il vous arrive de poser le pied dans un trou du chemin que vous n'aviez pas vu… et donc pas suffisamment anticipé !

• Les stratégies posturales

La tâche posturale peut relever de différentes modalités dans sa réalisation. Ces stratégies varient en fonction du patient et du contexte. En effet, selon les capacités de la personne et les compétences de ses organes sensoriels, la façon de gérer l'équilibre lors du mouvement sera différente. Prenez un skieur débutant, visualisez la façon dont il descend une piste même en pente légère : il est raide sur ses jambes, les genoux bloqués et le tronc immobile, se comportant en quelque sorte en un bloc, la gestion de l'équilibre se faisant surtout au niveau des hanches. Au contraire, un skieur expérimenté et à l'aise sur la piste est souple et utilise l'ensemble de ses articulations pour parvenir à l'équilibre. Il gère ainsi au niveau corporel l'équilibre de façon beaucoup plus fluide et mieux répartie. Les stratégies de maintien de l'équilibre ont donc évolué entre le débutant et le skieur confirmé.

FOCUS

Les stratégies de hanche et de cheville

Dans cette expérience, une personne est debout sur un support horizontal instable. Lorsque l'on fait bouger ce support d'avant en arrière d'un coup, certains individus réagissent par une « stratégie de cheville », c'est-à-dire qu'ils mobilisent la cheville, puis la jambe, la cuisse et enfin le bassin. Ils agissent ainsi pour stabiliser la tête dans l'espace, cela se fait dans la souplesse.

Dans les mêmes conditions d'expérience, d'autres personnes adoptent une « stratégie de hanche », c'est-à-dire qu'ils mobilisent le tronc et la cuisse. Ils stabilisent ainsi la tête sur le tronc, cela se fait dans la raideur.

De façon un peu schématique, on retrouvera plutôt la stratégie de cheville lors d'un mouvement lent du support et chez les jeunes, et celle de hanche lors d'un mouvement rapide du support et chez les personnes âgées.

• Influence de l'apprentissage sur la posture

La programmation posturale influence notre posture. Celle-ci n'est pas figée et peut bénéficier de l'apprentissage pour permettre de réaliser des actions ou des gestes nouveaux. De plus, les comportements posturaux eux-mêmes varient selon l'apprentissage, par le jeu des modifications du tonus des différentes chaînes musculaires qui nous permettent de nous équilibrer. Reprenons ici la démonstration de Mouschnino[1] avec un exemple basé sur la posture lors de l'appui monopodal.

FOCUS

Le danseur classique n'est pas un homme comme les autres

Chez un danseur classique, une stratégie de translation se met en place lors d'un appui sur un pied, ce qui signifie que le tronc et la tête restent à la verticale. Au contraire, chez l'individu non danseur, c'est une stratégie d'inclinaison du tronc et de la tête (du côté opposé à la jambe qui se lève) qui se produit. Un contrôle adaptatif s'est mis en place pour le danseur, avec en particulier la mise en jeu du cervelet, qui régule le mouvement fin.

• Les schèmes corporels

Il s'agit de mécanismes posturaux innés, essentiellement réflexes, sur lesquels s'appuient les apprentissages acquis. Les bases génétiques sont comme les rails qui guident nos compétences posturales et nous permettent de constituer notre bibliothèque de gestes.

• Le jeu des chaînes musculaires

Comme quand on constate des déformations sur l'ensemble de la structure géométrique d'une toile d'araignée en tirant l'un de ses fils, la contraction d'un muscle de l'organisme engendre à la fois une mobilisation d'un segment corporel et une conséquence globale sur l'ensemble de la géométrie corporelle. Cette action se réalise par le jeu des tensions passives comme pour la toile d'araignée, mais aussi par un fonctionnement en association ou en cascade (un peu comme les dominos qui font tomber les suivants par la seule action dynamique initiale du premier). Dans l'organisme, un muscle ne fonctionne pas de façon isolée, mais en complément d'autres muscles, en s'intégrant dans un équilibre d'ensemble.

La contraction, c'est-à-dire le raccourcissement des fibres d'un muscle, est associée à un relâchement et à un allongement des muscles antagonistes. Elle peut également être associée à celle des muscles synergiques, c'est-à-dire des muscles qui ont une action allant dans le même sens que ce muscle. Par exemple, lors de la flexion de l'avant-bras, la contraction des muscles fléchisseurs antérieurs s'accompagne d'un relâchement des muscles extenseurs* postérieurs, et inversement lors du mouvement d'extension.

1 Mouschnino *et al.*, 1993.

L'action d'un muscle à un niveau du corps engendre des réactions des muscles qui sont aux niveaux au-dessus et au-dessous du niveau d'action de ce muscle. Pour certains auteurs, ces chaînes musculaires partent du pied et ont une direction ascendante, pour d'autres elles partent au contraire du haut et sont descendantes.

Selon moi, il faut pondérer ces théories. Chaque capteur sensoriel engendre une action musculaire qui joue sur l'équilibration posturale. Cette action interagit elle-même avec les actions musculaires consécutives aux informations issues des autres capteurs. La résultante globale au niveau postural dépend à la fois de chacun de ces capteurs posturaux, à des degrés divers, et de nombreux autres paramètres, notamment environnementaux. De plus, ces actions sont complétées, parfois parasitées, par l'influence de chaque appui et contre-appui corporel, chaque attache tendineuse ou d'organe. On ne peut donc en aucun cas résumer le processus postural à une cause unique, qui serait exclusivement issue des pieds, ou issue des contacts dentaires par exemple, ce serait non seulement caricatural, mais fondamentalement erroné.

Comme la toile d'araignée dont nous parlions, la géométrie corporelle est un ensemble déformable, lié par ces chaînes musculaires. Les actions et forces musculaires en présence seront différentes selon la position de celui-ci.

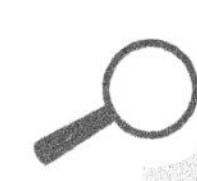

FOCUS

De *L'Homme de Vitruve* au *Penseur* de Rodin

Nous pouvons visualiser *L'Homme de Vitruve* de Léonard de Vinci et intuitivement percevoir cette géométrie régulière qui s'inscrit dans un cercle parfait. *A contrario, Le Penseur* de Rodin présente une géométrie sans aucune symétrie ni régularité dans la posture corporelle. Pourtant, ces deux représentations sont bien celles d'êtres humains, simplement dans deux postures différentes.

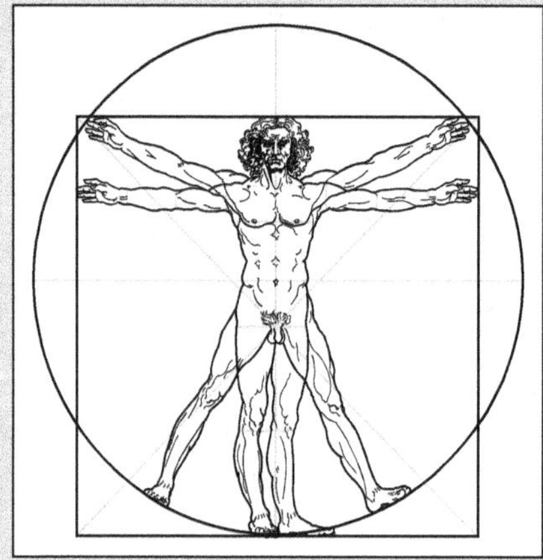

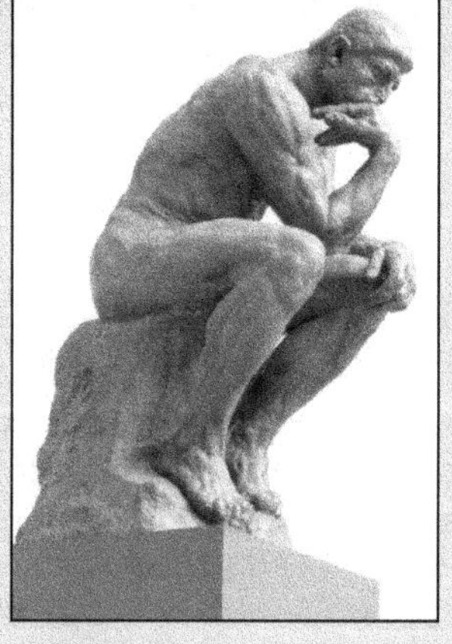

• Les cercles corporels de stabilité

En étudiant la statique humaine, nous cherchons les zones axiales du corps qui forment les structures stables sur lesquelles les arrimages des structures musculaires peuvent s'insérer. Ces zones stables corporelles sont constituées par :
- l'appui podal (des pieds),
- la ceinture du bassin,
- le diaphragme pelvien,
- le diaphragme abdominal,
- la ceinture des épaules (ou ceinture scapulaire),
- la base du crâne,
- l'articulé dentaire (les mâchoires).

Nous appelons ces zones charnières du corps, les « cercles corporels de stabilité ». Ils sont comme les empilements des étages d'un building : les dalles, éléments stables horizontaux, servent d'appuis aux structures verticales. Si dans un building les piliers sont nombreux, dans le corps humain, il n'y a qu'un pilier vertical au niveau du tronc, constitué par la colonne vertébrale et deux piliers en dessous du bassin, les os des membres inférieurs. Pour stabiliser cette architecture, de même qu'un voilier possède des haubans, ce sont les muscles (en particulier axiaux) qui vont équilibrer ces cercles corporels de stabilité sur le mât de la colonne vertébrale, engendrant à la fois des ww ascendantes et descendantes.

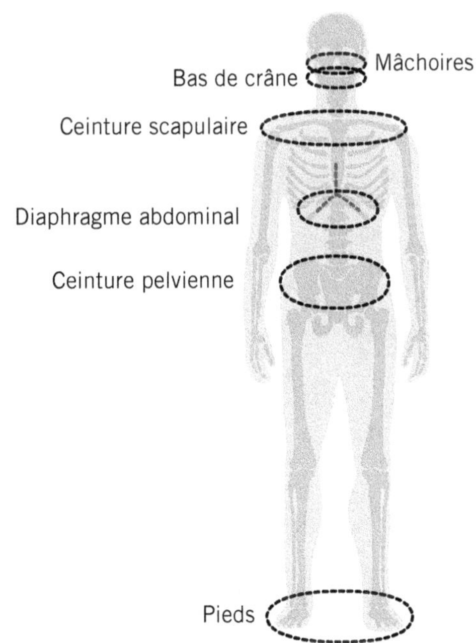

SCHÉMA DES CERCLES CORPORELS DE STABILITÉ

• Le modèle du pendule inversé

L'être humain debout oscille autour d'un axe idéal, dont la base est située au niveau du contact des pieds sur le sol, ou plus exactement des chevilles. Il se comporte comme un pendule inversé. On dit « inversé », car un pendule est habituellement orienté vers le sol et oscille autour de son axe. Pour l'homme, l'orientation est au contraire vers le ciel, et le phénomène de pendule est procuré par les réactions musculaires de rééquilibration permanente contre la gravité. Le corollaire de cette théorie est que nous ne sommes donc jamais totalement immobiles.

Toutefois, ce modèle doit rester un modèle, car l'interface d'appui du corps sur le sol n'est pas constitué d'un seul point de contact sur le sol (on dit « punctiforme »), mais au contraire constituée de différentes zones d'appui podal, qui entreront dans l'étude de la posture et la prise en compte du traitement postural.

De ce modèle schématique de pendule inversé dérive celui qui consiste en la superposition de deux pendules en suspension l'un sur l'autre par le jeu des muscles et des fascias*. Le second pendule correspond à celui du crâne sur le corps, l'appui se faisant par l'occiput sur la première et deuxième vertèbre cervicale.

Des zones particulièrement stratégiques au niveau postural sont les deux points d'appuis suivants : l'occiput sur les cervicales et les pieds sur le sol.

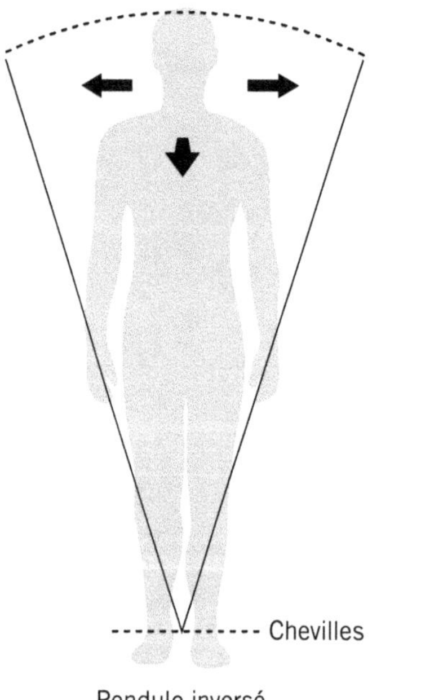

Pendule inversé

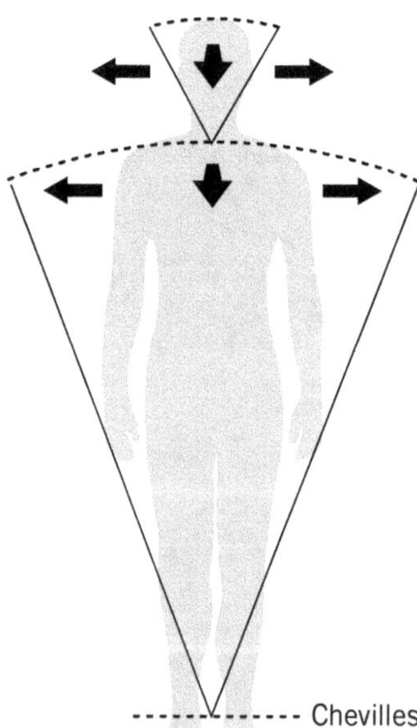

Double pendule inversé

SCHÉMAS DES DEUX PENDULES

REPÈRES

Pendules inversés et troubles posturaux

En cas de trouble postural, les zones des sommets des pendules en suspension sont toujours concernées, constituant les interfaces de réaction privilégiées avec les forces gravitationnelles.

Les principaux repères anatomiques

L'examen visuel de la posture du patient est essentiel à la clinique posturale. Il est important de lister les repères qui vont nous permettre de le réaliser, même si cela peut sembler un peu fastidieux, car ces points sont assez nombreux. Cet examen nous aidera à comprendre son fonctionnement postural.

• Repères de profil

L'axe vertical (intérieur) du corps passe normalement par :

- le vertex (le sommet de la tête) ;
- la deuxième vertèbre cervicale (plus précisément l'odontoïde de celle-ci, il s'agit de la protubérance en forme de dent sur laquelle s'articule la première vertèbre) ;
- le corps vertébral de la troisième vertèbre lombaire ;
- le point de projection du centre de gravité du corps, situé à égale distance entre les deux pieds.

Les repères anatomiques visibles de profil (dans le plan antéropostérieur ou plan sagittal*) sont :

- l'occiput ;
- la flèche cervicale (le creux de la courbure du cou) ;
- le point le plus postérieur de la cyphose* dorsale (le sommet de la « bosse du dos ») ;
- la flèche lombaire (le creux de la lordose* lombaire, c'est-à-dire le creux des reins) ;
- le plan fessier ;
- la malléole externe (le relief externe de la cheville).

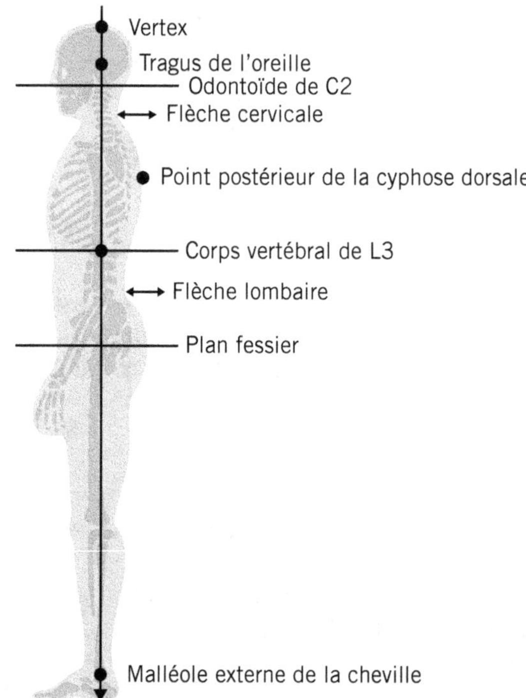

LES REPÈRES DE PROFIL

• Repères de face

Les repères anatomiques de face sont :

- la ligne reliant les deux pupilles oculaires (bipupillaire) ;
- la ligne reliant les deux orifices auditifs (bitragale) ;
- la ligne reliant les deux épaules (au niveau de l'articulation acromio-claviculaire : entre la clavicule et l'omoplate) ;
- la ligne reliant les mamelons (bimamelonnaire) ;
- la ligne bistyloïdienne (ligne horizontale passant par les deux styloïdes du radius – la main tournée vers l'avant c'est le relief externe du poignet) ;
- la ligne reliant les deux épines iliaques antérieures (reliefs du bassin en haut et en avant des deux ailes du bassin) ;
- la ligne entre les reliefs des chevilles (ligne bimalléolaire).

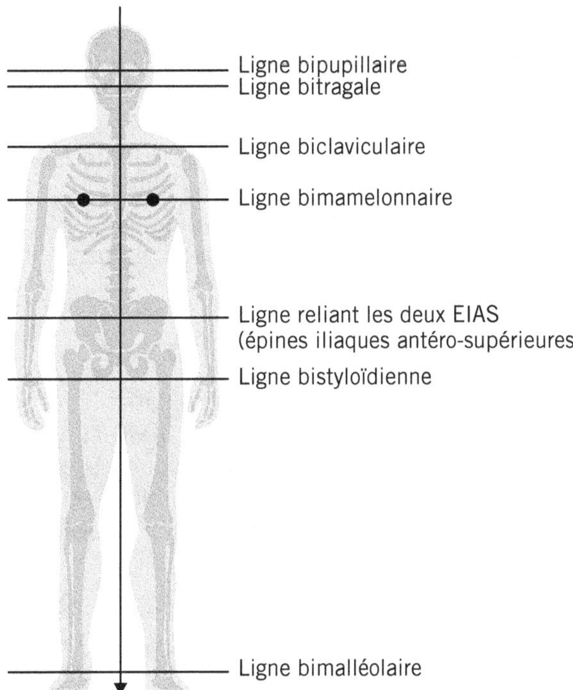

LES REPÈRES DE FACE

La locomotion

La station debout constitue la caractéristique fondamentale de l'espèce humaine. L'homme se maintient verticalement grâce aux contractions toniques des muscles antigravitaires. Son appui au sol se trouve au centre d'un polygone de sustentation immobile et régulier (c'est la zone entre les deux pieds où se projette le centre de gravité du corps). Cette station est rarement immobile : l'équilibre est un état d'instabilité relatif, nous sommes perpétuellement dans un rattrapage permanent du déséquilibre.

Nous allons voir comment les choses se passent au cours du déplacement de l'homme lors de la marche et de la course.

• Le cycle de la marche

Lors du mouvement, et en particulier de la marche, le polygone de sustentation se déforme et se déplace, sans que la projection du centre de masse* (de gravité) de la personne ne s'en écarte, afin d'éviter la chute. Il s'agit alors d'un équilibre non plus statique, mais dynamique.

Le déroulement du pas

Il se réalise de la façon suivante :

- l'attaque (le début du pas) se fait sur le bord externe du talon,
- elle est suivie par le déroulé le long de l'extérieur du pied,
- puis par le transfert de l'appui vers l'intérieur au niveau des articulations métatarso-phalangiennes (c'est le relief d'appui sous le pied juste avant les orteils), de la cinquième vers la première,
- et enfin la propulsion par les orteils, en particulier par le gros orteil.

C'est donc en appui sur le gros orteil que se termine le pas.

Les phases d'appui

Lors de la marche, nous sommes en appui :

- sur les deux pieds à la fois durant 60 % du cycle de marche dont
  - 12 % de réception en début de double appui,
  - 12 % de propulsion en fin de double appui,
- sur un seul pied durant 40 % du cycle de marche : c'est le temps appelé « d'oscillation ou de balancement ».

Après une première période de réception, de freinage, le membre avant amortit l'ensemble du poids du corps. Après un choc de réception amorti par les parties molles du pied puis par une flexion du genou et de la hanche, le pied se rabat entièrement et rapidement sur le sol, la cheville est en flexion plantaire, c'est-à-dire vers le sol. Durant ce temps, le tronc se décale du côté du pied qui est en avant, le bassin avance du même côté, les épaules suivent un mouvement inverse, la hanche se trouve en rotation externe et le pied est alors en dehors (supination).

Lors de l'appui sur un pied, la hanche se met en extension, le genou s'étend, la flexion plantaire diminue, le centre de gravité avance par rapport à l'articulation de la cheville, la hanche se rapproche de la ligne médiane puis s'en écarte à nouveau.

Lors du double appui de l'élan, le membre arrière nous propulse. La cheville, le genou et la hanche s'étendent, le tronc se décale du côté du membre receveur. Le bassin et les épaules sont ramenés dans le plan transversal en tournant dans des sens inverses l'un par rapport à l'autre. Le pied et la hanche du membre propulseur se retrouvent alors en rotation externe.

Lors de la période oscillante, le membre oscillant s'élève du sol : la hanche, le genou et la cheville se fléchissent. Ce membre passe à la verticale du point d'équilibre puis vers l'avant : la hanche reste en flexion, s'abaisse légèrement, l'inclinaison des épaules est inverse, le genou s'étend, la cheville est en position neutre.

REPÈRES

Les étapes de la marche et le diagnostic postural

Lors de ce cycle de marche*, il existe des mouvements de rotation et d'inclinaison du bassin et des épaules, la colonne vertébrale est sollicitée simultanément en torsion et en flexion. Pour éviter les pathologies, il est indispensable que cette mécanique de mouvement soit et reste harmonieuse et équilibrée. Il en va de même dans l'ensemble des mouvements de l'être humain. Le diagnostic postural vise à contrôler cet équilibre et à dépister des anomalies décelables dans la cinématique* corporelle.

Liste des principaux muscles mis en jeu lors de la marche

Lors de la marche, la contraction des muscles permet, par l'ajustement de la posture, le maintien de l'équilibre et son ajustement. C'est notamment par l'équilibre à chaque niveau entre les muscles extenseurs* et les muscles fléchisseurs que le mouvement est rendu possible, ainsi que par le tonus postural qui permet l'évolution en position debout.

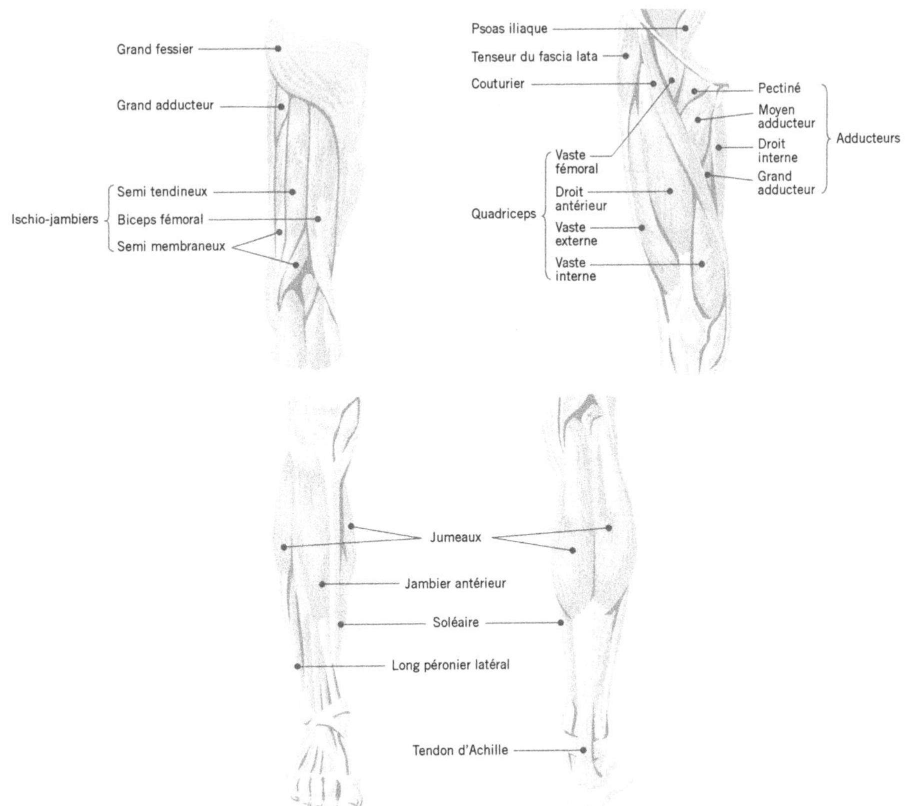

MUSCLES DE LA JAMBE

Phase de réception sur le talon

- Le grand fessier contrôle la flexion de hanche.
- Les ischio-jambiers évitent l'hyperextension du genou et contrôlent la flexion de hanche.
- Le jambier antérieur accompagne la flexion plantaire.

Phase de transfert du poids du corps vers l'avant

- Le grand fessier commence l'extension de hanche.
- Le moyen fessier contrôle la bascule du bassin.
- Les ischio-jambiers contrôlent la flexion du genou et permettent le déverrouillage du genou.
- Le quadriceps contrôle l'extension du genou et permet son verrouillage.
- Le grand adducteur fait avancer et tourner le bassin en dehors.

Phase d'appui plantaire en équilibre

- Le soléaire et les jumeaux interne et externe freinent la flexion dorsale du pied.

Fin de la phase d'appui

- Le soléaire limite la flexion dorsale.
- Les jumeaux débutent la flexion plantaire.
- Le jambier postérieur contrôle la rotation interne.
- Les péroniers contrôlent la rotation externe.

Initiation de la phase oscillante du membre inférieur

- Les fléchisseurs de hanche (psoas iliaque, moyen adducteur, couturier et droit interne) permettent la progression de la cuisse en avant.
- Le droit antérieur augmente la flexion de hanche.
- Les jumeaux déverrouillent le genou.

Fin de la phase oscillante du membre inférieur

- Le quadriceps permet l'extension du genou.
- Les ischio-jambiers freinent l'avancée.
- Le jambier antérieur maintient la cheville en position neutre.

• La course

Par la course, l'être humain se déplace de la façon la plus rapide pour lui, évidemment hormis tout accessoire : l'inventivité humaine permet aujourd'hui de se déplacer bien plus rapidement encore, que ce soit à vélo, en patins à roulettes, etc., mais ce n'est pas l'objet de notre ouvrage, quoique la posture en patins à roulettes pourrait être intéressante à étudier.

La course est constituée d'une succession de bonds d'un membre inférieur sur l'autre. Lors de la course, le corps se trouve un instant en suspension au-dessus du sol. Les temps d'appui s'inversent donc par rapport à la marche, c'est-à-dire que l'appui sur un pied devient prépondérant, jusqu'à en représenter 80 % du temps. Le reste est un temps de suspension (au contraire du double appui de la marche).

La course à vitesse constante consiste en une succession de cycles superposables les uns aux autres. Chaque cycle est caractérisé par une longueur de pas et une durée, donnant ainsi une formule de calcul de la vitesse de déplacement. Le cycle comprend deux foulées, qui correspondent à la distance entre deux appuis podaux successifs.

Chez la personne normale, le pied est incliné vers l'extérieur avant d'atteindre le sol, puis au moment où le contact avec le sol intervient, les orteils sont relevés, pointe du pied vers l'extérieur. La durée de cette phase est d'environ 30 millisecondes.

Ensuite, le pied se déroule en débutant par l'extérieur du talon, l'appui progressant rapidement vers l'avant et l'intérieur du pied, avec une tension de la voûte plantaire qui va plus tard agir comme un ressort. La durée de cette phase est d'environ 100 millisecondes en course lente.

Lorsque l'appui arrive sur l'avant du pied, le déroulé poursuit son évolution vers l'intérieur et le gros orteil donne l'impulsion finale. Cette phase de propulsion est d'environ la même durée que celle de l'appui soit 100 millisecondes. La totalité du déroulé du pied dure donc environ 250 millisecondes. Ce temps va s'abaisser avec l'augmentation de la vitesse de la course.

Les forces mises en jeu lors de la course sont très importantes et sont sans commune mesure avec celles présentes lors de la marche. Il existe deux pics lors de la mesure de ces forces au cours de l'appui. Le premier est le plus important, il correspond à la réception du corps lors du premier contact avec le sol, et représente jusqu'à huit fois le poids du coureur. Le second pic est plus doux et correspond à la force générée lors de la phase de propulsion.

Il peut exister des variantes à cette cinétique* normale de la course, on parle alors de coureur pronateur et de coureur supinateur. Pour schématiser, on pourrait dire que le coureur pronateur semble courir les pieds en dehors, alors que le supinateur semble courir les pieds en dedans.

Le coureur pronateur

Il présente un axe du corps qui va vers l'intérieur lors de l'impact au sol. Le déroulé commence, comme pour le coureur normal, par l'extérieur, mais va rapidement basculer vers l'intérieur et aller directement se terminer par l'appui marqué sur le gros orteil. Il peut arriver lors d'une pronation très marquée qu'il existe une attaque au sol directement interne sur le talon, mais ce cas n'est pas très fréquent.

Le coureur supinateur

Il présente un axe corporel qui va avoir tendance à s'échapper vers l'extérieur, le pied décrivant un mouvement de rotation selon son axe longitudinal vers l'extérieur, avec le bord interne qui s'élève tandis que le bord externe descend. Le déroulé débute ici encore comme chez le coureur normal. Ensuite, au lieu de revenir en interne, il longe l'extérieur du pied pour en toute fin de mouvement revenir brutalement vers l'intérieur lors de la phase d'impulsion.

REPÈRES

Trouver chaussure à son pied

La course à pied est une activité exigeante pour le pied, mais aussi pour toutes les articulations sus-jacentes, en particulier le genou. Il est donc indispensable, pour éviter les blessures, de veiller à avoir des chaussures adaptées à son type de pied, et d'éviter tout problème ostéopathique ou postural qui serait à l'origine de restrictions de mouvements à certains niveaux articulaires, engendrant ainsi des surmenages articulaires à d'autres endroits.

Les paramètres posturaux

• Les paramètres individuels

Le terrain : l'influence de la laxité articulaire

Selon le type de laxité articulaire de la personne – ce que l'on appelle communément la « souplesse » –, la réponse posturale diffère, à la fois au niveau de la réponse à une pathologie posturale qu'au traitement de celle-ci.

Chez quelqu'un d'hyperlaxe, les déformations posturales sont généralement plus rapides et plus importantes, mais les adaptations sont plus faciles. Le traitement postural donne des résultats assez rapides, mais ce traitement doit être poursuivi suffisamment longtemps pour être intégré et fixé.

Inversement, chez une personne plutôt raide, les déformations posturales sont lentes, et les adaptations moins faciles que chez le sujet laxe. La rétraction des tissus conjonctifs* a tendance à créer des tensions et des douleurs plus rapidement. Concernant les corrections posturales lors du traitement, elles sont moins rapides, mais intégrées souvent plus vite. Afin d'avoir une action de régulation sur le terrain en fonction de cette laxité, pour le premier type de patients, nous aurons tendance à conseiller un travail de musculation et de gainage. Pour le second, nous l'orienterons plutôt vers des exercices d'assouplissement et des activités physiques qui apportent de la souplesse.

Le mode de vie : quels sont les facteurs de risque ?

L'influence des contraintes posturales liées au mode de vie du patient doit être prise en compte. Outre ces contraintes, l'état général et la forme à la fois physique et psychologique entrent également en jeu dans la résistance ou la fragilité face aux contraintes posturales. Il existe en effet des facteurs de risque à l'apparition de troubles posturaux.

Le manque de condition physique et la sédentarité

Ils sont à l'origine d'une altération des capacités musculaires pour le maintien d'une posture squelettique quotidienne, et particulièrement en cas d'effort ou de sollicitation inhabituels.

Le tabac, l'alcool et l'alimentation

Ils peuvent fragiliser l'individu, qui risque de développer plus facilement des problématiques posturales. L'alcool a notamment une action sur le cervelet et l'équilibre. Des tensions au niveau viscéral peuvent surgir, particulièrement au niveau du foie. L'alimentation ou la consommation de boissons gazeuses par exemple peuvent contribuer à des troubles au niveau gastrique ou de l'œsophage, ou encore de l'intestin. Avec le tabac, c'est plutôt au niveau pulmonaire et pleural que nous constaterons des tensions. Cela pour ne parler que des implications locales, sachant qu'il existe également une répercussion de ces « mauvaises habitudes » sur l'état général.

Le mode de vie « moderne »

Je parle de ce nouveau mode de vie, bien différent de celui du film *Les Temps modernes* de Charlie Chaplin, dans lequel le personnage vissait des boulons toute la journée (bien que les tâches répétitives puissent engendrer des hyper-sollicitations à l'origine de douleurs et tendinopathies), qui minimalise les efforts.

En effet, depuis quelques décennies, on a vu apparaître deux types d'humains qui n'en forment souvent qu'un seul : l'homo pousse-boutonus et l'homo ecranquidiminus. Et oui, désormais, les vélos ont des moteurs, les manivelles des vitres de voiture sont électriques, les boutons de la télévision sont sur une télécommande, et d'ailleurs presque tout est sur télécommande : climatisation, fermeture des portes et portails, volets roulants, etc. C'est la civilisation du pousse-bouton.

En parallèle, les écrans sont apparus, du grand écran du cinéma des frères Lumière au petit écran de la télévision, puis à celui de l'ordinateur et du téléphone portable. Nos écrans rétrécissent, le temps passé dessus augmente. De son côté, le champ visuel rétrécit également avec la taille de l'écran. Pour les darwinistes, on pourrait imaginer dans quelques siècles, avec la diminution des sollicitations du regard périphérique, une espèce humaine dont les yeux seraient immobiles orientés vers un écran, ou pourquoi pas détentrice d'un seul œil, juste au milieu du front comme le dit une chanson ! Pour rester sérieux, on constate au quotidien chez nos contemporains des problèmes de plus en plus fréquents d'oculomotricité, c'est-à-dire de capacité de mobilité oculaire, qui nécessitent souvent un traitement orthoptique. Le nombre de myopes augmente dans la population : la myopie étant un manque de capacité à la vision de loin, avec au contraire une vision nette très proche. Peut-être n'est-ce pas étranger non plus à ce mode de vie moderne. Je regardais d'ailleurs récemment un reportage sur un berger qui, bien que très âgé, voyait parfaitement son bétail de l'autre côté de la vallée. Sans doute avait-il fait travailler son regard depuis toujours dans ces grands espaces...

Certains types de sollicitations professionnelles (ou autres)

Par exemple, le port de charges lourdes, la flexion ou torsion répétée du buste, les vibrations peuvent être à l'origine de lésions articulaires ou osseuses, qui seront elles-mêmes un facteur pouvant déclencher des troubles posturaux.

FOCUS

Attention en voiture et à vélo !

À vélo, pensez à bien régler la hauteur de la selle et du guidon. En effet, il faut éviter une selle trop basse qui créerait un surmenage musculaire au niveau des hanches et en particulier du pyramidal du bassin lors du pédalage. Il est important également de préserver les cervicales en évitant d'avoir la tête trop relevée.

En voiture, réglez bien votre siège, et en particulier le soutien lombaire, pour éviter le creux à ce niveau, sans pour autant avoir un soutien excessif. Si votre véhicule ne dispose pas de ce réglage, vous trouverez des coussins à mémoire de forme très efficaces dans le commerce. Quoi qu'il en soit, le corps n'est pas fait pour rester assis immobile des heures durant, il est conseillé de faire des pauses, marcher, bouger et relâcher les muscles.

Durant le trajet, vous pouvez effectuer un petit exercice simple pour relâcher le cou. Par sécurité, effectuez-le lors des pauses de préférence : positionné dans votre siège, appuyez sur votre appui-tête avec la tête, exercez cet appui durant trois secondes, puis relâchez quelques secondes. Répétez plusieurs fois cette manœuvre, vous constaterez que les tensions dans le cou et le haut du dos s'apaisent et que vous vous sentez plus détendu.

La pratique sportive intensive

Avec les exigences physiques qui l'accompagnent et des traumatismes souvent répétés, elle doit s'accompagner d'un suivi postural. La pratique sportive de loisir doit elle-même s'effectuer de façon consciente des exigences du corps, et respecter les particularités posturales de la personne, par exemple dans le choix des chaussures pour un coureur.

REPÈRES

L'influence du mode de vie sur le corps

Le mode de vie est un pilier essentiel de la fonction : le corps humain est économe et s'adapte. Si l'on est très sédentaire et que l'on ne se sert pas de la mobilité de son corps, il ne faut pas s'étonner de s'enraidir et d'avoir moins d'équilibre – cela est aussi valable pour les performances intellectuelles. C'est pourquoi l'on conseille aux personnes âgées de faire de l'activité physique, mais aussi des activités de stimulation cérébrale.

On peut dire que nos capacités ne s'usent que si l'on ne s'en sert pas. À ce titre, une part importante de la posturologie est la prévention, et les conseils de mode de vie pour améliorer favorablement les problèmes posturaux.

Les facteurs psychologiques et la décompensation posturale

Posture physique... et posture de vie ? Avez-vous remarqué comment la position, la posture physique, dépendent de notre état émotionnel ? Les personnes déprimées ont tendance à s'affaisser, comme écrasées par le poids de la vie. Au contraire, les personnes enthousiastes et joyeuses de vivre présentent un torse bombé, la tête haute. Cela pourrait sembler un peu caricatural, mais pas tant que cela. Regardez les ouvrages sur le langage émotionnel du corps, et vous verrez toutes les relations entre signifiant émotionnel et posture. En cela, la *psyché* est bien inséparable du *soma*. Nous avons tous une capacité d'adaptation au stress, à la gestion des émotions, aux sollicitations de l'environnement.

Vous aurez sans doute observé que les moments où l'on attrape les virus hivernaux sont souvent après une période de travail assez intense, le week-end ou juste au moment où les vacances commencent. Cela s'explique par le relâchement du corps, et du système immunitaire aussi ! Ainsi les symptômes de **décompensation posturale** sont souvent associés à des facteurs psychologiques : c'est le moment où le travail postural devient trop pesant, du fait d'événements de vie qui engendrent un stress majeur et mettent à mal nos capacités de régulation posturales.

En fonction de chacun, les facteurs aggravants ou déclencheurs de troubles posturaux peuvent être classiquement : une période difficile, un divorce, un burn-out ou un surmenage professionnel, une période de changement professionnel (même positif), une dépression, l'insatisfaction dans la vie personnelle ou au travail.

Les facteurs plutôt protecteurs vis-à-vis de la décompensation posturale seront au contraire les éléments positifs de santé psychologique : optimisme, volonté, contexte de vie harmonieux.

REPÈRES

Prenons bien soin de nous

De notre posture de vie résultent parfois des problématiques posturales physiques réelles (ne dit-on pas « courber l'échine », « faire le dos rond », « en avoir plein le dos », etc.). Dans une société qui nous demande d'être toujours plus performants, d'assurer dans tous les domaines, et nous enjoint à être des *supermen* (et surtout des *superwomen*) à la maison et au travail, veillons à adopter rythme et qualité de vie adaptés et de faire attention à nous, tout en prenant conscience de nos limites.

Les accidents posturaux

Les accidents physiques et les traumatismes corporels modifient la structure au niveau de notre corps. Une fracture par exemple change nos appuis au cours de la phase de solidification de l'os, pendant l'immobilisation, lors de la marche avec des béquilles. L'ossification peut aussi s'effectuer avec une angulation résiduelle, il peut exister une raideur articulaire résiduelle, des tensions ou une fibrose tissulaire, c'est-à-dire un enraidissement des fibres de la cicatrice, etc. Il en va de même pour toute intervention chirurgicale, où qu'elle se situe dans le corps. Une intervention abdominale par exemple crée très souvent des adhérences, qui à leur tour provoquent des tensions internes et une action sur les structures osseuses du bassin et de la colonne vertébrale, avec des conséquences posturales possibles. Les cicatrices cutanées, souvent fibrosées, créent des interruptions dans l'élasticité des fibres de la peau et perturbent notablement les capteurs cutanés de la perception proprioceptive. Nous pourrions développer encore et encore toutes les conséquences possibles de traumatismes. Citons simplement les traumatismes crâniens et leur implication sur les altérations de la gestion neurologique de la posture.

Les causes viscérales et digestives

Outre les conséquences de chirurgie abdominale, de nombreuses pathologies organiques ou fonctionnelles peuvent influencer la posture. Il s'agit d'un mécanisme souvent irritatif ou inflammatoire. Au niveau abdominal, les viscères sont dans la grande cavité abdominale d'une part (pour le foie, la rate, le pancréas, les intestins, les reins, l'estomac), et dans le petit bassin d'autre part (pour l'utérus, les ovaires, la vessie, la prostate, la partie basse de l'intestin).

Lorsqu'un viscère est en souffrance, il engendre des tensions au niveau musculaire, notamment au niveau abdominal pour le psoas, muscle tendu entre le bassin et le rachis lombaire à la manière d'un hauban de mât de bateau, et sur lequel viennent se positionner le rein et le digestif. Il est fréquent de retrouver des tensions du psoas en cas de problème rénal ou de pathologie colique.

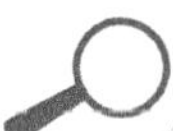

FOCUS

D'une simple colite à un mal de tête ou de pied

Un problème de colite peut engendrer un déséquilibre musculaire au niveau du psoas, qui va lui-même engendrer une asymétrie des forces sur le bassin et la colonne lombaire. Cela peut mettre ainsi tout le système en déséquilibre sur le plan anatomique, avec des conséquences en termes d'appui et de compensation, et donc l'apparition de tensions et de douleurs. D'autres symptômes peuvent alors intervenir à distance à d'autres endroits du corps, comme au genou, au pied, ou encore des maux de tête.

De nombreuses pathologies peuvent ainsi interférer avec la posture. Citons sans être exhaustifs : la colite, l'inflammation diverticulaire colique, la sigmoïdite, les troubles ovariens, les fibromes, l'endométriose, les fibroses digestives, la constipation, les gastrites, le reflux gastro-œsophagien, les ulcères d'estomac.

• Les contraintes

L'existence de troubles posturaux entraîne des anomalies mécaniques au niveau du fonctionnement corporel tant lors de la statique qu'au cours de la réalisation de mouvements, en dynamique. En outre, la posture pathologique, par le positionnement inadapté des segments corporels, est à l'origine de contraintes importantes à certains niveaux, c'est-à-dire des forces anormales sur les articulations. À leur tour, elles sont le point de départ de douleurs et donc de stratégies de compensation chez l'individu, qui essaie de limiter leurs conséquences en modifiant sa posture. Néanmoins, les compensations entraînent elles aussi des tensions et des douleurs, et la personne dans un cercle vicieux. À terme pourront apparaître déformations et arthrose, voire destruction articulaire.

Les différents types de contraintes

Ces hypersollicitations mécaniques peuvent être de plusieurs types :

- en cisaillement : cela correspond à des forces en sens opposé. Par exemple, on observe leurs conséquences sur les vertèbres lombaires lorsqu'elles sont si importantes que les articulations entre les vertèbres se détruisent, et qu'une vertèbre glisse par-dessus une autre ; c'est un listhésis ;
- en compression : par exemple au niveau d'un disque vertébral, pouvant parfois engendrer une hernie discale ;
- en distraction,
- en torsion,
- en rotation, etc.

Elles se manifestent dans les différents types de tissus de l'organisme, ces forces se concentrant particulièrement au niveau des constituants tissulaires des structures du squelette et des articulations. Ces tissus mis en jeu comprennent la plupart des tissus conjonctifs* et sont donc très variés. Il s'agit notamment des structures fibreuses, synoviales (tendons, ligaments et ménisques, et fascias*) et cartilagineuses, à la fois au niveau des articulations les plus mobiles (des membres par exemple), mais aussi au niveau intervertébral ou méniscal (par exemple pour l'articulation de la mâchoire).

« *Des vertèbres qui glissent*

Bernadette, 64 ans, retraitée active, consulte pour des douleurs lombaires et surtout une sensation d'engourdissement au niveau du pied gauche. Elle n'a pas de radiographies.

Elle fait habituellement de la randonnée et se trouve très handicapée par ces symptômes.

L'examen physique ne trouve pas de signe neurologique déficitaire au niveau de son pied, et il existe une bascule droite du bassin et des épaules, avec une scoliose à convexité droite et une courbure lombaire très marquée. Le test de Fukuda (marche sur place yeux fermés) montre une rotation très importante de 90 degrés vers la droite. Sur la posturographie, la projection du centre de masse est très décalée vers la droite, et ne se corrige pas après une rééquilibration par traitement manuel ostéopathique doux (il ne faut jamais effectuer de manipulation structurelle, c'est-à-dire en faisant craquer, sans radiographie qui confirme que l'on puisse le faire sans risque). En revanche, le test de Fukuda se corrige totalement et la patiente ne dévie plus du tout.

Je demande à la patiente de faire des radiographies de la colonne vertébrale mais je n'attends pas leur résultat pour lui prescrire des semelles, destinées à soulager ses lombaires et à rétablir l'équilibre des appuis droite-gauche. Les semelles ici sont mixtes, intégrant à la fois des éléments proprioceptifs et des éléments mécaniques.

Les radiographies montrent que j'ai bien fait de lui prescrire ces semelles, car il existe un antélisthésis de L4 sur L5, c'est-à-dire que l'avant-dernière vertèbre lombaire glisse en avant sur celle du dessous, les articulations latérales ayant été détruites par l'importance des contraintes mécaniques à ce niveau. Cela contre-indique notamment les manipulations structurelles (en faisant craquer) à ce niveau.

Déjà soulagée partiellement par le traitement ostéopathique doux, une fois les semelles réalisées, la patiente a rapidement pu reprendre ses randonnées, n'ayant plus mal du tout. Lors de la consultation de contrôle, Bernadette n'a donc plus de douleurs, et l'examen posturographique avec ses semelles montre des appuis bien équilibrés. »

Les types articulaires

Les articulations du corps sont de type fort différent, chacune correspondant à une fonction particulière et pouvant être le siège de contraintes spécifiques. Nous ne pouvons les détailler ici de façon exhaustive, citons simplement quelques exemples qui permettent de visualiser le type de fonctionnement :

- type charnière (exemple : le coude, le genou, les doigts),
- type rotule (exemple : la hanche),
- type multiaxial (exemple : le poignet).

Les tissus impliqués

Les structures du corps, notamment les articulations qui peuvent subir les conséquences de surcharges liées à des contraintes anormales, sont très variées. Voici les tissus au sein desquels la pathologie posturale peut être impliquée :

- tissu osseux,
- cartilages,
- articulations et capsules articulaires,
- structures ligamentaires,
- fascias,
- tendons,
- muscles,
- peau et tissus sous-cutanés.

Les conséquences des contraintes

Les conséquences physiopathologiques de ces contraintes dépendent donc à la fois des mécanismes, du lieu où elles s'exercent, des tissus qui les subissent, mais aussi de la réaction de ces derniers et des conséquences à distance de la réponse corporelle.

On peut observer localement l'apparition de symptômes tels que des douleurs, des tensions, des contractures, voire des limitations ou des blocages articulaires, et lorsque les contraintes s'inscrivent dans le temps, de l'arthrose.

Les répercussions peuvent exister également à distance, au niveau de l'ensemble des organes (y compris abdominaux ou thoraciques), par des troubles de l'irrigation sanguine et de la vascularisation des organes, liés aux tensions et à la pression sur les vaisseaux, notamment au niveau de la microcirculation. On pourra aussi constater des compressions des structures nerveuses et des répercussions symptomatologiques sensorielles (fourmillements, etc.).

C'est l'ensemble du fonctionnement corporel qui peut être perturbé par ces troubles et engendrer nombre de problématiques pour la personne dans son fonctionnement quotidien ou sportif.

Détaillons ci-dessous les conséquences des contraintes posturales.

Conséquences musculaires

- Douleurs, sensations de brûlures, tensions, raideurs, fatigabilité. Cela peut être le fait de troubles mécaniques mais aussi de la microcirculation, avec l'apparition d'acidose* lors des efforts.
- Apparition de douleurs articulaires et vertébrales.
- Maux de tête.

Conséquences rachidiennes

- Blocages vertébraux.
- Scoliose.
- Tensions musculaires du dos.

Les chaînes lésionnelles

Ce que nous appelons « chaîne lésionnelle » est une cascade de conséquences dont le point de départ est localisé et qui, par le biais des segments corporels, va s'étendre au-dessus et/ou au-dessous. Par exemple, une entorse de cheville peut entraîner une contrainte au niveau d'un genou, puis de la hanche, puis au niveau du bassin par l'intermédiaire de l'articulation sacro-iliaque, et enfin une lombalgie. Il s'agit ici d'une chaîne lésionnelle dite « montante ».

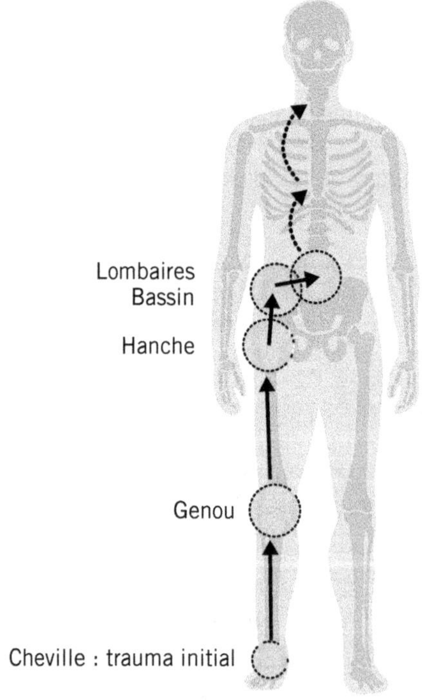

CHAÎNE LÉSIONNELLE

Les adaptations et compensations

Une adaptation posturale correspond à la modification du travail corporel tenant compte de déséquilibres ou de blocages pour fonctionner en conservant ou en retrouvant une capacité de mouvement satisfaisante.

Une compensation correspond au travail accru d'une articulation ou d'un ensemble d'articulations dans le but de compenser une restriction de la mobilité d'autres articulations ou zones du corps.

Tant que ces adaptations ou ces compensations ne sont pas trop importantes, cela n'engendre pas de symptôme, et la personne n'exprimera aucune plainte. Au-delà d'un certain seuil, les symptômes apparaissent.

Les décompensations

Elles se produisent lorsque les capacités d'adaptation et de compensation de l'organisme sont dépassées, c'est-à-dire que les efforts exigés sont trop importants pour passer inaperçus dans le fonctionnement global du corps. Ce surcroît de travail engendre l'apparition de symptômes.

REPÈRES

Le cercle vicieux de la décompensation posturale

Le risque, lors de l'apparition de la symptomatologie posturale, est de voir s'installer une boucle négative qui autoentretient et même aggrave l'état du patient. La douleur engendre une appréhension, une crainte du mouvement, qui elle-même sera à l'origine d'une anxiété. Elle a pour conséquence un évitement des situations possiblement douloureuses ou génératrices de symptômes. Il s'ensuit un déconditionnement physique, puis une incapacité fonctionnelle à la réalisation des mouvements qui va se répercuter sur les activités sportives ou professionnelles. Avec un retentissement psycho-social parfois majeur (emploi, couple, environnement amical et familial...), voire l'apparition de dépressions, cela induit une vie finalement centrée sur de la douleur.

Attention, cette désadaptation peut arriver après quelques mois seulement d'inactivité !

Les référentiels posturaux

Les systèmes sensoriels n'ont pas besoin d'aller chercher consciemment les informations, elles leur parviennent de façon naturelle et spontanée. Par exemple, pour la vision, la lumière des photons arrive directement sur la rétine, même si l'on peut modifier son comportement pour aller chercher des informations en tournant la tête ou les yeux vers un objet par exemple. En effet, les systèmes sensoriels ne se contentent pas tous de recevoir des signaux de l'environnement, mais peuvent interagir. Reprenons l'exemple de la vision. Ici, l'accommodation ou la convergence des axes oculaires nous renseignent sur la distance d'un objet (dans le cas de vision binoculaire normale bien sûr).

Pour d'autres types de perception, l'interaction est impossible. Par exemple, nous ne pouvons que percevoir l'information gravitationnelle qui s'impose à nous, il pourrait en aller de même pour certains champs électromagnétiques.

Dans tous les cas, les informations sensorielles doivent être interprétées dans un cadre, qui sera celui du référentiel. Il est possible de déterminer différents types de référentiels, qui fournissent des informations complémentaires entre eux, et qui, en intégrant leurs données au niveau neurologique, entrent en jeu pour permettre la gestion et la régulation de la posture.

• Les référentiels par rapport au monde extérieur

Le référentiel allocentré

Il est essentiellement fondé sur les informations visuelles à la fois statiques – ce que je vois dans mon environnement lorsque je suis immobile – et dynamiques – liées au mouvement lorsque je bouge ou que quelque chose bouge dans mon environnement. Si la vision est le sens principal mis à contribution pour ce référentiel, il n'est pas le seul et l'on peut par exemple s'orienter par rapport aux sons. Lorsque vous entendez (les yeux fermés) une voiture passer sur une route devant vous, il vous est parfaitement possible de dire dans quelle direction elle se dirigeait. Les personnes atteintes de cécité développent ainsi ces sens qui, complémentaires ou accessoires pour nous, deviennent principaux pour eux.

Ce référentiel permet de préciser l'orientation des objets entre eux d'une part, et par rapport à l'observateur d'autre part.

Comme nous l'avons dit, le capteur visuel est ici un capteur majeur (hormis, évidemment, chez les personnes présentant un trouble important de la vue), et une bonne partie du système postural est organisé pour le maintien de la cible visuelle au cours des mouvements de notre corps. L'œil est l'organe qui nous permet d'évaluer ce qui peut nous apporter des ressources vitales au sein de l'environnement, sens particulièrement mis à contribution il y a plusieurs milliers d'années avec les activités de chasse et de cueillette notamment. Rappelez-vous, si vous êtes déjà allé cueillir des champignons, la concentration visuelle que vous avez dû déployer pour débusquer ces petits chapeaux délicieux...

Sur un plan scientifique, des études ont pu mettre en évidence une plus grande stabilité posturale lorsque la surface du champ visuel est plus large. Il existe également une meilleure stabilité lorsque, à taille de champ visuel identique, nous utilisons le champ visuel central par rapport au champ visuel périphérique.

Le référentiel géocentré

Il s'agit de notre perception de la position corporelle par rapport à la gravité terrestre. On l'appelle aussi « référentiel postural gravitaire ». Il fonctionne essentiellement grâce au système vestibulaire de l'oreille interne, mais aussi par les récepteurs gravitaires viscéraux, c'est-à-dire la perception du « poids » de nos organes internes. Le système vestibulaire est l'organe de l'oreille interne qui permet la sensation d'équilibre. C'est une structure sensible aux accélérations et à la gravité. Nous y reviendrons.

Le référentiel géocentré est par définition un référentiel externe. Toutefois, comme il est détecté par le système vestibulaire, on donne par extension le nom de « référentiel géocentré » à tout ce qui a trait au système vestibulaire. Cela inclut donc ce qui concerne le déplacement de la tête avec la détection des accélérations non seulement gravitationnelles, mais aussi angulaires et linéaires que détecte ce système vestibulaire.

• Un référentiel par rapport à soi : le référentiel égocentré

Ce sont les informations qui proviennent de notre corps, dites « somatosensorielles ». Elles nous renseignent sur la position de l'axe céphalo-caudal et nous informent sur l'orientation des segments corporels entre eux, et l'orientation des segments corporels par rapport à l'espace.

Ce référentiel est fondé sur les informations somesthésiques*, c'est-à-dire provenant du corps, de la perception de la position de soi par rapport à soi, autour de l'axe Z, qui va de la tête jusqu'aux pieds.

Il s'agit donc principalement d'informations proprioceptives, c'est-à-dire de la position perçue du soi. Ces informations sont issues de capteurs sensoriels de différents types disséminés dans tout le corps et en particulier au niveau de la peau, des muscles, des tendons, des articulations. Elles nous informent donc de la perception de nous-mêmes.

Outre les différents capteurs tissulaires, un organe important de cette information interne de la position qui est la nôtre dans l'espace, se situe dans l'oreille interne. Il s'agit non seulement du vestibule qui nous indique les accélérations et inclinaisons de la tête dans des différents plans de l'espace, mais aussi la capacité d'écholocalisation par l'audition (la différence entre le temps d'arrivée du son à chaque oreille permet de localiser la direction spatiale de l'origine de celui-ci et participe ainsi à l'orientation dans l'espace).

REPÈRES

Des référentiels à l'équilibre et au geste

L'ensemble de ces référentiels engendre une représentation de la verticale et du corps dans l'espace, permettant une stabilisation et une orientation dans l'espace, qui elles-mêmes permettent l'équilibre dans la locomotion et la réalisation du geste.

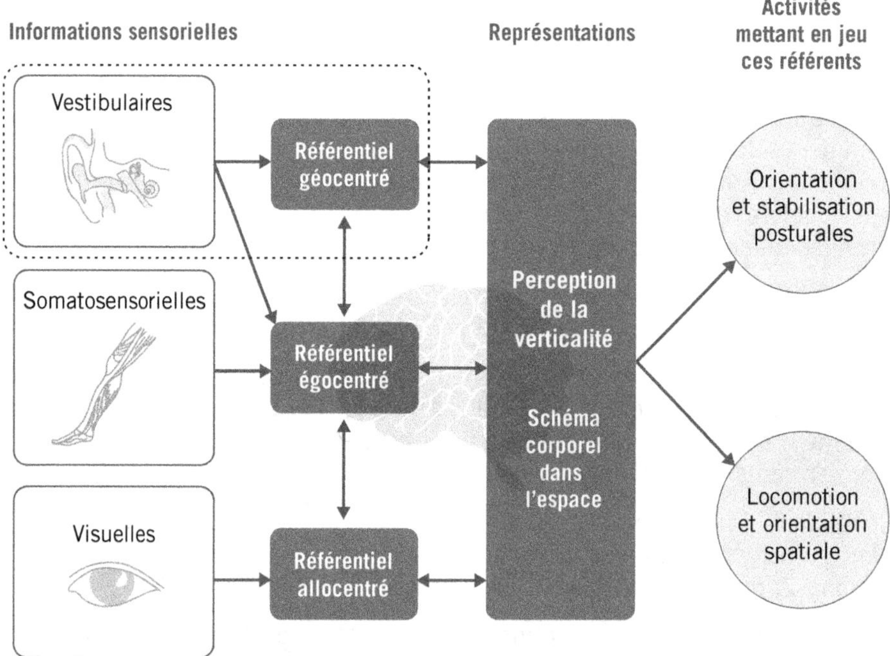

LES RÉFÉRENTIELS POSTURAUX

CHAPITRE 7

LES CAPTEURS SENSORIELS POSTURAUX

Le système postural est multimodal. Cela signifie qu'il utilise plusieurs sens et intègre les informations issues de ces derniers. Ensuite, il les traite pour effectuer une synthèse et en tirer des réponses pertinentes qui permettront de réguler la posture.

Le poids individuel relatif de chacun de ces sens peut être différent. Certaines personnes présenteront une préférence dans l'utilisation de tel ou tel sens, et celle-ci pourra être modulée selon certaines circonstances et conditions.

Les deux types d'entrées sensorielles posturales

• Les exoentrées ou extérocepteurs

Ils fournissent des informations sur le monde extérieur. En rapport direct avec l'environnement, ils sont capables de capter les informations sur la position du corps par rapport à notre environnement spatial. Ces exoentrées sont au nombre de quatre :

- l'œil,
- la sole plantaire,
- le vestibule de l'oreille interne,
- l'audition (dans son action de perception du son dans l'espace).

Leur rôle est de nous permettre de percevoir et stabiliser notre équilibre dans notre environnement.

Il est important de préciser que les organes sensoriels de l'œil et du pied ont une double fonction, extéro- et intéroceptive. En ce qui concerne l'œil, pour l'extéroception, c'est-à-dire la perception de ce qui est extérieur au corps, il s'agit de sa fonction de vision. La fonction oculomotrice est de son côté classée au sein des endoentrées, car elle permet une perception des positions de l'œil. Le pied présente également une double fonction, l'exoentrée podale consistant en l'interface de contact du pied avec le sol, par les récepteurs de la sole plantaire, offrant une perception de l'extérieur (le sol). La seconde fonction est la perception de la position des différents éléments articulaires du pied entre eux.

• Les endoentrées ou intérocepteurs

Ils fournissent des informations sur la position relative des différentes parties de notre corps et leur intégration dans l'ensemble de la perception du schéma corporel.

Il s'agit notamment de l'œil dans sa fonction d'oculomotricité, et du pied dans sa fonction proprioceptive.

L'œil et le pied

L'œil et le pied sont à la fois des intérocepteurs et des extérocepteurs, ils sont aux deux extrémités de la droite verticale que constitue l'axe postural. Ils sont ainsi des éléments majeurs de la régulation posturale.

Voyons plus précisément chacun des capteurs posturaux.

L'œil

• La vision

L'œil est un organe sensoriel très développé chez l'être humain. Environ 70 % des récepteurs sensoriels du corps sont d'ailleurs situés au sein de cet organe. Ce sont les photorécepteurs, formant le nerf optique. Après un parcours spécifique, ils arrivent dans le cortex occipital, où l'information est traitée au niveau de l'aire visuelle.

Cependant, la perception visuelle de la posture n'est pas absolue, elle est dépendante d'autres perceptions internes, et intriquée avec les informations sensorielles issues des autres capteurs posturaux. Elle est notamment modifiée en cas d'anomalie de la fonction vestibulaire, par le jeu des relations entre les noyaux vestibulaires et visuels au niveau du tronc cérébral. Il s'ensuit une perception de la verticale que l'on appelle « subjective », c'est-à-dire une ligne droite perçue comme verticale, erronée (le patient la place d'une façon qui pour lui est verticale, mais qui en réalité est penchée).

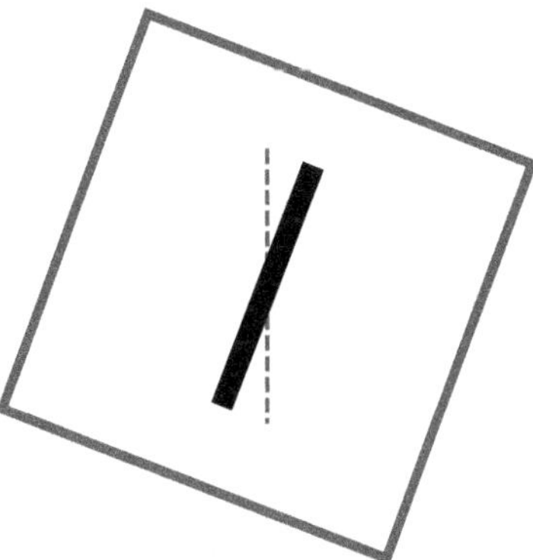

TROUBLE DE LA VERTICALE SUBJECTIVE – SUJET DÉPENDANT VISUEL

D'une façon schématique, au sein de la population générale, il existe deux types de personnes : celles dépendantes du champ visuel, et celles non dépendantes du champ visuel. La première population estime la verticale et l'horizontale par rapport à des référentiels qu'elle estime fiables (murs, plafond, tableaux, sol, etc.), et si l'on penche la pièce, elle continuera à se référer à ces repères (exemple du schéma précédent). En revanche, les personnes non dépendantes du champ visuel sont tout à fait capable d'estimer la verticale même sans ces repères, ou en faussant ces derniers (schéma suivant).

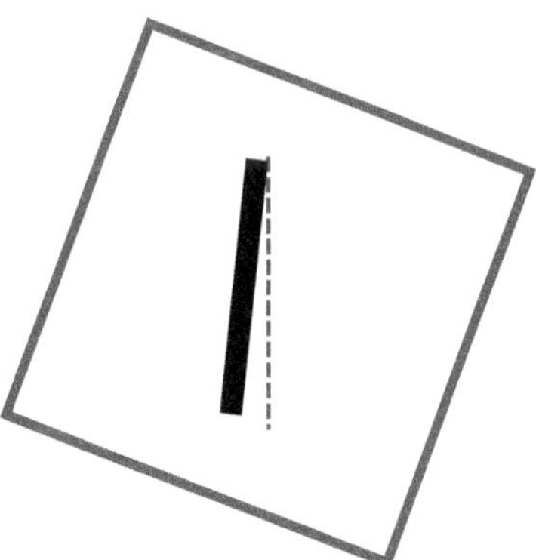

VERTICALE SUBJECTIVE – SUJET NON DÉPENDANT VISUEL

Cette dépendance visuelle peut sembler anecdotique, cependant elle revêt une importance majeure dans certaines circonstances, concernant par exemple les accidents de la voie publique, en particulier pour les deux roues.

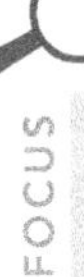

FOCUS

« Je ne suis pas fait pour les deux roues ! »

Si la route penche, une personne visuodépendante cherchera la verticale par rapport à l'horizontale de la route. Elle penche alors et risque de chuter ou de sortir de la route. C'est pour cela que certaines personnes affirment ne pas être faites pour les deux roues. Elles sont certainement dépendantes de la vue et interprètent leur position dans l'espace par rapport aux repères visuels qui leur semblent fiables.

Certaines pathologies rares peuvent également avoir une conséquence sur le geste par l'intermédiaire de la vue. C'est le cas de l'akinétopsie, la perte de la vision du mouvement (lésion bilatérale du cortex temporo-pariétal)[1].

Le sens de la vue est un sens postural majeur, auquel nous nous référons tout au long de la journée. Il reste comparé en permanence à d'autres informations posturales issues notamment de l'oreille interne, de la perception des positions articulaires et du corps dans l'espace, pour s'intégrer dans le processus d'équilibration posturale.

Le rôle des informations visuelles dans le maintien de l'équilibre peut être accru dans plusieurs circonstances, notamment :

- chez les personnes qui présentent une altération des fonctions vestibulaires ou de la somesthésie*, et chez qui la vue prend donc une part relative plus importante dans le spectre sensoriel postural ;
- avec l'âge, par la détérioration de la qualité des informations des autres capteurs, notamment avec la diminution de l'efficacité de l'oreille interne et de la proprioception ;
- dans les situations d'équilibre complexe où le rôle « de vérification » de la vision est majoré.

L'information visuelle va non seulement être traitée au niveau de l'œil, mais également envoyée vers des structures cérébrales qui l'interprètent.

Certaines pathologies situées sur les voies visuelles peuvent ainsi créer différents troubles de la vision, mais également au niveau cérébral dans des régions impliquées dans les fonctions de vision spatiale (voie ventrale vers le lobe temporal) et de reconnaissance des objets (voie dorsale vers le lobe pariétal).

1 Ziel *et al.*, 1983.

• L'oculomotricité

L'objectif de l'oculomotricité

Le but de l'oculomotricité est de garder en permanence une cible visuelle au centre de la rétine, quels que soient les mouvements corporels ou de la tête, en conservant une vision binoculaire ou stéréoscopique (utilisation simultanée et conjuguée des deux yeux, permettant la formation simultanée d'une image d'un même objet sur la fovéa, la zone centrale de la rétine).

REPÈRES

Des yeux aux gestes

En résumé, tout le corps est orienté et mobilisé par les yeux, et les yeux sont à la base de l'orientation du corps dans l'espace. Dans la poursuite du but gestuel, le regard est sollicité en permanence, devant alterner entre les différents éléments constitutifs du geste et de sa réalisation adaptée.

Le regard doit donc être synchronisé à la tâche gestuelle, afin de permettre le mouvement ininterrompu d'aller-retour perceptif et moteur entre le geste et son action.

L'oculomotricité intrinsèque

Elle permet l'accommodation de la vision à la distance et l'adaptation à la luminosité.

L'accommodation de la vision à la distance

Cela correspond au réglage de la distance focale par adaptation cristallinienne. Le cristallin agit comme une lentille optique qui peut se bomber ou au contraire s'affiner, de façon à voir un objet net, qu'il soit très près des yeux ou au contraire éloigné.

La perte de cette capacité d'adaptation cristallinienne intervient naturellement avec l'âge, le cristallin perdant alors de son élasticité : il s'agit de la presbytie.

L'adaptation à la luminosité

La pupille est sensible à l'intensité lumineuse. Tel un diaphragme d'objectif photographique, elle se resserre ou s'ouvre afin de réguler la quantité de lumière qui arrive sur la rétine.

L'oculomotricité extrinsèque

Par les muscles oculomoteurs, l'œil est mobilisé au sein de la cavité orbitaire. Le regard se dirige grâce à des mouvements synergiques et conjugués des globes oculaires.

POINT TECHNIQUE

Il existe des structures neurologiques spécifiques à la gestion du regard, notamment les fibres rétino-tectales qui connectent directement la vision à l'oculomotricité sans traitement cortical, et ainsi autorisent une adaptation extrêmement rapide du regard, cela grâce à l'intervention du colliculus supérieur. Quant aux mouvements lents du champ visuel, ils sont gérés par le noyau terminal latéral et le noyau terminal dorsal.

Il est donc primordial de prendre en compte non seulement le globe oculaire, mais aussi tous les éléments « logiciels » qui vont permettre la gestion harmonieuse et efficace de la fonction oculomotrice et visuelle.

L'action des muscles oculomoteurs sur le regard (ou duction)

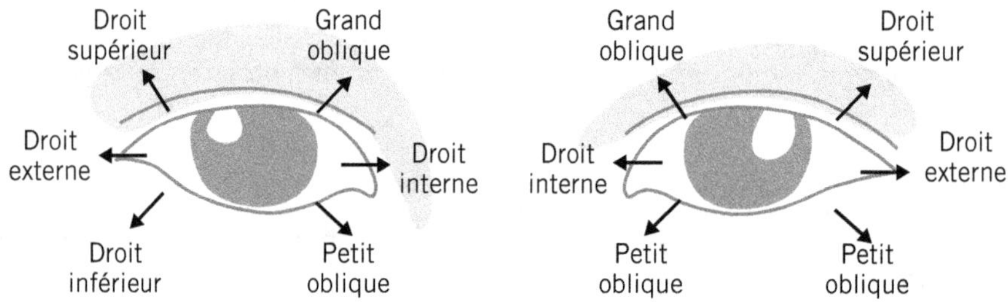

SCHÉMA DE L'OCULOMOTRICITÉ DU GLOBE OCULAIRE

Chaque muscle oculomoteur a une action sur le globe oculaire et permet de regarder dans une direction particulière. L'association de l'action de tous ces muscles autorise le regard dans toutes les directions de l'espace.

Tel que nous pouvons le voir sur le schéma ci-dessus, les régions du regard induites par l'action de chacun des muscles oculomoteurs sont :

- pour le droit interne : entraîne le regard vers l'intérieur ;
- pour le droit externe : entraîne le regard vers l'extérieur ;
- pour le droit supérieur : entraîne le regard vers le haut et en dehors ;
- pour le droit inférieur : entraîne le regard vers le bas et en dehors ;
- pour l'oblique supérieur ou grand oblique : en bas et en dedans ;
- pour l'oblique inférieur ou petit oblique : en haut et en dedans.

L'innervation de ces muscles est assurée par trois nerfs crâniens :

- le nerf III : pour les muscles droit interne, oblique inférieur, droit supérieur, droit inférieur (ainsi que pour le muscle releveur de la paupière supérieure, et le sphincter pupillaire et l'accommodation) ;
- le nerf IV : pour le muscle oblique supérieur ;
- le nerf VI : pour le muscle droit externe.

Les mouvements oculomoteurs sont donc liés à la synchronisation des contractions des muscles oculomoteurs.

EXERCICE

Le suivi oculaire au quotidien

Vous pouvez travailler le suivi oculaire au quotidien, dans la rue par exemple. Attention, cependant, restez vigilant à votre environnement, notamment à la circulation ou à un poteau qui traverserait inopinément juste devant vous !

Tout en marchant, fixez un point précis, un angle de boîte à lettres par exemple, que vous allez suivre du regard le plus longtemps possible, jusqu'à ce que vous la dépassiez. Variez les modalités de l'exercice : faites-le d'abord en vous interdisant de tourner la tête, puis en suivant, toujours en marchant, non seulement avec les yeux, mais en mobilisant aussi la tête et le cou, puis le tronc. Vous pouvez aussi changer la hauteur de vos cibles : le coin d'une gouttière de toit, un lampadaire, la lettre d'une enseigne, etc. Les possibilités sont infinies et plus vous variez, mieux c'est !

Lois régissant les mouvements oculomoteurs

La **loi de Héring** (1868) est une loi de correspondance motrice binoculaire, dont il existe plusieurs formulations. Adler (1950) l'énonce sous l'angle de la fonction : « une quantité d'énergie nerveuse adaptée est transmise aux couples musculaires synergiques, ce qui permet aux deux yeux de tourner de façon égale ». Cela permet de conserver le parallélisme oculaire lors de la mobilité du regard.

La **loi de Sherrington** (1893) décrit l'innervation réciproque au niveau monoculaire et énonce : « quand les agonistes se contractent, les antagonistes se relâchent ». Cela signifie en outre que les muscles agissent les uns par rapport aux autres de façon non indépendante, mais au contraire parfaitement synchronisée. Cela induit sur le plan postural des mécanismes réciproques qui devront être évalués avec attention.

FOCUS

Comment regardez-vous Néfertiti ?

Bahill *et al.* (1975) ont montré que l'exploration de l'environnement ou d'un objet se fait par saccades oculaires. Ils ont étudié les mouvements du regard sur le buste de Néfertiti, que l'on peut admirer au Neues Museum de Berlin. Il y a une grande densité de mouvements concentrés sur des zones les plus détaillées du visage et très peu de mouvements du regard, voire pas, balayant des zones du visage qui présentent peu de détails.

L'endoentrée oculaire et le réflexe vestibulo-oculaire

Nous avons vu que l'organe de la vision faisait partie des exoentrées, l'œil dans sa fonction oculomotrice faisant quant à lui partie des endoentrées. Dans cette dernière fonction, on peut comparer son mécanisme à celui du vestibule de l'oreille interne. En effet, l'œil lui-même est mobile et tourne dans l'orbite, alors que le vestibule est enchâssé dans le massif pétreux et immobile. Pour que les informations de position fournies par la vue puissent être comparées aux informations de position fournies par l'oreille interne, il est donc nécessaire que la position de l'œil dans l'orbite soit connue du système postural.

Le corollaire de tout cela est que l'œil ne fonctionne pas de façon isolée, mais il est intégré et relié aux autres capteurs posturaux, en particulier le vestibule. Comme nous le reverrons dans le paragraphe sur le vestibule, l'œil travaille en étroite collaboration avec celui-ci, il s'agit du système réflexe vestibulo-oculaire.

L'optocinétique

Dans le cas particulier de la stabilisation visuelle de l'environnement sur la rétine lors des mouvements lents de celui-ci, le réflexe optocinétique entre en action.

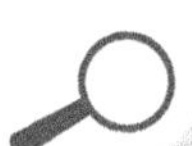

FOCUS

Un voyage en train

S'il vous arrive de voyager en train, vous pourrez constater aisément l'action de celui-ci. Vous fixez un pan de paysage, puis au moment où vous allez le dépasser, votre œil se déplace sur le pan de paysage suivant, de telle manière que vous percevez une continuité tout au long du trajet. Observez votre voisin en face de vous : remarquez les mouvements saccadés de ses yeux lors de ce suivi. C'est habituellement plus naturel dans le sens du déplacement vers l'avant (et oui, depuis les origines de l'homme nous ne reculons toujours pas de façon naturelle), c'est pourquoi les places dans le sens de la marche sont généralement les premières choisies par les voyageurs.

Les conflits sensoriels

Le fait que l'œil et le vestibule soient couplés sur le plan fonctionnel présente différents avantages : lever les ambiguïtés inhérentes à chacun des systèmes, améliorer la stabilité de l'image sur la rétine, permettre une compensation en cas de lésion de l'un ou l'autre des systèmes, etc. Il présente aussi l'inconvénient de nécessiter une corrélation suffisante entre les informations issues de chacun des capteurs, faute de quoi, en cas de conflit sensoriel, peuvent se présenter des symptômes d'inconfort tels que le mal des transports.

REPÈRES

Oculomotricité et posture

Par l'information de position qu'elle procure, l'oculomotricité offre un élément de comparaison essentiel avec les perceptions vestibulaires. Elle peut être, en cas de dérèglement, une cause fréquente de problèmes posturaux. L'oculomotricité n'ayant intrinsèquement aucune relation directe avec le monde extérieur, elle constitue une « endoentrée » du système postural. Pour la posture, l'œil est donc un organe multiple en termes sensoriels et éminemment complexe et délicat en termes de synchronisme et d'équilibre dans ses différentes composantes.

Les boucles musculaires

L'œil contribue à la régulation de la contraction musculaire. Une étude[1] a montré qu'il existe une relation entre la position de l'œil et l'activité des muscles du cou. Le stimulus déclencheur de cette réponse musculaire cervicale est la mobilisation de la tête par rapport au tronc. Le rôle de cette régulation est de permettre naturellement une détente musculaire du côté où le regard se tourne, afin d'optimiser le suivi oculaire et la vision de l'environnement lors des mouvements de la tête par rapport au tronc.

EXERCICE

Suivez l'infini

Cet exercice de suivi oculaire périphérique avec mobilisation de la tête et des épaules a pour intérêt de travailler le réflexe oculomusculaire au niveau du cou. Comme nous venons de le voir, l'orientation du regard dans une direction engendre une détente musculaire du même côté dans le cou, qui permet la rotation de la tête pour le suivi harmonieux d'un objet.

Avec votre main dominante (droite si vous êtes droitier par exemple), placez une pointe de stylo à environ 30 à 40 centimètres devant vos yeux. Elle sera verticalement au niveau de la racine du nez (c'est-à-dire vraiment à hauteur des yeux). Vous allez effectuer un signe infini ∞ (un 8 à l'horizontale) devant votre visage avec cet objet : faites un mouvement en arc de cercle vers le haut et la droite, puis dirigez-vous lentement vers le côté en redescendant lentement.

Fermez la boucle vers le bas puis en remontant vers la racine du nez. Ensuite, changez de main lorsque le stylo traverse la ligne médiane devant vous et faites de même de l'autre côté. Suivez la cible avec les yeux, mais aussi avec la tête. Tournez la tête puis les épaules vers elle. Attention, commencez par effectuer la rotation de la tête avant les épaules.

1 Vidal *et al.*, 1982.

Les fonctions oculaires

En réalité, comme le montrent les principaux éléments détaillés précédemment, il y a dans la fonction visuelle globale une synthèse de plusieurs sous-fonctions qui sont toutes nécessaires pour le fonctionnement adéquat de la vue.

- **Le système vestibulo-oculaire** permet une bonne vision de l'environnement lors des déplacements de la tête en rotation, en inclinaison et en translation.
- **L'optocinétique** stabilise la vision de l'environnement lors d'un déplacement à vitesse constante.
- **Le système cervico-oculaire** permet une stabilisation de l'image de l'environnement lors des mouvements du cou.
- **Les saccades** permettent l'orientation rapide de l'axe visuel et l'exploration de la cible. Ce sont des mouvements extrêmement rapides, s'accompagnant d'imperceptibles éclipses visuelles. Le regard saute et se recentre brutalement, particulièrement sur un objet qui apparaît dans le champ visuel ou au niveau des zones riches en détail qui le jalonnent. Ces mouvements successifs recherchent les repères pertinents, ceux qui vont faire sens, et négligent les autres. Les saccades agissent comme une succession de photos sur de petites zones de ce qui nous entoure. Elles donnent ainsi l'information la plus complète possible en termes de sens (et non d'exhaustivité) de l'environnement à notre cerveau qui en fait la synthèse. La vision de l'environnement n'est donc pas, avec les saccades, comme une caméra qui filmerait celui-ci de façon ininterrompue, mais plutôt comme une succession de plans séquences brefs qui se succèdent en permanence.
- **La poursuite lente** permet le suivi d'un objet en déplacement pour le conserver au centre de la rétine, au niveau de la fovéa. L'œil fonctionne comme le mouvement de travelling d'une caméra.
- **La vergence** est la fonction qui permet aux yeux de converger quand la cible se rapproche des yeux (on parle habituellement d'accommodation-convergence, c'est-à-dire que l'on associe à la vergence l'accommodation, qui consiste en des modifications des structures internes de l'œil afin de permettre la vision nette de très près à l'infini, comme la mise au point d'un appareil photo). Ces mouvements sont plus lents que les mouvements de poursuites. Leur réalisation est soumise à l'intégrité de l'ensemble des structures neurologiques.
- **La fixation :** une fois la cible visuelle captée, il s'agit de la verrouiller sur la rétine et de la suivre dans ses mouvements et au cours de nos mouvements.
- **Les dysynergies oculomotrices :** nous constatons fréquemment des troubles de la synergie de mobilité entre les deux yeux, en particulier des troubles de la convergence. Nous verrons cela plus en détail dans le chapitre sur le diagnostic oculaire. Le but du traitement sera de rétablir une liberté de mouvement oculaire et une synergie entre les deux yeux.

- **L'importance des zones rétiniennes :** la rétine comporte la rétine centrale, avec la fovéa, une petite zone très riche en capteurs visuels, et constitue le lieu de la vision centrale précise. C'est l'endroit où l'on concentre (*focus* en anglais) notre vision et notre attention, où l'on réalise la mise au point optimale de la focale. La rétine périphérique est moins riche en capteurs visuels, notamment en capteurs qui détectent les couleurs, elle est essentiellement sensible aux mouvements et aux contrastes. Il est bien évident que cela a pu avoir un rôle au cours de l'évolution, la perception d'un mouvement dans le champ visuel périphérique pouvant annoncer un danger (prédateur ou ennemi). Aujourd'hui encore, cette vision périphérique est fort utile, notamment lorsqu'en voiture vous percevez la présence d'un véhicule arrivant sur le côté avant même de distinguer les détails de celui-ci.

Nous voyons donc que le paramètre oculaire est extrêmement riche sur le plan fonctionnel. Ne sous-estimons pas l'importance de sa prise en charge lors de la thérapeutique (notamment en termes d'exigence de la rééducation orthoptique éventuelle). Il nécessite très fréquemment, en complément du traitement postural à l'origine de l'adaptation, un traitement global de la sphère crânienne et cervicale, qui sera électivement un traitement de réinformation manuelle ostéopathique (le praticien faisant appel aux mouvements oculaires du patient lors de ce type de traitement).

Une vision double le soir

Julie, 34 ans, consulte pour des douleurs dorsales à gauche. Elle voit fréquemment son ostéopathe pour cela, mais ça revient toujours. Il lui a donc conseillé de faire un bilan postural. Julie est commerciale et fait donc beaucoup de trajets en voiture, elle signale se sentir très fatiguée en fin de journée sur le plan physique et ressentir également une grande fatigue oculaire. Elle doit même forcer en fin de journée pour ne pas voir double, et lorsqu'elle se pose devant la télévision, il lui arrive de fermer un œil pour éviter de voir l'écran se dédoubler devant ses yeux.

L'examen postural trouve une déviation au test de marche sur place et une exophorie, c'est-à-dire une tendance des yeux à diverger, plus un problème de convergence.

Lorsque je la revois après quelques semaines d'orthoptie et la séance d'ostéopathie cranio-sacrée que nous avions pratiquée lors de notre première entrevue, Julie ne se plaint plus du tout de ses symptômes, il reste cependant quelques tensions au niveau du crâne, et une déviation à la marche sur place, qui disparaît après une rééquilibration ostéopathique.

Maintenant Julie ne voit plus double, et se sent à nouveau en forme.

Le pied

Au sens postural du terme, le pied comprend l'articulation de la cheville, qui participe de façon importante à l'adaptation du contact au sol, voire les articulations sus-jacentes du membre inférieur et même jusqu'au bassin.

Nous parlerons ici d'entrée podale. Le pied constitue au sens propre le socle de notre équilibre. Il s'agit de la seule partie de notre corps qui est directement (hors le média du chaussage) et physiquement en relation avec le sol, et donc avec le monde extérieur. Il s'agit ainsi d'un acteur majeur de notre posture !

Sur le plan sensitif, le pied est à la fois un endocapteur (intérocepteur) et un exocapteur (extérocepteur), c'est-à-dire qu'il nous informe sur le corps (position articulaire relative, tensions, etc.) et sur l'environnement (le sol, ses reliefs, sa structure, etc.).

Une extrême vigilance est requise pour l'examen du pied. En effet, les symptômes du patient sont rarement exprimés à ce niveau, alors que toute anomalie d'appui ou de mobilité du pied est susceptible d'engendrer une conséquence posturale à un niveau supérieur. Le praticien doit donc « faire parler » le pied.

• Le pied adaptatif

En cas de trouble postural sus-jacent, le pied a un rôle compensateur, il permet d'adapter la posture au niveau du contact au sol. C'est ce que l'on appelle un « pied adaptatif ». Il est alors le tampon entre le corps et le sol. Il s'agit de réharmoniser la posture par l'appui.

Cette adaptation peut engendrer une déformation ou un appui anormal (mais intégré à la posturopathie). Lorsque ce pied adaptatif reste trop longtemps dans cette adaptation, celle-ci va être de moins en moins réversible facilement et naturellement, et à l'extrême on peut avoir un pied dont l'adaptation sera fixée. On estime qu'après environ un an d'adaptation, le pied commence à fixer celle-ci.

• Le pied causatif

Dans le cas où le pied est lui-même à l'origine d'un déséquilibre postural, nous parlerons alors de pied causatif. Il s'agit d'un pied dont la forme et l'appui, à travers les forces qu'il génère, créent une chaîne posturale montante, pour aller déstabiliser la posture. C'est un peu comme lorsque vous avez un caillou dans la chaussure : vous modifiez vos appuis et une boiterie impacte l'ensemble de votre façon de marcher et de bouger. Si vous n'enlevez pas le caillou de la chaussure, il y a fort à parier que des tensions et des douleurs ne mettraient pas longtemps à apparaître, et au bout de plusieurs jours ou de plusieurs mois, je vous laisse imaginer les conséquences...

• Le pied mixte

Très souvent, nous pouvons observer une composante à la fois causative et adaptative de cet appui podal. Il s'agit alors d'un pied dit « mixte ». Il ne faut pas passer à côté, afin de pouvoir en tirer les conséquences adaptées en matière de traitement.

• Les troubles morphologiques

Ils sont généralement à l'origine d'une asymétrie des appuis au niveau des pieds. Cela se traduira forcément par des contraintes au niveau des structures sus-jacentes, pour constituer ce que nous appelons une « chaîne lésionnelle montante ».

Ces asymétries d'appuis consistent classiquement en des troubles morphologiques des pieds : c'est ce qui se voit et donc ce qui est le plus souvent pris en compte par les praticiens.

REPÈRES

Savoir distinguer les problèmes

Si les troubles morphologiques des pieds peuvent être à l'origine de problématiques d'appui, il ne faut cependant pas négliger d'autres origines possibles aux problèmes d'appui, ceux-ci étant évidemment la résultante de tout ce qui se passe au niveau des structures au-dessus d'eux dans le corps (soit l'ensemble du corps). Ainsi, il faut savoir différencier une origine podale des origines sus-jacentes. C'est pour cela que tout bon podologue devra avoir une formation minimale en posturologie et travailler en partenariat avec le posturologue.

Quelques types de pieds pouvant être à l'origine de problématiques d'appui

Il peut exister de nombreuses anomalies et particularités au niveau des pieds, et leurs conséquences se répercuteront vers le haut sur l'ensemble de la statique de la personne. Nous allons tâcher ici de les lister et les décrire brièvement, afin de pouvoir les repérer lorsqu'elles existent, et en tenir compte dans le raisonnement postural.

Pied creux

Généralement congénital, il peut être aussi d'origine neurologique (maladie de Friedrich ou maladie de Charcot-Marie-Tooth). Il est caractérisé par une exagération de la voûte plantaire, une diminution de l'appui plantaire et une hyperpression au niveau de la tête des métatarsiens. Il est souvent associé à des orteils en griffe et une désaxation de l'arrière-pied, en dedans comme en dehors. Il peut présenter différentes caractéristiques à prendre en compte lors du diagnostic podal et postural, notamment pour la réalisation d'une correction par orthèse plantaire.

Hallux valgus

C'est une déformation du gros orteil qui se désaxe vers l'extérieur, jusqu'à la luxation. Il est caractérisé par une marche en rotation externe, avec une réception sur le bord postéro-externe élargi du talon et une propulsion sur le bord interne de base du gros orteil.

Avant-pied rond

Déformation fréquemment associée à l'*hallux valgus*, elle est caractérisée par une altération de l'appui du gros orteil au sol. Cet appui se reporte au niveau de la tête des second et troisième métatarsiens, et est associé à une diminution du contact des orteils au sol.

Pied neurologique

Diabétique par exemple, il consiste souvent en une tendance au pied creux.

Pied plat *valgus*

Généralement congénital, il s'agit d'un effondrement astragalo-calcanéen interne. Cela signifie que la voûte plantaire s'affaisse, le pied semble écrasé sur le sol à sa partie interne. Il présente un *talus valgus*, c'est-à-dire le talon orienté en bas et en dehors, provoquant une rotation de la cheville en dedans, et engendre une sollicitation du genou vers le *genu valgum* (c'est-à-dire le genou qui est orienté en dedans) et une déviation de la rotule vers l'intérieur. Cela donne un aspect de genoux en X.

Les conséquences de ces problèmes d'axes pourront être : une augmentation des courbures rachidiennes avec hyperlordose (courbures « en creux »), lombaire et cervicale, hypercyphose* (courbure en « bosse ») dorsale et abdomen en avant (dos creux), une horizontalisation du sacrum (augmentation de l'angle sacré) et une bascule antérieure du bassin. S'ensuit une augmentation des contraintes lombaires, avec augmentation des forces en compression au niveau des articulaires postérieures, arthrose, et lésions des isthmes vertébraux avec leur cortège de douleurs et d'enraidissement. L'effondrement du médio-pied engendre souvent, par phénomène de compensation, la postériorisation du plan scapulaire (recul des épaules par rapport au bassin). Cela peut alors diminuer l'hyperlordose lombaire. Dans ce cas, on voit apparaître en plus des douleurs déjà présentes, des dorsalgies et des cervicalgies.

REPÈRES

Les pieds plats ethniques

Attention, il existe des pieds plats dits « ethniques » rencontrés en particulier au sein de populations d'origine africaine. Il faut savoir les reconnaître, car leur morphologie n'est pas en relation avec une anomalie posturale quelle qu'elle soit et il n'y a aucunement lieu de les traiter. C'est un morphotype tout à fait fonctionnel. La fonction est respectée avec ce pied qui est simplement une caractéristique naturelle de ces personnes, qui y sont tout à fait adaptées.

Pied *varus*

C'est un pied incliné vers l'intérieur. Il présente un *talus varus*, à savoir l'axe vertical du talon dirigé en bas et en dedans, qui provoque la rotation externe de la cheville. En mettant en extension les muscles de l'extérieur de la jambe, il engendre une sollicitation du genou vers le *genu varum* et une déviation de la rotule vers l'extérieur. Cela donne un aspect « à la Lucky Luke », avec des jambes dites « en tonneau ».

Les conséquences de ces problèmes d'axes pourront être : une rectitude du rachis* (dos plat et fesses plates), une verticalisation du sacrum et une bascule postérieure du bassin, avec des contraintes sur les articulaires postérieures vertébrales au niveau lombaire, une insuffisance de couverture des têtes fémorales avec des pressions anormales au niveau de l'articulation de la hanche et un risque d'apparition d'arthrose.

Pied *varus* asymétrique

Il s'agit d'un pied *varus* unilatéral ou plus important d'un côté. Cette asymétrie engendre une torsion au niveau du bassin. Avec celle-ci apparaissent des forces hélicoïdales et une torsion adaptative sus-jacente au niveau lombaire, avec une attitude scoliotique (surtout chez l'enfant ou le sujet jeune) ou des blocages vertébraux étagés (surtout chez l'adulte et les sujets à tendance raide).

REPÈRES

L'influence du pied sur le bassin

La position du pied influence le bassin par l'intermédiaire de la hanche. Dans le cas du pied *varus*, le fémur tourne vers l'extérieur et la hanche se déverrouille et se libère, le bassin se verticalise. Pour le pied *valgus*, le fémur est poussé en rotation interne, la hanche se verrouille par mise en tension de la capsule articulaire, le bassin bascule vers l'avant et s'horizontalise.

Pied double composante

Il est caractérisé par des anomalies statiques minimes, mais se révèle anormal en dynamique, au cours du déroulé du pas.

POINT TECHNIQUE

Il présente une attaque du pas en talus varus qui bascule immédiatement en valgus, « sautant » le temps du déroulé sur l'arche externe et le déroulé des orteils de l'extérieur vers l'intérieur. Ce pied associe une composante en varus et l'autre en valgus, engendrant un dos plat (lié au varus) à une cambrure lombaire (liée au valgus). Cette anomalie semble être liée à des tensions ou à un raccourcissement des muscles ischio-jambiers.

Il existe plusieurs hypothèses pour en comprendre l'origine, notamment une position assise très fréquente chez le sujet sédentaire, avec dans cette position un raccourcissement de ces muscles qui finit par se fixer. Avançons aussi l'hypothèse viscérale : des inflammations des organes au niveau du bassin créent une réaction musculaire de rétraction au niveau des ischio-jambiers et perturbent la mobilité du bassin lors du déroulé du pas. Cette dernière hypothèse semble plus pertinente, du fait qu'après traitement ostéopathique viscéral, nous constatons généralement une amélioration clinique et du déroulé du pas.

Le fait de porter des semelles ou des chaussures avec un renfort de voûte important est également un facteur pouvant engendrer ce type d'anomalie, en perturbant le déroulé naturel du pied sur l'extérieur.

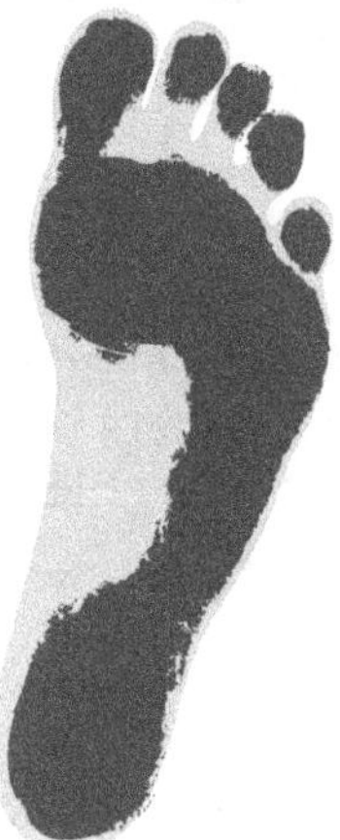

L'EMPREINTE NORMALE DU PIED

Pied supinateur

La supination est une caractéristique du pied à la fois statique et dynamique. Dans le mouvement de déroulé du pied, le bord externe du pied s'écrase lors de l'appui sous le poids du corps, la cheville s'écarte de la ligne médiane, le bord interne du pied a tendance à s'élever. Durant le déroulé du pas, le pied reste en appui sur l'extérieur.

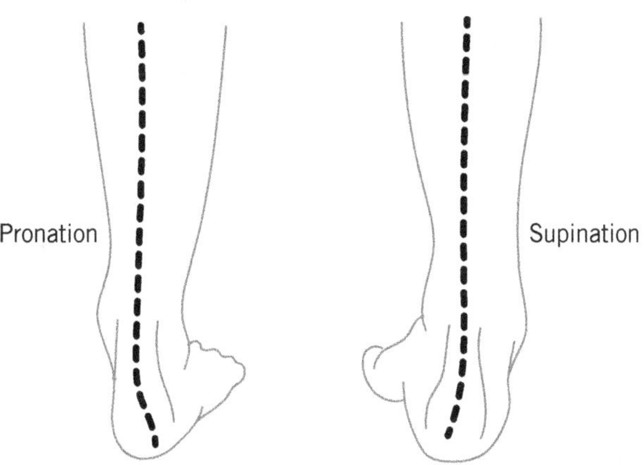

PIED PRONATEUR ET SUPINATEUR

Pied pronateur

La pronation renvoie à un mouvement vers l'intérieur, c'est une bascule interne du pied et de la cheville. Comme pour le pied supinateur, c'est une caractéristique du pied à la fois statique et dynamique. Le déroulé commence, comme pour le pied supinateur, par l'extérieur. Rapidement, il bascule vers l'intérieur et le poids du corps se trouve au niveau du bord interne du pied. Le mouvement s'achève par un hyperappui sur le gros orteil. En cas de pronation très marquée, l'attaque du talon peut se faire d'emblée par l'intérieur du talon.

Du fait de l'attaque externe, l'examen du talon de la chaussure, en cas d'usure marquée, ne guide pas systématiquement vers une supination*. Il faut surtout examiner l'avant de la semelle, mais encore plus attentivement la tige de la chaussure, c'est-à-dire la partie qui « habille » le pied.

Quintus varus

La déformation du 5e orteil entraîne une marche en rotation interne. Elle s'accompagne d'une surcharge sur le bord postéro-interne du talon à la réception. La propulsion se fait sur les 3e, 4e et 5e têtes métatarsiennes.

Pied traumatique

Le pied est appelé traumatique après un traumatisme, une fracture, une entorse, etc., ou après avoir subi une intervention chirurgicale. Il est caractérisé par une raideur ou une déformation, qui engendre des anomalies d'appui, de perception du sol ou de la proprioception*.

Les problèmes liés au chaussant

Il s'agit souvent de chaussures trop petites, qui créent des troubles perceptifs par écrasement des capteurs cutanés et de la sole plantaire, provoquant une altération de la sensibilité intéroceptive et extéroceptive. Cela entraîne aussi des déformations du pied liées à la forme de la chaussure. Évitez en particulier les chaussures à bout pointu, car elles appuient sur le gros orteil en interne et favorisent ainsi l'*hallux valgus*.

Je vous recommande aussi de bannir les chaussures présentant des reliefs marqués, souvent décrites par le discours publicitaire comme améliorant les appuis, et qui sont parfois même appelées de façon totalement aberrantes « orthopédiques » ou « physiologiques ». Prenez par exemple certaines claquettes d'été à la mode : les reliefs présents sur la semelle ressemblent à un moulage de pied, mais ce sont des reliefs « standardisés ». Forcément, elles ne correspondent pas à votre pied et risquent ainsi de créer des appuis anormaux avec des conséquences posturales qui, si elles sont la plupart du temps très bien supportées, peuvent s'avérer désastreuses.

REPÈRES

Pour résumer, évitez les voûtes plantaires marquées !

Nous avons vu qu'il faut éviter des chaussures avec une voûte plantaire marquée et, bien que pour quelques podologues ce soit encore difficile à prendre en compte, évitez également (sauf cas particulier) les reliefs de voûte sur les semelles. Cette nécessité de respecter l'arche interne s'explique facilement du fait de sa fonction essentielle dans la fonction du pied, par son élasticité et la répartition des charges au cours du déroulé du pas. Chez l'enfant, en particulier, toute voûte de semelle doit être évitée (hormis certains cas de maladies neurologiques), car l'apprentissage de la marche et de la posture sont en jeu, et elles pourraient être parasitées par un tel appareillage.

• Enfant : les troubles de l'apprentissage de la marche

L'apprentissage physiologique

Afin de permettre une maturation correcte du système postural, il est essentiel de respecter l'apprentissage physiologique de la marche chez nos enfants. En effet, l'enfant présente naturellement une évolution de la locomotion et des appuis qui va lui permettre la mise en place adaptée de ses comportements posturaux, et leur intégration neurologique. Ce rythme naturel de l'enfant est présent depuis des milliers d'années, et nous devons avoir conscience de son importance. D'abord le déplacement du bambin se fait à quatre pattes, et progressivement, il trouvera la voie de la bipédie naturellement et à son rythme.

Il faut souligner l'importance des réseaux croisés pour cette croissance posturale, constitués des informations qui vont s'échanger entre les deux lobes cérébraux. Il s'agit des capacités à effectuer une tâche différente avec le côté droit et le côté gauche du corps. L'apprentissage corporel qui permet cette maturation des réseaux croisés est donc constitué des gestes qui impliquent une utilisation différente des membres symétriques : par exemple appui sur la jambe gauche et utilisation de la main droite, utilisation gestuelle différente au niveau des deux mains.

Certaines activités sont ainsi indispensables : grimper, courir, attraper des objets avec les deux mains en même temps, etc. Les sports ou activités conseillés seront notamment l'escalade, qui fait travailler chaque membre sur une prise rocheuse différente, le tir à l'arc qui permet de synchroniser la position corporelle, ou encore le piano, pour l'utilisation différentiée des deux mains en même temps. La liste n'est pas exhaustive. Tout cela permettra à l'enfant, à travers ses réseaux croisés, d'avoir une excellente capacité à la gestion posturale et une bonne intégration de son image corporelle.

Nous devons donc tâcher d'éviter tout ce qui pourrait perturber ce développement, notamment au travers de stimulations inadaptées ou antiphysiologiques.

Les troubles de l'acquisition

Les problèmes d'acquisition des schémas d'apprentissage peuvent être liés à plusieurs causes, en voici quelques-unes.

Les chaussures

Chez l'enfant qui n'a pas encore fait l'apprentissage de la marche, elles sont des prothèses inutiles qui représentent des perturbateurs potentiels non négligeables de l'intégration des informations sensorielles plantaires. Ensuite, mieux vaut éviter de chausser l'enfant en permanence, et au contraire le laisser pieds nus lorsqu'il est dans un environnement où il n'y a pas de risque qu'il se blesse. Attention aussi aux reliefs des semelles : une chaussure d'enfant ne doit pas avoir de reliefs, et surtout pas de voûte plantaire. En effet, le pied de l'enfant n'a pas, physiologiquement, de voûte plantaire jusqu'à l'âge de 4 à 5 ans !

Le youpala

Par son action de mise en station debout artificielle dans des conditions d'appui non physiologiques, il risque de créer des automatismes de marche pathologiques. En effet, les appuis de l'enfant, qui est « assis » à l'intérieur, risquent de fausser l'intégration normale de la fonction locomotrice. En cas de réglage trop bas, son utilisation peut de surcroît altérer les cartilages coxo-fémoraux de l'enfant.

Le parc

Du fait de la gêne engendrée par les barreaux ou le filet, l'enfant va vouloir se mettre en position debout rapidement. Il risque ainsi de sauter la période de marche à quatre pattes qui est nécessaire, en particulier au bon développement des hanches.

Les sols modernes

L'enfant fait aujourd'hui l'apprentissage de la marche en milieu artificiel avec un sol parfaitement plat. Je me rappelle à cette occasion la conversation avec un confrère, dont l'enfant avait acquis la marche dans l'appartement familial, et qui racontait qu'une fois sur un sol avec quelques reliefs (habitant en ville, il s'agissait d'un simple trottoir), l'enfant se retrouvait complètement déséquilibré et chutait ! Essayez de laisser votre enfant évoluer le plus possible sur des terrains naturels et irréguliers, comme de l'herbe ou du sable (si vous avez la chance, comme nous à Montpellier, d'avoir la mer tout près), ou encore lui faire un terrain de jeu avec des coussins empilés. Cela lui permettra de travailler sa perception du relief du sol et aidera à la maturation de ses réseaux croisés.

Les causes iatrogènes

Iatrogènes signifie « engendrées par les traitements médicaux ou chirurgicaux ». Ici, il s'agit essentiellement des semelles orthopédiques inappropriées.

Attention avant de mettre des semelles à un enfant ! Soyons certains que l'indication est motivée, et évitons les semelles pas ou mal adaptées, qui peuvent faire plus de mal que de bien.

• Les autres anomalies podales

Le pied est complexe. Il est constitué de nombreux os, articulations, tendons, muscles, auxquels nous ajouterons la peau et tous les capteurs neurologiques. Il existe d'autres troubles au niveau du pied qui ne se voient pas toujours et nécessitent une attention plus particulière du praticien pour être décelés :

- anomalies d'élasticité de l'arche plantaire ;
- troubles de la sensibilité neurologique (dans certaines maladies comme par exemple les neuropathies) avec des anomalies de perception du contact du sol, ou de la position du pied dans l'espace ;
- troubles des contacts au niveau de la sole plantaire par des zones d'hyperkératose, c'est-à-dire d'épaississement de la peau, ce que l'on appelle couramment la « corne » ou de tensions qui constituent des épines douloureuses et faussent l'appui ;
- hyperlaxités, avec un manque de tonicité du pied dans certaines de ses composantes, celui-ci se retrouvant dans l'appui ;
- anomalies dynamiques, c'est-à-dire qui apparaissent lors de l'appui dynamique du pied sur le sol, essentiellement lors de la marche et de la course.

Il faut bien penser que le pied examiné a une histoire. Il est soumis à de telles contraintes au cours de la vie, qu'il est rarement parfaitement sain. Il peut avoir subi des traumatismes, des contusions, des entorses, des plaies, voire des fractures. Il est soumis aux contraintes du chaussant (chaussures trop petites, semelles inadaptées, zones de frottement, etc.).

Le pied n'est pas à considérer isolément, et pour un traitement podal adapté, l'examen postural complet du patient est indispensable. Les podologues sont heureusement de plus en plus nombreux à travailler en partenariat avec le médecin posturologue. L'échange et la communication entre ces deux professionnels gagnent à être quasi systématiques pour assurer au patient un traitement podal adapté.

REPÈRES

Un travail conjoint entre posturologue et podologue/podo-orthésiste

Dans ma pratique quotidienne en cabinet, une fois la correction podale effectuée, il est systématique de refaire un bilan avec le patient, après le port de cette correction durant un temps d'adaptation suffisant. En général, il est préconisé, en accord avec les podologues et podo-orthésistes, un délai de trois à six semaines avant ce contrôle, durant lequel le patient repositionne ses appuis et intègre les informations podales.

Au moindre souci, il faut reprendre contact avec le podologue pour effectuer des modifications de correction si cela est nécessaire. La communication entre professionnels est indispensable pour une adaptation parfaite du traitement au patient, nos visions étant souvent complémentaires, et favorise ainsi une bonne prise en charge.

Le vestibule

• Le rôle de l'oreille interne

C'est par le vestibule, organe de l'équilibre, que l'oreille interne peut être impliquée dans les sensations de vertiges et de régulation de la posture. Cet organe est tout particulièrement utile pour la mesure du mouvement de la tête dans l'espace. Il autorise la fixation d'une cible en mouvement par une action conjuguée des mouvements de la tête et de l'oculomotricité. Cette collaboration entre le système vestibulaire et l'oculomotricité existe lorsque l'on est immobile, mais aussi lorsque l'on se déplace. Ainsi, la position relative des yeux restera immobile si vous fixez un objet en bougeant la tête dans tous les sens. Faites l'expérience, la précision en est stupéfiante. Et vous pouvez essayer en marchant, en tournant sur vous-même, cela fonctionnera aussi !

• Les récepteurs de l'équilibre de l'appareil vestibulaire

Ils sont composés des éléments suivants.

Trois canaux semi-circulaires

Ces trois canaux – antérieur, postérieur, et horizontal (latéral) – sont placés orthogonalement les uns par rapport aux autres. Ils permettent la perception de l'accélération angulaire (d'un mouvement en rotation) dans les trois plans de l'espace.

Les canaux semi-circulaires sont revêtus de cils qui flottent dans le liquide contenu dans les canaux. Ils ont pour fonction de coder les mouvements de la tête, par leur mobilisation lors des mouvements de celle-ci. Ainsi, lorsque nous penchons la tête, le mouvement du liquide du canal vertical antérieur nous provoque la sensation d'un mouvement d'arrière en avant. Le même principe s'applique pour la sensation de mouvement de rotation à droite et à gauche grâce au canal horizontal, et pour le mouvement d'inclinaison latérale grâce au canal vertical postérieur.

L'utricule et le saccule

Ces deux éléments constituent ce que l'on appelle le « système otolitique ». Son rôle est d'estimer l'accélération linéaire, la gravité et les forces gravito-inertielles. Le saccule, orienté verticalement, est utile à la perception de la sensation de gravité, et l'utricule, horizontalement, aux accélérations linéaires.

Ces deux entités sont des réservoirs de la périlymphe, le liquide de l'oreille interne. Lors des mouvements d'accélération ou de décélération, cette périlymphe se met en mouvement, stimulant les cellules ciliées qui constituent le revêtement interne de cet organe. En fonction des canaux qui sont stimulés, une information de mouvement et une information sur l'axe et la direction de celui-ci sont ainsi véhiculées.

POINT TECHNIQUE

Le nerf qui transmet les informations de l'oreille interne est nommé « nerf crânien VIII vestibulaire ». Il possède un ganglion situé au niveau du conduit auditif interne, le ganglion de Scarpa, qui permet le traitement des informations issues de cette oreille interne. Le nerf vestibulaire se projette ensuite au niveau du noyau vestibulaire (en réalité lui-même constitué de quatre parties), dans le tronc cérébral. Il est lui-même en relation avec les systèmes cérébelleux, spinaux, et visuels, permettant d'intégrer les informations de ces différentes structures. Les informations seront traitées au niveau cérébral dans le cortex insulaire, du gyrus temporal supérieur, et du cortex pariétal postérieur.

• À quoi sert le vestibule ?

Le vestibule contribue :
- au maintien de l'équilibre,
- à la perception de la variation de la position de l'individu afin de lui permettre le rétablissement de cet équilibre,
- au positionnement de la tête dans l'espace,
- à l'orientation du regard en fonction de la position de la tête.

La sensibilité du vestibule n'est pas suffisante pour percevoir la gravité terrestre. En effet, une personne ensevelie sous une avalanche est incapable de percevoir le haut du bas, et donc de savoir dans quel sens creuser (on conseillerait aux skieurs pris sous la neige – mais dans ce cas précis, je doute que l'espace disponible le permette – d'uriner pour voir le liquide s'écouler, et déterminer ainsi où se trouve le bas).

Plus étonnant, le vestibule semble participer à la perception du soi. En effet, une expérience de stimulation cérébrale des aires en rapport avec le vestibule montrent qu'en présence d'un courant électrique, des illusions perceptives peuvent apparaître, telles que des sensations de sortie du corps.

Plusieurs expériences ont également montré que, grâce aux seules informations du système vestibulaire, un sujet sain est capable de s'orienter dans l'espace avec précision. Cela explique que l'on peut tout à fait se lever la nuit sans allumer la lumière. Si ce n'est pas votre cas, il pourrait être utile de faire contrôler votre système vestibulaire. L'atteinte vestibulaire a notamment une répercussion sur l'estimation de la rotation du corps avec, normalement, une symétrie de celle-ci lors des tests.

Plus étonnant encore, l'intégrité vestibulaire est nécessaire pour élaborer et retenir les proportions d'une image mentale[1], ainsi que pour réaliser la rotation mentale d'une image.

L'occlusion dentaire

Il s'agit des contacts entre les dents du maxillaire supérieur (arcade dentaire du haut) et celles de la mandibule (arcade du bas).

Nous avons tous remarqué que lors d'un effort intense, il nous est nécessaire de serrer les dents pour arriver à l'effectuer. Ainsi, la mise en œuvre occlusale semblerait intuitivement impliquée dans la force musculaire. Celle-ci pourrait donc jouer un rôle sur le verrouillage musculaire et sur l'efficacité posturale. Nous allons voir cela.

• L'occlusion normale

Il s'agit de l'organisation des rapports entre le maxillaire supérieur et la mandibule. Elle est appelée « classe I ».

1 Peruch, Lopez, Borel, 2011.

- Les dents de la mâchoire inférieure décrivent une arcade interne par rapport à celles de la mâchoire supérieure, qui viennent les recouvrir en dehors. La hauteur du recouvrement doit être d'un tiers des incisives inférieures. Au-delà, il s'agit d'une supraclusion, en deçà il s'agit d'une infraclusion.
- Les molaires et prémolaires du bas et du haut sont en vis-à-vis, celles du bas sont décalées d'une demi-dent vers l'avant par rapport à celles du haut.
- Les deux arcades ne doivent être en contact que lors de la mastication et de la déglutition, en aucun cas de façon permanente au repos.

• Les anomalies occlusales

Le mécanisme neurologique

Le système neurologique de la perception au niveau dentaire repose sur l'innervation du ligament desmodontal, qui fait le lien entre la dent elle-même et l'os de la mâchoire. Ce système nous offre la sensation de contact et de la pression dentaire : lorsque par exemple en mangeant des lentilles nous tombons malencontreusement sur une petite pierre, ce sont ces récepteurs du desmodonte qui induisent le réflexe immédiat de réouverture buccale, afin de ne pas risquer de nous casser une dent.

Une stimulation inadaptée de ce ligament dentaire peut, de la même manière que la pierre dans les lentilles, induire une action musculaire réflexe qui engendre un relâchement immédiat de la pression masticatrice et l'ouverture de la bouche.

Quelles sont les conditions de ces stimulations parasites ?

Les contacts prématurés

Quand on ferme la bouche, si le contact dentaire se fait d'abord d'un seul côté voire sur un seul point de contact, on parle de contact prématuré. Ce phénomène peut engendrer une tension à cause de la recherche instinctive de contact controlatéral*, c'est-à-dire l'instinct que l'on a de serrer les dents de l'autre côté pour rétablir l'équilibre, pour éviter le grand inconfort du contact unilatéral. Ainsi, un contact prématuré d'un côté crée un déséquilibre postural avec une contraction axiale et « tire » le corps du côté où la personne va faire l'effort de serrage.

EXERCICE

Faites le test !

Tout en étant assis sur un siège ferme et sans avoir les pieds au sol, essayez de serrer les dents d'un seul côté. Remarquez de quel côté votre tronc se déplace ! C'est le même que celui où vous serrez les dents.

Une occlusion asymétrique

C'est essentiellement l'occlusion croisée ou les troubles d'appuis dentaires au niveau des faces de contact des dents. L'occlusion croisée correspond à l'inverse de l'occlusion. Normalement, les dents de l'arcade supérieure se ferment par-dessus et à l'extérieur des dents de l'arcade inférieure. Il arrive qu'il existe un côté de la mâchoire qui se ferme avec les dents du haut en dedans des dents du bas, ou parfois juste une ou deux dents, souvent une canine, ou une molaire. Dans ce cas, les tensions engendrées sont du côté de l'occlusion croisée.

Des dents manquantes

Un mécanisme proche, non plus par l'action sur le ligament dentaire, mais par la proprioception linguale, peut engendrer des tensions corporelles du côté du problème : il s'agit d'un trou dans l'arcade dentaire. La langue va « boucher » la zone de la mâchoire où il manque une dent (ou des dents) : cette stimulation linguale attire le corps du côté du trou dans l'arcade.

À terme, les dents qui sont de part et d'autre de la zone où manque une dent, ont tendance à se diriger en direction du creux pour colmater l'orifice. Ce mécanisme influence les deux arcades dentaires et a des répercussions fonctionnelles par la modification de la physiologie de la mastication. Outre l'altération occlusale que ce mécanisme engendre, il sera donc plus difficile de trouver une solution de prothèse (implant, etc.) une fois ce remaniement installé.

• Les causes dentaires et parodontales

Les informations dentaires sont véhiculées par les nerfs trijumeaux.

POINT TECHNIQUE

Les informations trigéminées se projettent sur les noyaux des nerfs spinaux au niveau cervical, et sont ainsi, en cas d'asymétrie de stimulation, à l'origine de tensions et décompensations du système postural.

Ainsi, une supraclusion dentaire (c'est-à-dire lorsque les dents du haut recouvrent exagérément celles du bas), des molaires arrachées (ou manquantes par agénésie) avec écrasement de l'espace molaire, pour ne donner que deux exemples, pourront engendrer des troubles posturaux parfois majeurs.

Foyers dentaires réactogènes

Lors de pathologies dentaires focales, de stimulations canalaires, de caries ou d'inflammations du ligament dentaire, ces foyers dentaires réactogènes créent une hyperstimulation avec contractures homolatérales des muscles des mâchoires, puis du côté du corps homolatéral.

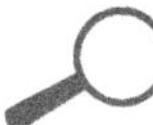

FOCUS

Carie et douleurs posturales

En cas de carie ou d'inflammation sur la mâchoire à droite, il va exister une tension musculaire de ce même côté, qui va diffuser au niveau du crâne, puis de l'épaule droite, voire au-delà. Vous avez certainement ressenti ce type de sensation, ne serait-ce que lorsque l'on se retrouve avec une fibre d'aliment coincée entre deux dents, on a alors l'impression, malgré l'insignifiance de celle-ci, d'avoir une douleur et des tensions bien au-delà, et nous ressentons un inconfort très gênant jusqu'à ce que l'on arrive à l'extirper d'une façon ou d'une autre.

Irritation parodontale

Parodontal fait référence aux tissus de soutien de la dent, en particulier les gencives. Il ne s'agit pas seulement de la stimulation du ligament dentaire, mais également d'irritations au niveau des afférences nerveuses et de la vascularisation de la gencive. L'irritation parodontale peut exister même sur une dent dévitalisée ou une couronne, ou avec un appui inadapté d'un appareil dentaire. Cela signifie qu'une couronne dentaire, un appareil ou du tartre peuvent avoir un rôle perturbateur postural.

Irritation sous-alvéolaire

Cette irritation se situe sous les racines de la dent, dans la cavité de la mâchoire. Une alvéolite peut se produire en cas de granulome dentaire, encore appelé « granulome apical » (c'est un petit nodule inflammatoire qui se crée lors d'une infection, à la pointe d'une racine dentaire). L'obturation de racines mal contrôlée (lorsque l'on dévitalise une dent, les canaux racinaires doivent être obturés) avec du ciment d'obturation qui va au-delà de la racine, peut aussi engendrer une alvéolite.

REPÈRES

L'équilibre occlusal : une problématique majeure

Certains praticiens dentaires, dentistes ou orthodontistes, sont encore insuffisamment formés à l'occlusion. Or, nous l'avons vu, la fonction occlusale est à prendre en compte avec précision. Lors des soins dentaires, comme la pose d'une couronne, d'un implant, ou d'un appareil, ou plus simplement lors d'une obturation dentaire ou de la pose d'un pansement, l'occlusion doit être une priorité. Toute sur- ou sous-occlusion doit être évitée. Lors d'un traitement orthodontique, une attention toute particulière doit être portée sur l'équilibre occlusal.

• Les grands types de troubles occlusaux

Les classes II

Il s'agit des rétrognathismes, c'est-à-dire un recul mandibulaire par rapport à l'arcade supérieure. Les molaires du bas ne sont plus décalées d'une demi-dent vers l'avant, mais peuvent se décaler vers l'arrière.

Il existe dans ce trouble occlusal une tendance à l'antériorisation de la tête (la tête qui part en avant) qui entraîne les épaules vers l'avant et risque ainsi d'augmenter les contraintes mécaniques au niveau lombaire.

- Classe II division 1 : les incisives supérieures sont orientées en avant. Ce type est fréquemment associé à une béance antérieure, c'est-à-dire un espace vertical entre les incisives, et à des troubles de la fonction linguale.
- Classe II division 2 : les incisives sont orientées vers l'arrière. Ce type s'associe en général à une supraclusion.

Les classes III

Ce sont les prognathismes, correspondant à une avancée mandibulaire par rapport à l'arcade supérieure. On a l'impression que les dents du bas passent devant les dents du haut. Ce type est fréquemment associé à une position linguale basse.

Il existe dans ce trouble occlusal une tendance à la postériorisation de la tête (la tête qui va vers l'arrière) qui entraîne les épaules vers l'arrière et risque d'augmenter les contraintes mécaniques au niveau dorsal.

Les occlusions bout à bout

Ce type est habituellement associé à une béance antérieure avec souvent une respiration buccale, et à une infraclusion (le chevauchement insuffisant des dents du haut sur celles du bas) qui peut elle-même engendrer des troubles de la mastication.

Ce trouble occlusal s'accompagne d'une tendance à une postériorisation modérée de la tête.

Les occlusions croisées

Lorsqu'elles sont unilatérales, elles représentent une cause fréquente d'asymétrie posturale, avec rotations et bascules des ceintures du bassin et des épaules. Les intrications avec les troubles oculomoteurs sont régulièrement observées.

REPÈRES

Position occlusale et posture

De profil, la position occlusale de la mandibule conditionne la position de la tête et des épaules. La posture de profil en est donc modifiée et peut générer des contraintes mécaniques au niveau de la colonne vertébrale. Il faut considérer ces contraintes dans la globalité de la posture du patient et notamment par rapport à l'influence complémentaire du capteur podal.

Les troubles de l'articulation temporomandibulaire (ATM)

Les conséquences des appuis dentaires inappropriés peuvent engendrer, outre les anomalies posturales directes, des douleurs au niveau de l'articulation de la mâchoire. Ces douleurs ont un caractère très pénible, avec souvent une difficulté à mâcher, à bailler ou parfois simplement à parler, et peuvent à leur tour initier des problématiques posturales à cause des tensions qu'elles engendrent. N'avez-vous jamais senti, peut-être lors d'une période de stress, une douleur dans votre mâchoire, avec la sensation de tension au niveau de la tempe qui semble renforcer encore cette douleur ? C'est le symptôme de tensions au niveau de l'articulation temporomandibulaire, en abrégé ATM. Bien sûr, si cela est occasionnel, il n'y a pas lieu de s'affoler. Mais si cela devenait régulier ou quotidien, il faudrait vérifier qu'il n'existe pas un serrage dentaire chronique avec des conséquences sur votre ATM.

En effet, l'ATM peut subir des contraintes excessives dans d'autres situations que les troubles occlusaux. Le stress, la fatigue, la plongée sous-marine (par serrage de tuba ou détendeur), par exemple, peuvent créer un serrage dentaire excessif et donc un surmenage de l'ATM.

POINT TECHNIQUE

Cette articulation est composée d'un condyle, qui articule la mâchoire inférieure, dans une cupule de l'os temporal au niveau du crâne, juste en avant du conduit auditif externe. Lors de l'ouverture buccale, le condyle a d'abord un mouvement de rotation selon un axe horizontal, qui s'accompagne immédiatement après d'un mouvement de translation en bas et en avant, par la mise en jeu du ménisque articulaire. Le condyle et le ménisque sont solidaires dans le mouvement, permettant une harmonie et une fluidité de l'ouverture buccale.

Les conséquences cliniques d'une souffrance de l'ATM peuvent être des douleurs locales, mais aussi des cervicalgies (douleurs du cou), des sensations de craquement ou de sablage (crissements dans l'articulation, comme s'il y avait du sable à l'intérieur). Il peut aussi exister des enraidissements de la mâchoire et des claquements en fin d'ouverture de la bouche. D'autres signes moins évidents seront des douleurs d'oreille (c'est parfois le motif de consultation, les gens pensent avoir une otite), parfois des douleurs au niveau des sinus, des maux de tête, ou encore des sensations de vertige ou de perte d'équilibre, par stimulation de l'oreille interne (qui est anatomiquement très proche).

• Les séquelles de traumatisme

Le plus classique est une chute avec un impact sur le menton, qui engendre un traumatisme sur l'articulation temporo-mandibulaire et notamment le ménisque temporal. Après tout traumatisme de ce type, il faut rechercher une limitation ou une douleur à l'ouverture buccale et une éventuelle déviation mandibulaire à l'ouverture.

D'autres traumatismes peuvent avoir des conséquences occlusales : par exemple un trauma cervical avec « coup du lapin », un traumatisme crânien, une ablation de dents de sagesse en particulier sous anesthésie générale (par forçage de l'ouverture buccale, trauma direct ou intubation difficile).

« *Libérer sa voix !*

Mélanie, 26 ans, chanteuse lyrique, a une restriction de l'ouverture buccale qui est problématique pour le chant. Elle a des tensions dans la mâchoire et voit son évolution professionnelle freinée par cette difficulté. Mélanie est suivie par un phoniatre et une orthophoniste. Cette dernière, devant l'absence d'évolution, me l'adresse pour un bilan postural.

Mélanie décrit des douleurs dans les mâchoires dès le réveil, et la mandibule est peu mobile, même lorsqu'elle parle. En l'interrogeant, elle m'apprend qu'elle grince des dents la nuit (bruxisme) et qu'elle serre aussi très souvent les mâchoires, de jour comme de nuit. Il lui arrive régulièrement d'avoir des maux de tête et des douleurs derrière la nuque. Adolescente, elle a subi un traitement orthodontique difficile qui a duré six ans entre l'âge de 12 et 18 ans, et enfant, elle a eu un choc de la mâchoire contre un rebord de baignoire lors d'une chute. Il est tout à fait possible que l'un ou l'autre de ces antécédents soit à l'origine des symptômes de Mélanie. Lors de l'examen, je trouve des contractures importantes des muscles de la mâchoire, mais aussi au niveau du crâne et du cou. À l'ouverture de la bouche, la mâchoire se décale fortement vers la gauche.

La posturographie découvre un hyperappui au niveau talonnier à gauche, qui s'inverse complètement lors de l'enregistrement yeux fermés avec alors un hyperappui talonnier à droite. Il semble donc exister une intégration des informations visuelles et somesthésiques (perception du corps dans l'espace) très problématique. Sur le plan oculomoteur, il existe une insuffisance de convergence de l'œil gauche.

Devant les tensions présentées par la patiente, j'effectue une séance d'ostéopathie crânienne avec des manœuvres de réinformation tissulaire au niveau des mâchoires. La posturographie après ces manœuvres est modifiée, il n'existe plus de différence entre les conditions yeux ouverts et yeux fermés mais il apparaît un appui croisé, c'est-à-dire un appui sur l'avant-pied à gauche et sur l'arrière-pied à droite. Cela témoigne de tensions asymétriques au niveau corporel, avec des forces en spirale (essayez de vous mettre sur la pointe d'un pied et sur le talon de l'autre pied, et vous constaterez vous-même l'inconfort que cela engendre).

Le traitement consiste, outre la poursuite de l'orthophonie, en des exercices à faire chez soi, d'une part pour la détente de la mâchoire, et d'autre part pour la libération de la convergence de l'œil gauche. Je revois Mélanie lors de deux autres séances d'ostéopathie, à quelques semaines d'intervalle. À sa troisième consultation, les appuis sont normalisés à la posturographie et surtout la mâchoire est nettement plus libre. Mélanie peut enfin libérer sa voix. »

• Les perturbateurs occlusaux

Les microgalvanismes (ou polymétallismes)

Les métaux disposent d'un potentiel électrique et peuvent, en cas de contact ou en milieu aqueux, présenter des courants électriques avec d'autres structures métalliques. Ces courants entraînent parfois des phénomènes d'électrolyse. C'est par exemple pour cela que l'on place sur les coques des bateaux en métal une pièce spécifique, la cathode, qui s'altère par électrolyse en préservant le reste de la structure du navire.

Les métaux utilisés pour les soins dentaires, amalgames ou prothèses, sont des alliages qui possèdent un potentiel électrique. La bouche est, avec la salive, un milieu aqueux salin, idéal pour la conduction des courants électriques. En cas de différence de potentiel entre les différents métaux présents en bouche, des courants électriques se créent. Dans ce cas, des ions métalliques mobilisés par le courant électrique migrent également au sein de la structure dentaire elle-même.

Ces microgalvanismes dépassent parfois les 300 000 millivolts, seuil d'excitabilité musculaire. On observe dans ce cas des contractures des muscles de la mâchoire, qui engendrent des tensions perturbant à la fois l'examen occlusal, et engendrant des tensions crâniennes, ou des muscles oculomoteurs, et pouvant donc désorganiser complètement la posture. Peuvent s'ensuivre des maux de tête, de la fatigue visuelle, des douleurs des mâchoires ou du cou, et d'autres symptômes encore.

Des microgalvanismes peuvent aussi exister entre les métaux dentaires et les bijoux ou une montre. Il convient d'y prendre garde, car cela peut aussi entraîner des stimulations musculaires à l'origine de tensions et d'asymétries posturales.

Le serrage dentaire

Encore appelé « *clenching* » (de l'anglais *to clench* : serrer), il est souvent retrouvé chez des sujets nerveux ou stressés. Vous remarquez parfois chez certaines personnes des contractions des muscles des mâchoires qu'ils serrent nerveusement.

Normalement, les dents du haut et du bas ne sont pas en contact permanent, mais « s'accouplent » régulièrement et brièvement au cours de la journée lorsque nous avalons notre salive ou au cours de la mastication.

Le fait d'avoir les dents serrées en permanence engendre des tensions et spasmes musculaires, par consommation des réserves du glycogène musculaire acidose*. La proprioception dentaire, stimulée en permanence, est saturée et s'altère. Cela pourrait se comparer à quelqu'un qui serrerait les poings en permanence.

Ce serrage dentaire est à l'origine de contractures de toute la sphère faciale et de tensions crâniennes et de la base du crâne. Cette contracture des muscles de la base du crâne engendre elle-même fréquemment des insomnies de début de nuit, car les récepteurs à la pression qu'ils contiennent, doivent être détendus pour l'endormissement.

Les forces en œuvre au cours du serrage dentaire sont souvent conséquentes, de plusieurs centaines de kilogrammes par centimètre carré. Parfois, il arrive que les dents explosent sous la pression, plutôt lorsqu'il s'agit d'un serrage la nuit (les patients n'ayant alors pas le contrôle conscient de celui-ci).

POINT TECHNIQUE

Sur le plan neurologique, il s'agit d'un emballement de la boucle gamma, avec une décharge proprioceptive et extéroceptive au niveau des ganglions de la base.*

Le bruxisme

Un équivalent du serrage dentaire est le bruxisme : il s'agit de grincements dentaires, généralement nocturnes, qui assez rapidement engendrent une usure dentaire, parfois majeure. Ce trouble est fréquent chez les enfants jusque vers l'âge de 5 ans, et il n'est pas rare de constater une usure importante des dents de lait. Si, la plupart du temps, cela s'amende avec l'apparition des dents définitives, une surveillance est tout de même nécessaire afin de ne pas négliger une problématique posturale et d'éviter l'usure des dents définitives.

L'apparition de bruxisme chez l'adulte est révélée soit par l'usure des bords libres des dents, soit par le conjoint qui est gêné dans son sommeil par les grincements.

Autres troubles de la sphère bucco-naso-pharyngée

Pour ce qui est de l'implication des paramètres oropharyngés sur la posture, nous employons souvent le simple terme d'« occlusion », qui en réalité est incomplet, ou parfois celui d'« appareil manducateur », qui est incomplet aussi, puisqu'il occulte la fonction respiratoire et phonatrice.

La sphère bucco-naso-pharyngée concentre des informations fournies par l'appareil manducateur et phonateur, qui comprend les dents, les mâchoires, mais aussi la langue, la bouche et la gorge dans la fonction de déglutition et d'élaboration des sons, ainsi que la fonction respiratoire. Les anomalies fonctionnelles de la respiration, de la déglutition, et de la mastication, ont une importance posturale trop souvent négligée. En effet, ces paramètres engendrent des conséquences importantes sur la posture céphalique, et peuvent entraîner des contractures et tensions tant au niveau des muscles des mâchoires qu'au niveau de la base du crâne et ensuite tout au long du déroulé rachidien.

La déglutition primaire est une déglutition de type infantile, elle doit normalement être transitoire, et lors de l'apparition dentaire, disparaître. Lorsqu'elle persiste, elle devient une anomalie et est souvent détectée par les orthodontistes, car les forces mises en jeu peuvent engendrer des problématiques de stabilité du traitement orthodontique.

La langue est un muscle extrêmement puissant dont l'action de modelage de la face est majeure. Elle constitue une force excentrique, c'est-à-dire qui pousse les arcades dentaires vers l'extérieur. Cette force est normalement en équilibre avec les forces concentriques des lèvres et des joues. Dans le cas où la langue est dite en position basse (respiration buccale en particulier), il existe une augmentation des forces excentriques qui poussent alors les dents en avant. Les conséquences dentaires de ces forces excentriques sont ce que l'on appelle les occlusions de classe II division 1, c'est-à-dire une béance antéropostérieure, entre l'arcade dentaire supérieure et l'inférieure. C'est un espace horizontal (et non pas vertical), les dents du bas sont en arrière par rapport à celles du haut ; on parle couramment de « mâchoire en arrière ».

Cette classe II est souvent associée à des béances verticales cette fois, liées majoritairement à des problématiques respiratoires, essentiellement la respiration buccale.

La posture de langue la plus importante à prendre en compte est celle au repos, car elle est prépondérante en termes de durée au cours de la journée. Juste derrière, on considère la déglutition, puis enfin la mastication. Il existe souvent une intrication des troubles fonctionnels entre ces différentes fonctions, les unes ayant généralement des conséquences sur les autres.

Le but de la rééducation fonctionnelle orthophonique est, dans le cadre orthodontique, de rééquilibrer les forces excentriques et concentriques pour éviter aux dents de bouger à nouveau après le traitement.

POINT TECHNIQUE

Il existe des boucles neurologiques intégrant les informations oro-faciales et celles des autres capteurs de la face : en particulier le capteur oculaire (on notera que le nerf V joue un rôle à la fois oculomoteur et d'innervation des territoires mandibulaire et de l'arcade dentaire supérieure) et l'oreille interne.

Dans le cadre postural, il s'agira non seulement de rééquilibrer ces forces, mais de permettre un fonctionnement harmonieux des chaînes musculaires à point de départ oro-facial.

• La respiration

Outre l'occlusion, qui peut agir sur les « cordages » musculaires – ils relient l'extrémité céphalique mobile (la tête) au reste du corps pour la stabilisation de la tête (notamment grâce à la relation avec la ceinture scapulaire : sternum, clavicule, omoplate, mais aussi os hyoïde qui est comme un balancier flottant en équilibre par les muscles du cou) –, d'autres muscles entrant dans la fonction d'occlusion, de déglutition et de phonation sont impliqués dans l'équilibre des forces musculaires et peuvent influencer la posture. Le muscle lingual est particulièrement puissant et peut à lui seul avoir des conséquences en termes de déséquilibre tensionnel.

Les tensions musculaires sont étroitement associées à la position de la tête, et ainsi à la liberté des voies aériennes supérieures. Cette liberté n'est donc pas déconnectée de l'ensemble de la posture.

Nous allons évoquer ci-dessous les différents types de respiration.

La respiration nasale

C'est la respiration normale, nous ne la développerons donc pas ici.

La respiration mixte

Elle doit, comme la respiration buccale que nous allons voir ci-dessous (et que l'on peut rapprocher de celle-ci), être explorée.

La respiration buccale

Elle a plusieurs conséquences morphologiques. Par la position basse de la langue, elle provoque une diminution de la stimulation du développement du palais dans le sens transversal avec une arcade dentaire supérieure étroite, et du fait du manque de respiration nasale, une diminution du développement des fosses nasales et des sinus. Elle a aussi des conséquences sur la forme du visage et engendre au niveau de la mâchoire une ouverture de l'angle goniaque (entre la branche verticale et la branche horizontale de la mandibule), avec pour corollaire un allongement vertical de l'ovale du visage, augmentant la hauteur du menton.

Ce type de respiration génère un assèchement des muqueuses nasales et buccales, avec des troubles de la ventilation des trompes d'Eustache et l'apparition d'otites et de problèmes ORL à répétition. L'assèchement a pour effet une diminution de la sensibilité des muqueuses, avec une altération du goût et de l'odorat. Les lèvres sont ici hypotoniques (manquant de tonicité), ainsi que la langue qui se trouve en position basse et devient molle, en appui sur les dents, en arrière au-dessus des molaires. Les conséquences dentaires sont un décalage entre la hauteur des incisives et celles des prémolaires et molaires, la hauteur intermolaires étant plus importante.

Ainsi, du fait de la diminution des sensations gustatives et de l'hypotonie, le patient a peu de plaisir à manger, la respiration au cours de la mastication et de la déglutition étant inconfortable et peu aisée à gérer (imaginez lorsque vous êtes enrhumé avec le nez bouché, et qu'il vous faut mâcher la bouche ouverte pour respirer).

Les conséquences posturales sont une avancée de la tête et un affaissement au niveau dorsal avec une apparence voûtée.

Cette respiration de type buccal est moins efficace que la respiration nasale, à la fois pour l'oxygénation du corps et pour sa régulation thermique. Elle engendre souvent des ronflements nocturnes. Les conséquences sont une fatigue importante, avec cernes et troubles de l'attention, débouchant sur des troubles de la scolarité ou une moindre efficacité professionnelle.

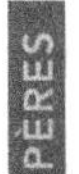

Ne négligeons pas les conséquences sociales liées à un trouble respiratoire. Le patient est affaissé, tête en avant, bouche entrouverte, avec souvent une tendance à baver un peu sur le côté. Le faciès est atone, et il présente une mastication la bouche ouverte... Les conséquences tant personnelles, sentimentales que professionnelles de cette apparence peuvent évidemment être dramatiques.

• La déglutition

Il s'agit de savoir comment a été la succion, succion du pouce, « suçu » ou têtage de langue. Il est important de vérifier lors de la consultation d'un enfant (et parfois d'un adulte !), s'il présente encore un type de comportement oral infantile ou s'il est mature. Ce passage s'effectue normalement dès l'apparition des dents.

REPÈRES

Comment régler la tétine d'un biberon

Si un enfant est alimenté au biberon, la tétine doit être réglée de façon à ce qu'il garde un réel effort de succion, afin de stimuler le développement de la sphère buccale et de la mandibule.

Il existe une importance émotionnelle non négligeable dans ce comportement oral chez nos petits (ou grands) patients, la succion étant une façon parfois de refuser de quitter l'enfance. Que dire de la cigarette souvent vécu à l'adolescence comme un rite de passage à l'âge adulte, qui nous permet d'aspirer son bout de téton avec ou sans filtre : ne serait-elle donc pas plus régressive que transgressive ?

Le seul cas où l'on peut conseiller l'usage de la « suçu », est celui du bébé qui présente une respiration buccale. Elle l'incite à fermer la bouche pour retrouver une fonctionnalité au niveau de la respiration nasale.

Pour l'examen de la déglutition, nous demandons au patient d'avaler un verre d'eau. Nous observerons le contact entre les dents au moment de la déglutition, qui se traduit par une contraction au niveau des masséters (c'est-à-dire des muscles que l'on voit se contracter au niveau des tempes lors de l'effort de fermeture de la bouche). Si le contact interdentaire existe, cela permet d'affirmer qu'il n'existe pas de déglutition primaire, c'est-à-dire infantile. La déglutition de type infantile n'est normale que jusqu'à l'âge de 4 à 5 ans. La contraction des masséters doit être symétrique, dans le cas contraire cela traduit un contact prématuré d'un côté.

Il faut aussi chercher s'il existe un mouvement de la tête lors de la déglutition, qui traduit alors des problèmes de tension, ainsi que la possibilité ou non de déglutir en ayant les dents en contact.

• La mastication

S'exerce-t-elle de façon unilatérale ou bilatérale ? Dans le premier cas, cela traduit peut-être un problème fonctionnel, notamment condylien ou dentaire.

La mastication se fait-elle bouche fermée ou au contraire bouche ouverte ? Dans ce dernier cas, c'est généralement un problème associé à un trouble respiratoire nasal, chez un sujet en règle générale hypotonique, dont les lèvres ont du mal à se fermer tout en mangeant.

L'axe cranio-sacré

Il s'agit des points d'attache supérieur et inférieur de l'axe corporel, c'est-à-dire de la colonne vertébrale. Cette structure n'est pas rigide, mais articulée à chaque niveau vertébral. À ce titre, le rachis* présente des caractéristiques de mobilité, avec des courbures qui sont la lordose* cervicale, la cyphose* dorsale, et la lordose lombaire. Ces courbures ont un sommet, une angulation et une souplesse qui doivent rester dans certaines normes mais qui diffèrent selon les personnes.

Un peu comme lorsque l'on tient un ressort souple à ses deux extrémités, on peut sentir en ostéopathie cranio-sacrée cette élasticité rachidienne, et ainsi travailler sur celle-ci.

Le même raisonnement que pour l'oculomotricité peut être appliqué au rachis en termes de ressenti proprioceptif, et en particulier au niveau de ses extrémités, parties les plus mobiles, cranio-cervicale et lombo-sacrée. Cette sensibilité s'étend même aux membres inférieurs, tant au niveau des capteurs articulaires que des tissus mous, c'est-à-dire les muscles, les vaisseaux, la peau et le tissu sous-cutané. Cela permet de nous tenir informés de la position de « l'exocapteur plantaire » par rapport aux « exocapteurs céphaliques ».

Bien que cet axe fasse partie du système kinesthésique, je le place volontairement un peu à part, car il représente une entité bien individualisée et véritablement particulière. C'est en effet à travers cet axe vertical que se transmet l'essentiel des informations du haut vers le bas du corps, et du bas vers le haut, avec une finesse indispensable à cet équilibre de la « pile d'assiettes » des vertèbres. C'est aussi un système au sein duquel les muscles, tels les haubans d'un mât de bateau, ont pour mission de préserver au rachis un équilibre adapté non seulement à la position debout, mais à tous les mouvements que chacun de nous réalise au quotidien. Il suffit d'un défaut de ce système ou de ses extensions, et l'on peut malheureusement alors évoluer vers des troubles rachidiens comme la scoliose ou d'autres pathologies. Il s'agit donc du cœur de notre système postural en termes de centre d'équilibre et de répartition des forces.

La proprioception ou kinesthésie

Elle se définit par la capacité à percevoir notre corps ou ses segments corporels dans l'espace et les uns par rapport aux autres. Ce sens fait intervenir des récepteurs sensoriels au niveau de la peau, des articulations et des muscles.

La proprioception comporte une composante inconsciente, qui intervient dans les ajustements posturaux et de force, ainsi que dans la réalisation des équilibres lors des mouvements et le maintien de la position debout. Ce sont ici des mécanismes réflexes de type médullaire* : ils ne passent donc pas par le cerveau mais par la moelle épinière et permettent un réajustement extrêmement rapide (de la même manière que l'on ôte la main d'une plaque brûlante de façon automatique, totalement réflexe).

La proprioception possède également une composante consciente. Celle-ci repose sur la perception consciente par le traitement cortical des informations proprioceptives.

• Ses propriétés sont au nombre de trois

La sensibilité à la position ou stathesthésie

Elle nous tient informés en permanence des angles formés par chaque articulation et ainsi des positions respectives de nos segments corporels.

La sensibilité au mouvement

C'est la kinesthésie qui nous permet de percevoir la sensation de vitesse, de direction et d'amplitude du mouvement.

La sensibilité à la force réalisée

On n'exerce pas la même force en prenant entre ses doigts une flûte de champagne ou en empoignant un marteau...

• Les organes de la proprioception

Au sein des muscles

Les fuseaux neuromusculaires sont des récepteurs sensoriels situés au niveau des fibres musculaires, et sensibles à l'allongement musculaire. Ils sont situés dans les muscles striés, qui permettent la locomotion et les mouvements articulaires.

POINT TECHNIQUE

Ces muscles reçoivent des fibres nerveuses dites « afférentes » (qui vont vers les muscles), Ia (fibres myélinisée, s'enroulant en hélice autour de la partie centrale du fuseau neuromusculaire et véhiculant les informations d'étirement du muscle) et II, dont les terminaisons sont sensibles à l'allongement musculaire. Leur innervation motrice se fait par les motoneurones γ, qui sont comme les stimulateurs de la contraction musculaire. Ce sont eux qui donnent au muscle l'ordre de se contracter, ou plus exactement de se mettre dans un certain état de tension, la contraction elle-même étant plus engendrée par les motoneurones α.

Les fuseaux neuromusculaires entrent en jeu dans le réflexe d'étirement.

Au niveau des tendons

POINT TECHNIQUE

Les organes de Golgi sont des récepteurs sensoriels, implantés au niveau des tendons et structures articulaires, et qui informent sur la position articulaire.

Ils sont localisés au niveau des jonctions musculo-tendineuses et musculo-aponévrotiques. Ils sont innervés par les fibres Ib (fibres de gros diamètre qui informent sur la tension exercée sur le muscle, que ce soit en allongement ou en contraction de celui-ci), et stimulent ou inhibent les motoneurones α qui ont un rôle moteur au niveau musculaire.

Ces deux boucles neurologiques au niveau musculaire et tendineux vont constituer un système que l'on appelle « boucle myotatique ». C'est celui à l'origine du réflexe myotatique : vous savez tous que lorsque l'on tape sur les tendons avec un marteau à réflexes, il s'ensuit un mouvement brutal involontaire que l'on retrouve lorsque l'on recherche les réflexes, au niveau des genoux par exemple.

Les récepteurs articulaires

D'autres systèmes que nous ne pouvons détailler ici existent, ils font appel à différents types de récepteurs sensoriels au niveau articulaire. Ces récepteurs sont situés dans les capsules articulaires et les ligaments articulaires, parmi eux on compte :

- **les organes de Ruffini :** ils sont sensibles à l'étirement et permettent en particulier la mesure de l'amplitude articulaire ;
- **les organes de Golgi :** ils permettent la perception de la position segmentaire, par exemple l'angle de la flexion de notre avant-bras par rapport au bras ;
- **les corpuscules de Pacini :** ils sont sensibles à la pression ;
- **des terminaisons libres,** qui permettent principalement la sensation de douleur et la sensibilité au chaud et au froid.

En cas de stimulation excessive de ces propriocepteurs, lors de souffrance articulaire en particulier, cela engendre un emballement de la boucle neurologique de stimulation musculaire (appelée « boucle gamma »). On risque alors une contracture, voire un blocage, notamment au niveau vertébral.

Les capteurs sensoriels de la peau et des tissus du corps

De même qu'au niveau articulaire, où de nombreux récepteurs sensoriels sont présents et participent à la fois à l'équilibre et à la proprioception, c'est-à-dire à la perception de la position du corps et des segments corporels dans l'espace, la peau contient plusieurs types de récepteurs.

POINT TECHNIQUE

Ces récepteurs enchâssés dans son épaisseur sont extérocepteurs, des capteurs sensitifs qui reçoivent des informations du monde extérieur. Cette information sera ensuite transmise directement aux muscles par les voies polysynaptiques (il s'agit d'un circuit d'ajustement réflexe), et au cerveau par les voies lemniscales (encore appelées « voie cordonale postérieure de la moelle », c'est la voie de la sensibilité du tact fin, et de la perception proprioceptive de la position du corps et des segments corporels dans l'espace) et extralemniscales (voie de la sensibilité thermique et douloureuse, ainsi que du tact grossier).

Citons (nous en avons vu plus haut les caractéristiques des principaux) :

- **les terminaisons libres :** ce sont les plus nombreuses ;
- **les corpuscules de Merkel :** barorécepteur* (récepteur sensible à la pression) surtout ;
- **les récepteurs de Golgi ;**
- **les organes de Ruffini :** sensibles à l'étirement, présents surtout aux plis de flexion ;
- **les récepteurs de Meissner :** sensibles à l'étirement ;
- **les récepteurs de Krause ;**
- **les récepteurs de Golgi-Mazzoni ;**
- **les corpuscules de Pacini :** barorécepteurs* très présents au niveau de la sole plantaire et de la paume des mains.

La perception dentaire (occlusion dentaire)

Nous avons vu les anomalies de l'appareil manducateur et compris qu'il pouvait influencer la posture.

La perception de ce qui se passe au niveau dentaire est très importante, et pas seulement au niveau de la dent, mais dans tout le système sensoriel qui l'entoure. Voyez comme cela vous semble important, lorsque vous avez la moindre petite douleur dans la bouche ou sur la langue. Pourtant, quand vous regardez dans le miroir de quoi il s'agit, vous ne voyez que quelque chose de très petit. Cela est lié au fait que l'oralité est extrêmement importante sur le plan sensoriel, et la perception des contacts dentaires ne fait pas exception, au contraire. Le desmodonte (ligament entre la dent et la mâchoire) est riche en terminaisons nerveuses, et la sensibilité des dents aux pressions et aux contacts est extrêmement fine.

L'ensemble de la cavité buccale est richement innervée. C'est pourquoi chez la personne âgée, même en l'absence de contacts dentaires réels, il ne faut pas négliger les pathologies pouvant être engendrées par déséquilibre ou par usure du dentier, qui doit donc être contrôlé annuellement et « rebasé » ou remplacé si nécessaire.

La proprioception de l'oculomotricité (mobilité des yeux)

Dans les informations proprioceptives qui permettent la perception des positions de notre corps, les muscles qui conduisent les mouvements des yeux ont également un rôle perceptif sur cette position corporelle. Suivant le sens du regard, certains muscles s'allongent tandis que d'autres se raccourcissent, informations que nous intégrons dans l'élaboration de notre schéma corporel. Dans le cas où cette perception serait faussée, il est alors possible d'observer des anomalies de perception de la position de la tête. Le patient pense alors être orienté le regard droit devant lui et le visage de face, et en réalité nous pouvons observer une rotation et/ou une inclinaison de la tête.

CHAPITRE 8

LE TRAITEMENT NEUROLOGIQUE DES INFORMATIONS

Les voies de régulation de la posture et du mouvement

Nous avons vu dans les chapitres précédents quels sont les référentiels posturaux du corps, et quels sens ils utilisent préférentiellement.

Il existe une mécanique au sein de notre organisme, avec en particulier des voies de communication qui mettent en relation les récepteurs avec les effecteurs (les muscles) de façon à déclencher la réaction posturale adaptée. Ces éléments sont tellement nombreux qu'une intégration et un traitement neurologique complexes sont indispensables. C'est ce que nous appelons la « régulation centrale de la posture ». Elle comprend non seulement les mécanismes au niveau cortical, mais également au niveau de la moelle épinière et de différents « noyaux » cérébraux, c'est-à-dire de zones du cerveau spécifiques spécialisées.

• Le système de régulation posturale

Le contrôle de la posture est multisensoriel. Le système nerveux central reçoit des informations provenant du monde extérieur par les différents capteurs. Ces informations, entre autres visuelles et auditives (outre l'audition elle-même, elles ont un réel intérêt dans la représentation spatiale lors des déplacements), sont intégrées et traitées afin d'en tirer une perception globale cohérente et interprétable.

Après un temps d'intégration des informations, et avec pour objectif la réaction de l'organisme aux sollicitations posturales, des réponses motrices sont mises en place. Ces contractions musculaires exercent des forces externes sur le système musculo-squelettique. Ce dernier exerce à son tour des forces internes qui, par ses mouvements et appuis, seront à l'origine d'un message à l'intention du système neurologique de régulation posturale.

Le système nerveux est informé directement par le système musculo-squelettique, ou indirectement par les sollicitations du monde extérieur. Il répond *via* le système musculo-squelettique pour se stabiliser.

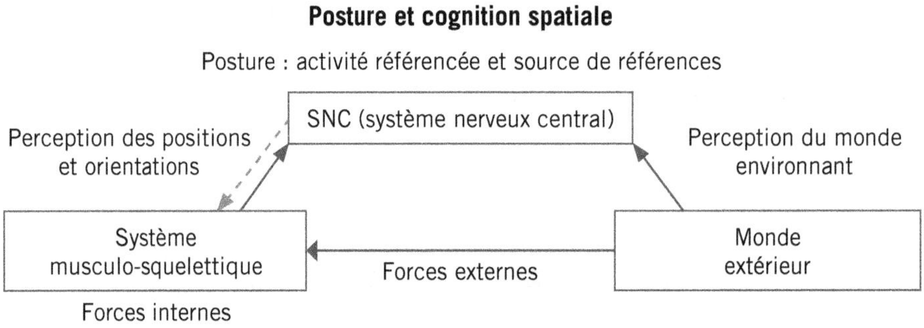

Posture et cognition spatiale

Posture : activité référencée et source de références

SCHÉMA DU SYSTÈME DE RÉGULATION POSTURALE

Les trois partenaires de la réalisation d'un acte moteur sont donc :
- le monde extérieur,
- les forces internes,
- la gestion interne des informations (le traitement « logiciel »).

• La stabilisation corporelle

La posture est une activité « référencée » : elle se fonde sur des références sensorielles et devient aussi elle-même source de référence, car c'est à partir de notre posture que l'on va réaliser des mouvements. Or, avant de faire le mouvement, il faut obligatoirement stabiliser notre posture.

FOCUS

Desproges et l'épagneul breton

Nous pouvons illustrer ce prérequis, par un extrait d'un des célèbres sketchs de Pierre Desproges. « Peu d'animaux s'abaissent jusqu'à s'asseoir. [...] À part le chat et le chien [...] Et encore, on dit : le chien, mais le chien ne s'assied jamais véritablement [...]. Si nous disons : "Haut les mains !" [...] l'épagneul breton se casse la gueule. »

L'humoriste met ici le doigt sur le fait que l'homme a besoin de stabiliser sa posture, différemment du quadrupède, afin de laisser l'usage des membres supérieurs en position assise. Ainsi, nous n'avons pas un référentiel postural unique, mais plusieurs en fonction de notre position. C'est pour cela que lors de la rééducation, par exemple orthoptique (pour les yeux), il est recommandé d'effecteur les exercices à la fois debout et assis.

Par ailleurs, il ne faut pas confondre stabilisation et orientation. En effet, les différents systèmes sensoriels ont pour but de contrôler la stabilisation, mais aussi et surtout l'orientation du corps. C'est la façon dont la tête est positionnée par rapport à la verticale gravitaire, dont le tronc est positionné, ainsi que les différents segments musculaires. Cette orientation peut être incorrecte par rapport à la verticale, mais je peux être très stable avec une mauvaise orientation. En revanche, je peux avoir une très bonne orientation par rapport à la verticale et être particulièrement instable autour de celle-ci. Le but de la stabilisation corporelle est généralement la préparation du geste.

Les différents systèmes sensoriels qui participent sont :

- le vestibule (les réflexes labyrinthiques ou vestibulaires interviennent très rapidement, en 50 à 100 millisecondes),
- la vision,
- la somesthésie (de *soma* : corps, et esthésie : sensibilité), avec en particulier la proprioception musculoarticulaire et le tact fin, qui permet la perception du corps et des segments corporels dans l'espace (sur le plan neurologique, il s'agit de la voie méniscale).

Les différentes informations sensorielles se retrouvent à la base d'une intégration multimodale, par une fusion des référentiels au niveau du système nerveux central. Nous parlerons d'une part de représentation spatiale de l'environnement et d'autre part de représentation interne du schéma corporel.

L'élaboration du référentiel spatial est le premier acte moteur qui nous permet de nous stabiliser dans l'espace et d'intégrer notre perception du schéma corporel, notamment dans l'anticipation et l'accompagnement du geste.

En outre, cette élaboration permet la réponse posturale et la stabilisation du regard dans l'espace, afin d'éviter un défilement rétinien et de permettre le suivi du regard. Ici, le déplacement des globes oculaires, tout en mobilisant la tête, compense cette mobilisation de la tête. L'œil se déplace dans le sens opposé de celle-ci, avec la même vitesse angulaire et avec la même amplitude. Par ce mécanisme, l'environnement reste fixe au sein du champ visuel.

Tous les systèmes participent à la stabilisation du regard et notamment à la conception de la verticale, qui nous permet de nous représenter l'espace, de définir notre situation dans un espace donné, et, comme l'ont montré différentes études, de retrouver notre chemin dans le noir dans un espace que l'on a au préalable parcouru yeux ouverts.

• Le référentiel sensoriel (ou cadre) de référence

Nous avons tous des préférences sensorielles qui font que nous privilégions certains sens par rapport à d'autres. Cela est vrai dans différents domaines, comme celui de la communication : certaines personnes sont en effet plus axées sur les informations auditives, d'autres plus visuelles, et d'autres encore plus kinesthésiques. C'est ce que l'on appelle le VAKOG (visuel, auditif, kinesthésique, olfactif, gustatif). Une personne plutôt auditive utilise des mots comme « j'entends bien, ça sonne bien, être en accord... », alors que pour une personne plus visuelle, ce sera : « Je vois, c'est clair, c'est lumineux... ». Il en va de même dans le domaine postural, nous n'avons pas tous le même référentiel préférentiel.

Pour nous équilibrer dans l'espace, la première étape est le choix d'un cadre de référence que nous utilisons pour organiser notre posture. À la question « A-t-on le choix entre plusieurs cadres de référence ? », la réponse est donc oui, comme avec la communication. Selon notre personnalité, les moments, les besoins, nous pouvons privilégier l'un ou l'autre de ces référentiels pour laisser évoluer ce cadre de référence, qui est comme un polygone à géométrie variable.

FOCUS

Expérience d'un changement de référentiel sensoriel

Imaginons une petite expérience. Supposons une personne dans un environnement visuel en mouvement, c'est-à-dire un champ visuel qui se déplace devant elle. Il va induire une réaction à cette illusion de mouvement. Le référentiel utilisé est visuel, c'est-à-dire que le référentiel préférentiel est ici fondé sur une information visuelle. Supposons à présent que quelqu'un ou quelque chose déstabilise cet individu. Il suffit alors d'un simple bâton, même flexible, sur lequel il pose le doigt et qui lui donne une référence tactile : il y a alors basculement de référentiel. Le référentiel préférentiel devient somesthésique et l'illusion de mouvement liée à la stimulation visuelle disparaît.

REPÈRES

Informations sensorielles et référentiels

Dans la vie courante, les changements de référentiels se font tout le temps en fonction du contexte. Cela signifie que le poids des différentes informations sensorielles varie, et peut évoluer très rapidement d'un moment à l'autre en changeant de contexte.

La sélection d'un cadre de référence permet de se représenter son corps, ensuite de le localiser par rapport à l'extérieur, et de définir l'extérieur. C'est donc tout ce qui est nécessaire pour pouvoir se mouvoir et s'orienter dans un espace : représentation du corps, représentation de l'extérieur, et représentation du corps par rapport à l'extérieur. Lorsque des discordances existent entre ces différents niveaux, il devient difficile de s'équilibrer, ou bien l'on se trouve dans le cadre d'illusions perceptives.

Les référentiels spatiaux sont donc élaborés sur la base des informations sensorielles. Ces informations permettent de créer un modèle interne, avec l'intégration quelque part dans le cerveau d'un schéma corporel qui inclut une idée de la masse de la personne, de la géométrie des segments corporels entre eux, et de la notion de la verticalité. C'est sur la base de ce modèle interne que vont être élaborés les mouvements et les gestes. À partir de celui-ci, les variables du contrôle postural sont contrôlées dans le but de maintenir une posture adaptée, l'orientation et la stabilisation corporelle.

Il est primordial que l'orientation soit correcte, car elle est nécessaire pour le codage approprié des informations sensorielles, recueillies par les organes sensoriels sur l'état de l'environnement. En effet, si la tête était mal positionnée dans l'espace, le système vestibulaire définirait mal l'orientation de celle-ci et la représentation de soi par rapport à l'extérieur. Un mauvais positionnement de l'axe visuel entraînerait aussi une mauvaise interprétation des informations. Vous le constatez, il s'agit d'une mécanique de haute précision.

Au bout du compte, les différents référentiels fusionnent pour n'en créer plus qu'un, pour réaliser la posture. La fusion des référentiels s'effectue par une sélection entre les entrées sensorielles. Elle est réalisée par le système nerveux central et dépend du contexte, par exemple de la nature de la surface d'appui. Selon que l'on est debout sur de la mousse, sur un sol rigide, sur une plate-forme qui bouge, la nature des référentiels va changer (les illusions de mouvement dépendent des référentiels que l'on fournit pour créer des illusions : comme tout à l'heure avec l'appui du bout du doigt sur une baguette flexible).

Le système postural peut effectuer un recalibrage des entrées sensorielles en cas d'inadéquation entre les informations sensorielles et la posture désirée. Cela intervient dans certains changements, notamment en cas de pathologie qui altère le fonctionnement d'un capteur sensoriel (par exemple cécité ou pathologie visuelle, neuronite ou dysfonction de l'oreille interne pour l'équilibre). Lors d'une atteinte sensorielle, il peut ne plus y avoir adéquation entre la perception qui devient mauvaise, liée au fait de l'entrée sensorielle déficitaire, et la position corporelle réelle. Cela peut intervenir aussi dans le cas de la microgravité, ou d'autres conditions particulières.

Systèmes sensoriels : vision, vestibule, somesthésie

Œil | Vestibule | Pied | Muscle | Peau | Occlusion

Référentiels spatiaux et intégration multisensorielle centrale

- Noyaux gris centraux
- Noyau vestibulaire
- Noyau terminal latéral et dorsal
- Noyau du fratus optique
- Corps genouillé latéral
- Colliculum
- Striatum
- Substance réticulée

Réponse posturale corporelle, orientation, stabilisation corporelle et du regard, représentation spatiale

Effecteur musculaire

- Organes de Golgi
- Fuseaux neuromusculaires
- Fibres musculaires

SCHÉMA DE LA RÉGULATION POSTURALE

Rappelons que le système de régulation posturale s'ajuste automatiquement, il s'agit d'une boucle autorégulée.

Les conflits sensoriels

Lors d'une mauvaise intégration des données ou d'une perturbation des informations issues de certains sens, un conflit sensoriel peut se produire. Le plus courant et le plus connu, peut-être en avez-vous déjà vous-même fait la désagréable expérience, est le mal de mer.

FOCUS

Le mal de mer

Différentes informations proviennent des yeux et des vestibules. On ne sait plus quelle est la référence à prendre en compte, car on n'arrive alors pas à traiter l'information. Heureusement pour les navigateurs, après quelques jours d'apprentissage tout rentre dans l'ordre : notre système s'est adapté.

Dans certains cas, une prise en charge thérapeutique adaptée est nécessaire, afin de permettre au patient de retrouver, à travers cet ajustement de l'intégration sensorielle, une amélioration de sa problématique.

Ces conflits sensoriels sont apparentés aux décorrélations sensorielles.

Les processus de régulation posturale

La régulation du système postural fait appel à des processus centraux, vicariants et idiosyncrasiques. Nous allons voir ce que signifient ces termes qui peuvent, au premier abord, sembler un peu « barbares ».

REPÈRES

L'omniprésence des ajustements posturaux

Tout mouvement volontaire est précédé, accompagné et suivi par des ajustements posturaux inconscients.

• Processus centraux

Ainsi que vous le savez à présent, le cerveau intègre les informations qui viennent du milieu extérieur et qui sont perçues par la vue, le vestibule (mesure du zéro gravitaire), et les perceptions somesthésiques (ce qui vient du corps). L'objectif est de gérer le corps de façon dynamique dans un environnement qui est gravitaire, les pieds sur terre d'une part, et orienté pour la vision et la préhension d'autre part. Cette tâche posturale doit être réussie en dépit de la faible surface d'appui que représentent les pieds. Ici, ce sont des processus centraux, c'est-à-dire cérébraux du système nerveux central, qui sont mis en jeu.

• Processus vicariants

Les référentiels spatiaux fusionnent pour une régulation optimale de la posture. Dans le cas d'un trouble au sein d'un référentiel, d'un déficit de capteur postural, de trouble perceptif, ou pour les techniques de rééducation par exemple, nous allons pouvoir mettre en place et utiliser les facultés de suppléance et de substitution de ces différents référentiels[1].

1 Ohlmann et Luyat, 2001. La vicariance est la capacité de suppléer à une fonction par une autre.

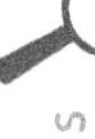

Le paradigme du canard devant la mare

D'après Alain Berthoz[1], il existe une flexibilité du choix. Imaginons qu'un canard devant une mare voit un prédateur arriver. Le premier choix pour le canard : le prédateur est loin, ne va pas trop vite, donc le canard fait tranquillement le tour de la mare pour rester à une distance de sécurité. Un deuxième choix possible : le canard se met à l'eau et nage, en espérant que le prédateur ne sache pas nager, ou n'aime pas l'eau froide. Un troisième choix reste disponible : même si le prédateur se met à l'eau, le canard peut s'envoler.

Il en va de même pour nous. Il existe des choix pour des informations sensorielles qui permettent de créer une réponse adaptative, liée à la fois au contexte, à l'expérience vécue, et qui peut donc différer d'un individu à l'autre (si je ne sais pas nager peut-être ne vais-je pas me mettre à l'eau, et si je n'ai pas d'ailes, peut être vais-je choisir une autre stratégie que m'envoler au-dessus de la mare). Nous utilisons donc nos sens selon des préférences individuelles.

Le système postural a la capacité de choisir ce qui lui semble le plus pertinent, de faire plus confiance à ce qu'il voit, ou à ce qu'il mesure, ou à ce qu'il entend. Les systèmes visuel, vestibulaire et proprioceptif donnent des informations qui sont intégrées au niveau cérébral, d'où découle une réponse motrice (et tonique). Par exemple, si je skie un jour de faible visibilité, tant que je suis en mouvement, mes yeux, mes sensations corporelles et mon vestibule me disent que je tourne. Lors de l'arrêt, inversement, mes yeux et mon corps m'indiquent que je suis au repos. En revanche, l'inertie de la lymphe au niveau vestibulaire m'indique encore un bref moment que je tourne, c'est pour cette raison que le skieur chute fréquemment lors de l'arrêt.

• Processus idiosyncrasiques

Ce terme fait référence au fait qu'il n'existe pas un stéréotype de ces processus de régulation, mais plutôt un ensemble de stratégies individuelles qui sont donc étroitement liées à la personne elle-même et à la façon dont elle s'est construite dans sa posture. Il en va bien sûr de même pour les compensations en cas d'altération posturale.

1 Il est l'auteur de *La Vicariance : le cerveau créateur de mondes*, Odile Jacob, 2013.

La décorrélation

En cas de décorrélation des référentiels spatiaux, c'est-à-dire d'informations non convergentes des capteurs, certains phénomènes peuvent apparaître.

• Les illusions de déplacement

Nous pouvons être victimes de nos perceptions. Il s'agit d'illusions perceptives. Cela nous arrive quotidiennement, par exemple lorsque nous sommes à l'arrêt, dans un train ou à un feu rouge, et que le train ou la voiture d'à côté démarre très lentement, nous avons la sensation durant une seconde, de reculer.

• La cinétose : le mal des transports et le mal de mer

Cette situation est liée à une surstimulation vestibulaire en basse fréquence, avec un conflit sensoriel entre l'œil et le vestibule. Tout le monde n'y est pas sensible de la même façon, et elle est diminuée par la fixation de l'horizon. Il existe des médicaments pour soulager ce trouble (appelés vestibuloplégiques, souvent des sédatifs, ou aussi de l'homéopathie). On peut également proposer une rééducation pour réduire la sensibilité à cette cinétose, lorsque le mode de vie du patient le nécessite, ou si le trouble génère des pathologies posturales. Cette rééducation fait notamment appel à une physiothérapie avec stimulation optocinétique, c'est-à-dire des exercices qui utilisent la stimulation corporelle dans un contexte de stimulation visuelle parasitée (par exemple dans une pièce obscure sur plate-forme mobile, avec une lumière défilante produite par une boule à facettes rotative, dans des directions qui varieront durant l'exercice). Elle se fait auprès de kinésithérapeutes formés à ces techniques et souvent spécialisés, car cela nécessite un plateau technique adapté, avec souvent du matériel coûteux, comme des plates-formes dynamiques asservies (sur vérins, commandées par ordinateurs avec différents programmes de rééducation). Ces techniques présentent un grand intérêt pour les patients, notamment pour des professionnels de la mer qui peuvent eux aussi souffrir de ce trouble. Les soulager peut leur changer la vie.

• Les structures mises en jeu

Les réafférences (informations) du monde intérieur

Il s'agit des perceptions et des sensations issues du corps, c'est-à-dire la somesthésie :

- peau,
- fascias (ce sont les membranes qui recouvrent les muscles et les organes, formant un réseau complet dans le corps, et qui, par leur innervation sensitive

et leur mise en tension, ont une action sur l'organisation et l'équilibration posturale),
- gravicepteurs (récepteurs sensibles à la gravité terrestre) viscéraux,
- mécanorécepteurs dure-mériens (au niveau de la dure-mère de la moelle épinière, qui est une membrane méningée entourant et protégeant le cerveau et la moelle épinière).

Il s'agit en outre d'informations sensorielles qui nous indiquent dans quelles positions les différents segments de notre corps se trouvent, les forces et appuis qu'ils subissent.

Les informations issues de la perception distante du monde extérieur

Distante signifie ici sans contact. Il peut s'agir du sens de la vue, avec notamment la perception de la verticale ou de l'horizontale. Par exemple, lorsque l'on regarde l'horizon, le sens visuel est perturbé si l'horizontale du bateau ne coïncide pas avec l'horizon. Cela concerne aussi les informations auditives avec la perception de la provenance des sons, ou celles issues de l'oreille interne qui nous informent en particulier sur les accélérations, en jeu dans les cinétoses*.

L'intégration des informations : les noyaux cérébraux

Ces noyaux sont appelés « noyaux gris centraux ». Ils sont situés dans le cervelet et le tronc cérébral, et sont là pour intégrer les données et permettre le déroulement de l'acte moteur. Leur lésion peut entraîner non pas une impossibilité de mouvement, mais un déroulement anormal de celui-ci.

Les circuits périphériques des réponses motrices

Des voies provenant des noyaux du tronc cérébral ont une action sur les muscles fléchisseurs et sur les muscles extenseurs. Par exemple, le faisceau vestibulo-spinal latéral a une action facilitatrice au niveau des muscles extenseurs et une action inhibitrice au niveau des muscles fléchisseurs. Pour visualiser concrètement cette action, prenons l'exemple du coude : pour qu'il puisse s'étendre, les muscles fléchisseurs du coude, en particulier le biceps, vont se relâcher.

« *Un patient transformé !*

Michel, 39 ans, agent pour une compagnie d'électricité, se plaint de sensations d'instabilité depuis deux ans. Il est en arrêt de travail depuis plus d'un an, et a chuté, heureusement d'une faible hauteur, lors de son travail, du fait de son déséquilibre. Depuis six mois, il présente des bourdonnements d'oreille des deux côtés, pulsatiles, qui sont apparus brutalement, sans raison selon lui. Il a bénéficié de nombreux examens lors d'un bilan hospitalier, qui n'ont, dit-il, rien montré d'anormal. Il a été traité par cortisone, antidépresseurs, antalgiques contre les douleurs neuropathiques, antivertigineux, etc., sans effet bénéfique. Devant cette absence d'amélioration, la piste d'une origine psychosomatique a finalement été évoquée par les médecins en désespoir de cause, et il a même fait de l'EMDR (traitement des traumatismes par mouvements oculaires).

Lors de l'examen postural, je constate essentiellement une instabilité à la fermeture des yeux, qui est confirmée par la posturographie : Michel doit lutter en permanence pour stabiliser sa posture et effectue donc un travail postural épuisant. Il existe par ailleurs une asymétrie des appuis très modérée.

Devant les troubles de l'équilibration posturale avec une décorrélation des perceptions issues des différents capteurs posturaux, je propose à Michel de réaliser rapidement un travail de rééducation de l'équilibre, sur plate-forme asservie, chez un kinésithérapeute spécialisé. Nous convenons de réévaluer son état après un mois et demi.

Six semaines plus tard, Michel revient en consultation, il est ravi et n'a plus rien du Michel que j'avais vu lors de la première consultation. Il est joyeux, en pleine forme, ne prend plus aucun médicament, et souhaite reprendre le travail !

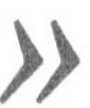

Les circuits neurologiques

• Les structures anatomiques et les voies de régulation posturale

Ce sont les voies neurologiques qui permettent la réalisation des mécanismes de couplage entre la posture et le travail musculaire dans la statique et le mouvement.

La voie corticale : le système pyramidal

C'est le support de la motricité élémentaire. Elle part du cortex cérébral, croise dans la moelle épinière et descend au sein de celle-ci jusqu'à aller stimuler le muscle cible.

Le **cortex moteur** est constitué des **aires motrices cérébrales** qui sont réparties à la surface du cerveau. Elles constituent une carte du corps humain projetée sur cette zone, appelée « l'homonculus de Penfield » (l'auteur qui l'a décrite).

Certaines zones corporelles, la main, le visage et la bouche sont plus représentées que d'autres au niveau du cortex cérébral moteur, du fait du nombre de muscles mis en jeu.

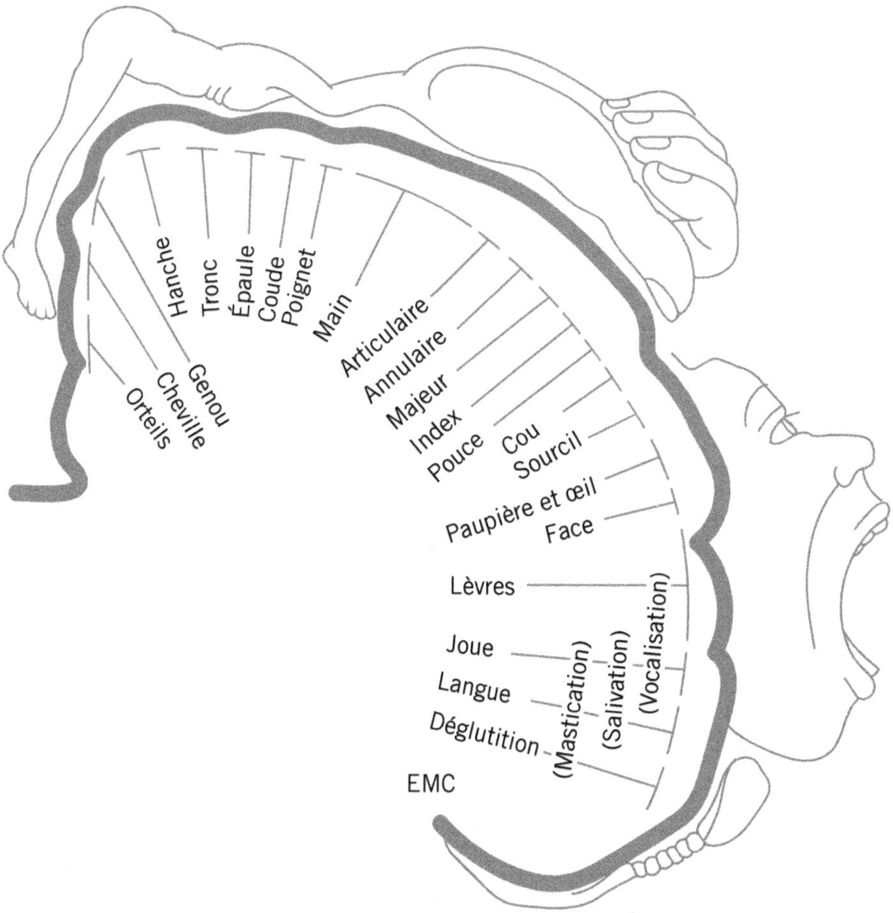

HOMONCULUS DE PENFIELD[1]

Le rôle du cortex moteur est de planifier, de commander et de guider le mouvement volontaire. Il est l'initiateur, l'architecte de la réalisation du geste. Il agit de concert avec les centres du tronc cérébral pour le contrôle postural et le tonus musculaire.

Les informations motrices issues du système pyramidal vont aboutir au niveau des **interneurones**, qui gèrent la coordination réflexe, et aux **motoneurones**. Ces derniers sont véritablement le dernier maillon de la voie motrice du mouvement, connecté aux muscles squelettiques du corps.

1 D'après Rosenzweig *et al.*, 1998.

La voie corticale est modulée par de nombreux éléments :

- **le cortex prémoteur et les zones associatives :** ils permettent la préparation ainsi que la programmation du mouvement, à la fois en termes de déroulement temporel et de stratégie, pour que le mouvement soit adapté au contexte environnemental et à son objectif.
- **les ganglions de la base :** connectés au cortex moteur, ils constituent la bibliothèque des plans moteurs appris et en permettent l'exécution automatique, ainsi que l'adaptation des plans en fonction du contexte. Ils déterminent les commandes appropriées aux fins de l'exécution du mouvement. C'est un peu comme la base de données permettant la réalisation du geste.
- **le cervelet :** lui aussi connecté au cortex moteur, il permet l'adaptation et la coordination sensorimotrice fine du mouvement. On pourrait le comparer au maître d'œuvre qui contrôle et effectue les ajustements dans la construction du geste.
- **les noyaux gris centraux :** ils agissent comme des modulateurs des réponses motrices, au niveau du cortex, mais aussi du cervelet et de la moelle épinière.

REPÈRES

Les neurones miroirs

Lorsqu'ils sont stimulés, lors de la réalisation d'une action par soi-même ou de l'observation de la même action accomplie par quelqu'un d'autre, ils déchargent des neurotransmetteurs. Ces neurones sont activés même lorsque la fin de l'action n'est pas visible. Cela signifie que le cortex prémoteur (qui prépare l'action motrice) de l'observateur est capable d'élaborer une représentation motrice du geste observé – s'imaginer faire le geste ou même réaliser l'apprentissage d'un geste avant même de l'avoir effectué –, même si celui-ci est incomplet[1].

On a pu montrer que ces neurones miroirs sont à l'origine de comportements d'imitation. Ainsi, observer une personne en situation de déséquilibre postural augmente les oscillations posturales de celui qui regarde. Il existe donc un couplage entre l'observation et l'action[2]. Les propriétés de ces neurones miroirs font actuellement l'objet de nombreuses études et de plus en plus d'applications, en particulier dans le domaine de la rééducation. On s'est en effet aperçu de l'intérêt de ce mécanisme pour les patients atteints d'AVC (hémiplégie, troubles sensoriels, etc.), pour la rééducation de la personne âgée, mais aussi les sportifs avec ce que l'on appelle la modélisation : c'est-à-dire l'intégration du geste par l'observation.

La posturologie permet, à travers les possibilités d'amélioration des mécanismes de préparation et de réalisation du geste, un apport tout à fait conséquent pour la performance sportive. Le posturologue est amené à devenir, de plus en plus, un élément indispensable au sein de l'équipe technique pour le suivi des sportifs de haut niveau.

1 Rizzolati *et al.*, 1981, 1988. Umilta et Al, 2001.
2 Tia *et al.*, 2012.

Cas particulier de l'arc réflexe

Il s'agit d'une réponse qui ne passe pas par le cerveau. Le stimulus sensoriel (cutané ou musculaire par exemple) est traité directement par la moelle. Cette réponse extrêmement rapide va permettre l'adaptation immédiate à un événement extérieur ou à un stimulus interne : comme lorsque l'on marche pieds nus sur un objet pointu, le pied se relève par action réflexe avant même que l'information douloureuse aie été traitée par le cerveau.

POINT TECHNIQUE

Sur le plan anatomique, le stimulus appelé « efférent » (c'est-à-dire partant de l'organe sensoriel) est véhiculé par la fibre 1a, arrive en interaction avec le motoneurone (cellule motrice) α1, qui envoie un influx moteur par la fibre α qui est à destination musculaire.

Cette action réflexe est activatrice sur les muscles fléchisseurs, et inhibitrice sur les muscles extenseurs. Cela permet le mouvement de retrait rapide. Le réflexe a également une action controlatérale*, cette fois inhibitrice sur les muscles fléchisseurs et activatrice sur les muscles extenseurs, dans un but d'appui compensateur[1].

Les réflexes posturaux

On peut mettre en évidence plusieurs types de réflexes posturaux, notamment des réflexes dits « archaïques » (car ils existent dès la naissance).

Le réflexe d'appui

Le contact avec le sol engendre un réflexe de réaction. On peut par exemple l'observer chez le bébé lorsque, le tenant debout, on met ses pieds en contact avec un plan dur : il va de façon réflexe étendre les jambes.

Le réflexe de marche

La marche fait partie des actes automatiques, vous le constatez également avec le bébé. S'il ne peut pas marcher avant l'âge d'un an environ, il possède déjà le codage de ce geste : c'est d'ailleurs un des tests pour contrôler le développement normal du nourrisson. Jusqu'à l'âge de quatre mois environ, si on le tient debout sur un plan dur, il va non seulement mettre ses membres inférieurs en extension, mais effectuer une marche automatique.

Le rythme locomoteur, c'est-à-dire de la marche, est inscrit dans la moelle épinière. On parle de réseaux de neurones autonomes pouvant le déclencher[2]. Cela signifie que ce rythme intrinsèque est automatique et ne dépend pas du cerveau.

1 Purves *et al.*, 1999 (voir Bibliographie).
2 Grillner, 1973.

La locomotion est motivée, c'est-à-dire qu'elle est opéré de manière consciente, et que cette motivation d'aller d'un point à un autre la déclenche. Il existe donc des influences supraspinale (provenant des étages du système nerveux central au-dessus de la moelle : cerveau, cervelet, tronc cérébral). Elle est régulée par les influences sensorielles. Sur un terrain caillouteux par exemple, nous adaptons notre posture à chaque pas en fonction des informations sensorielles transmises par nos pieds.

Le réflexe de rotation du cou

Ce réflexe comprend le mouvement de rotation du cou, l'extension du membre supérieur homolatéral (du même côté) et la flexion du membre inférieur homolatéral. Par exemple, lorsque l'on tourne la tête à droite, cela facilite l'extension du bras droit et la flexion de la jambe droite.

Le réflexe de redressement

Qui n'a jamais vu un chat qui, alors qu'il était en hauteur sur un support un peu étroit ou instable, glisser de celui-ci lors de sa sieste et retomber immanquablement sur ses pattes ? Un peu stressé de ce réveil brutal certes, mais sans aucune blessure. C'est le réflexe à point de départ vestibulaire (l'équilibre dans l'espace géré par l'oreille interne) qui lui a permis de se remettre à l'endroit de façon aussi rapide et spectaculaire. Ce réflexe est dépendant de la gravité. Chez des animaux élevés en hypergravité, le test dans les conditions de gravité normale montre qu'ils sont incapables de retomber sur leurs pattes, étant habitués à une vitesse de chute différente. Pour que tout se passe de façon efficace, un tarage adéquat (c'est-à-dire le réglage de base) des capteurs géocentrés de l'animal est nécessaire.

Les réflexes s'appuient sur un fonctionnement musculaire synergique lors de la stimulation de muscles pour une même fonction, ou au contraire inhibiteur (par le biais d'un relai nommé « interneurone inhibiteur ») pour les muscles antagonistes.

REPÈRES

Des réflexes de base essentiels

En conséquence de ces mécanismes réflexes, nous pouvons établir que tous nos mouvements, qu'ils soient simples ou complexes, appris et volontaires, reposent sur des réflexes de base que l'on appelle des « schèmes corporels ». Ainsi, le rôle de la maturation et de l'apprentissage postural chez l'enfant est crucial. En cas de trouble de celui-ci, il peut être incriminé dans différentes pathologies (dyslexie, scoliose, etc.).

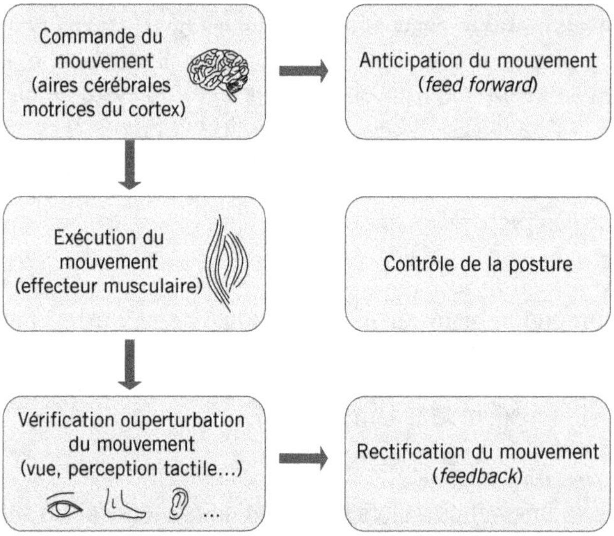

Commande du mouvement (aires cérébrales motrices du cortex)	→	Anticipation du mouvement (*feed forward*)
↓		
Exécution du mouvement (effecteur musculaire)		Contrôle de la posture
↓		
Vérification ouperturbation du mouvement (vue, perception tactile...) ...	→	Rectification du mouvement (*feedback*)

COMMANDE ET RÉGULATION DU MOUVEMENT (AIRES CÉRÉBRALES MOTRICES)

La voie sous-corticale : le système extrapyramidal

Il existe plusieurs voies de régulation de la posture appelées « sous-corticales », c'est-à-dire qui ne prennent pas leur origine dans le cortex du cerveau. Elles concernent la collaboration entre les structures de traitement de l'information posturale. Les informations issues principalement des capteurs posturaux tels que l'œil et de l'oreille interne y sont traitées, pour être intégrées dans le processus d'équilibre postural. Ces structures sont appelées « noyaux » et sont situées dans le tronc cérébral, juste à l'arrière et en dessous du cerveau.

Le vocabulaire neurologique est peut-être un peu complexe, ne cherchez donc pas forcément à vouloir tout comprendre en détail. Voyez plutôt le système et le principe par lequel la régulation et donc le raisonnement postural pourront prendre forme.

Détaillons un peu plus les voies sous-corticales qui régulent la posture.

Le tectum et la voie tecto-spinale

POINT TECHNIQUE

Le tectum est lui-même constitué des deux collicules supérieurs (noyaux). Les voies qui en partent croisent la ligne médiane (et se retrouvent ainsi au niveau médullaire controlatéral : les structures cérébrales droites vont croiser dans la moelle pour aller à gauche, et inversement) et descendent dans la moelle pour se terminer sur les interneurones de la moelle cervicale.*

Ce faisceau tecto-spinal joue un rôle dans le contrôle des mouvements controlatéraux de la tête lors d'un stimulus visuel, corporel, ou auditif.

Le colliculus supérieur est aussi actif dans le contrôle des mouvements oculaires lors de la rotation de la tête. Ainsi, lors de la rotation et des mouvements de la tête, celle-ci bouge de façon coordonnée avec les yeux pour maintenir l'image sur la rétine. C'est un processus qui permet la fixation d'une cible. Le cervelet est impliqué dans la régulation de ce réflexe appelé « vestibulo-oculaire ».

La réticulée et la voie réticulo-spinale

La formation réticulée a un rôle dans différentes fonctions corporelles, comme la régulation cardio-vasculaire et respiratoire, la régulation de la veille et du sommeil, ainsi que le contrôle du tonus musculaire axial et de la racine des membres. C'est pourquoi elle joue un rôle notable dans l'anticipation et la stabilisation de la posture corporelle.

POINT TECHNIQUE

La réticulée est répartie en deux noyaux principaux : réticulée protubérantielle et réticulée bulbaire. Ces deux groupes de neurones ont un rôle moteur antagoniste avec pour le premier une action excitatrice sur les muscles antigravitaires, et pour le second une action au contraire inhibitrice. La voie réticulo-spinale protubérantielle descend du même côté dans la moelle épinière, pour se terminer sur les interneurones médullaires, qui à leur tour se projettent sur les neurones moteurs et engendrent ainsi une stimulation des muscles axiaux du corps, extenseurs de la racine des membres et la colonne vertébrale. L'action de cette voie est couplée aux noyaux vestibulaires et aux noyaux du cervelet. La voie réticulo-spinale bulbaire a un trajet sensiblement identique mais a une action inverse sur le tonus musculaire. L'action de cette voie est couplée au faisceau cortico-spinal, rubro-spinal et d'autres encore.

Le noyau vestibulaire et la voie vestibulo-spinale

POINT TECHNIQUE

Ce noyau, en association avec le noyau réticulé protubérantiel, participe à l'extension et à la stimulation des muscles antigravitaires. La spécificité de ce noyau est d'être couplé avec les formations sensorielles provenant du vestibule. Il y a un faisceau vestibulo-spinal médian et un faisceau vestibulo-spinal latéral, qui ont pour origine respectivement les noyaux vestibulaires médian et latéral : le noyau vestibulaire médian, recevant des projections du nerf crânien VIII, véhicule des informations issues des canaux semi-circulaires ; le noyau vestibulaire latéral recevant, lui, des informations issues des canaux semi-circulaires et des organes otolithiques.

> *Ces faisceaux descendent du même côté dans la moelle épinière, pour se terminer sur les interneurones de la moelle, émettant de puissants signaux posturaux excitateurs vers les muscles de la racine des membres pour le faisceau latéral et les muscles de la nuque pour le faisceau médial.*

L'action de ces faisceaux est de permettre un ajustement postural de la tête et du corps lors d'accélérations angulaires ou linéaires de la tête, donc lorsque l'on tourne la tête ou que l'on change notre vitesse de déplacement. Voyez par exemple l'équilibre du serveur de café, qui s'arrête brusquement dans son élan, hélé par un client, puis tourne la tête tout en marchant en voyant ces autres personnes qui viennent de s'installer à une table, le tout avec son plateau chargé en équilibre sur une seule main. Ces faisceaux ont donc une grande importance dans les mécanismes de rétroaction ou d'adaptation.

C'est par le réflexe vestibulo-spinal que se fait la rééquilibration posturale d'urgence, appelé « réflexe à latence courte » (50 à 100 ms), comme lorsque vous mettez le pied dans un trou de la chaussée que vous n'aviez pas remarqué, ou lorsque vous ratez une marche d'escalier.

Les projections monoaminergiques du tronc cérébral

Ce sont les voies modulatrices de la motricité.

POINT TECHNIQUE

> *Il s'agit pour les projections issues du* locus coeruleus, *dont le neurotransmetteur est la noradrénaline, d'un rôle inhibiteur sur le système moteur médullaire, et pour les projections issues des noyaux du raphé, dont le neurotransmetteur est la sérotonine, d'un rôle activateur sur l'activité motrice mais inhibiteur sur la nociception, c'est-à-dire les voies de la douleur.*

Les motoneurones (neurones moteurs) alpha

Il s'agit de motoneurones squelettomoteurs, c'est-à-dire qu'ils vont commander la mobilisation des os du squelette les uns par rapport aux autres par les contractions musculaires.

Les motoneurones (neurones moteurs) gamma

Ce sont des motoneurones fusimoteurs, c'est-à-dire innervant sur plusieurs fuseaux neuromusculaires les fibres qu'ils retendent au cours de la contraction afin de garder en permanence le contrôle du raccourcissement musculaire.

REPÈRES

Muscles et motoneurones

Les muscles extenseurs du corps, ceux qui permettent de nous tenir bien droit et qui ont tendance à nous redresser, exercent des influences excitatrices sur les motoneurones alpha et gamma. Au contraire, les muscles fléchisseurs ont une action inhibitrice sur ces motoneurones.

• Les boucles neuronales

Lors de la réalisation d'un geste, par exemple tirer avec la main sur un levier situé devant soi, les muscles stabilisateurs de la posture effectuent une contraction anticipatrice avant la réalisation de ce geste (ici, un électromyogramme sur les muscles de la jambe constaterait une activité environ 100 millisecondes avant la contraction du biceps lui-même). Ainsi, la posture met en jeu le cortex moteur dans la réalisation de la contraction musculaire, le cortex prémoteur dans la préparation de cette action motrice, ainsi que le cortex sensoriel pour la perception de la modification qui s'ensuit au niveau du corps.

Il existe un phénomène de régulation permanente du tonus musculaire par les différents faisceaux de commande neurologique mettant en jeu ces structures, par l'intervention des différents noyaux et formations du tronc cérébral, ainsi que grâce au cervelet.

L'ensemble de ces jeux réciproques complexes permet un ajustement fin de la posture et du geste.

• Les mécanismes de régulation du mouvement

Les centres régulateurs sont essentiellement les ganglions de la base et du tronc cérébral. Leur rôle est de maintenir notre centre d'équilibre dans une zone réduite et de réguler la position de celui-ci en fonction des tâches et des mouvements effectués.

Le mécanisme rétroactif du contrôle postural

Cette correction du geste par retour d'information est aussi appelée « contrôle en rétroaction ». Les informations permettant la régulation de la posture utilisent des processus rétroactifs.

À partir d'une trajectoire planifiée (rester debout par exemple), le système de commande informe le système musculo-squelettique, qui me permet de rester debout sans problème. Si quelqu'un arrive et me pousse, un message d'erreur est renvoyé aux structures nerveuses initiales, qui effectuent une comparaison de l'information et induisent une correction. Ce processus s'appelle la « boucle de rétroaction » et constitue la réponse de base de toute stabilisation posturale. C'est donc une réponse posturale qui est déclenchée par les formations sensorielles en retour. Cette boucle fermée est appelée en anglais le *feedback**. Il faut savoir que les systèmes en boucle fermée mettent l'accent sur la précision du geste. Attraper un objet se fait avec des rétroactions en boucle fermée d'origine visuelle et d'origine tactile. Cela intervient plus en fin de mouvement.

FOCUS

Un verre à la main

Lorsque l'on tient dans sa main un verre vide, les commandes centrales excitatrices et motrices « disent » aux motoneurones qui commandent les muscles : voici la force qu'il faut appliquer pour tenir ce verre. Une perturbation arrive : du liquide dans le verre, cela informe les fuseaux neuromusculaires qui ajustent la longueur du muscle. Il s'agit d'une boucle réflexe au niveau de la moelle épinière. La commande centrale par l'intermédiaire du motoneurone alpha agit sur le muscle, lequel en cas de perturbation dans le geste programmé enregistre une modification de sa longueur par les informations issues du fuseau neuromusculaire (récepteur sensible à l'élongation musculaire). Ce dernier crée alors une décharge vers le motoneurone alpha, qui module son activité pour réguler la longueur du muscle.

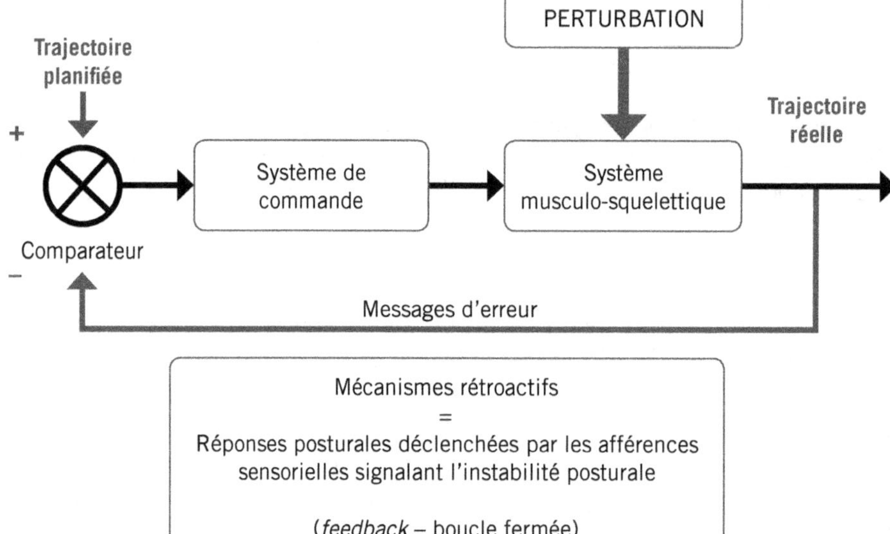

LES MÉCANISMES RÉTROACTIFS DU CONTRÔLE POSTURAL

L'être humain, en particulier dans sa position debout, est mécaniquement instable du fait de la gravité terrestre, son centre de masse étant situé au-dessus de son centre de pression sur le sol. Lorsque la résultante des forces de gravité n'est plus alignée avec la résultante des forces de réaction au sol, un couple se crée et la chute du corps tend à accélérer.

Pour arriver à stabiliser ce corps mécaniquement instable, un système de contrôle en rétroaction est nécessaire, dont les entrées permettent d'être alerté du moindre écart par rapport à la position d'équilibre, cela afin de corriger, en mettant en œuvre au plus vite les réactions appropriées à un retour vers cette position d'équilibre. Et ainsi de suite, car un nouveau déséquilibre succède en permanence au précédent, et doit être corrigé à son tour.

REPÈRES

Comment cela fonctionne-t-il ?

Dans le mécanisme rétroactif du contrôle postural, l'individu programme une trajectoire. Par le système de commande neurologique, il actionne le système musculo-squelettique et, en cas de perturbation (externe ou interne par un problème de douleur ou raideur par exemple) de la trajectoire programmée, un message de retour sur la trajectoire réelle est comparé à la trajectoire prévue. En cas de non-concordance ou d'erreur, le système rétroactif corrige la trajectoire en mettant en œuvre une réponse posturale corrective.

L'anticipation posturale

Encore appelée « contrôle en proaction », il s'agit d'une anticipation du geste idéal par des réponses préprogrammées qui précèdent le début du mouvement, en prenant en compte les effets posturaux d'une perturbation attendue. Par exemple, un garçon de café qui sait à quel endroit enlever du poids sur son plateau et comment modifier la contraction des muscles de son bras pour éviter qu'il ne chute.

C'est donc une anticipation posturale associée aux mouvements volontaires. Ces réponses sont préprogrammées et précèdent le début du mouvement : l'activité musculaire commence avant le début de l'action. La préparation de l'action correspond à ce que l'on appelle « ajustements posturaux anticipés », en anglais *feed forward** : c'est une boucle ouverte. L'origine de la proaction est centrale (corticale et ensuite dans l'adaptation cervelet et ganglions de la base).

Ces phénomènes de proaction sont essentiels pour coupler posture et mouvement, afin que le mouvement ne perturbe pas la posture.

REPÈRES

Quels sont les signes d'un possible déficit de ces mécanismes ?

Pour certains patients montrant des déficits de ces mécanismes de régulation, il est important de leur demander s'ils rencontrent des problèmes de maladresse, s'ils ont tendance à trébucher ou à faire des entorses à répétition. Ce sont autant de signes qui pourront nous mettre sur la voie et il faudra prendre en compte ces éléments lors du diagnostic. En effet, nous devons adapter en permanence notre posture, en nous servant des informations sensorielles correctement pour prévoir l'action et pour réagir lors de son déroulement.

• Place de l'émotionnel et relation corps-esprit

Il convient de ne pas négliger dans l'apparition des problématiques posturales, les facteurs psychoémotionnels, car lorsque l'on est dans une posture inconfortable, ou en « mauvaise posture » dans notre vie, nous sommes alors souvent plus fragiles face aux problématiques posturales. En effet, il existe un seuil de décompensation de la posture, et souvent il est difficile dans ces cas-là pour le corps de mettre l'énergie dans le travail postural et les compensations. Ainsi, un bon équilibre postural passe souvent par un bon équilibre de vie, et chaque domaine de vie est à prendre en considération, que ce soit le domaine personnel, familial, professionnel, ou autre.

Les effecteurs musculaires

L'activité musculaire permet un maintien en station debout malgré la gravité, grâce à une fixation des angles des articulations participant à ce maintien de la station érigée statique. Les muscles posturaux sont peu puissants mais peu sensibles à la fatigue, étant connectés en permanence, hormis quelques minutes durant les phases de sommeil paradoxal. Ils sont sans arrêt le lieu de micro-ajustements, qui permettent le maintien de l'équilibre. À chaque instant, le muscle est sous l'influence de millions d'informations issues des muscles, des tendons, des articulations, des viscères, de l'œil, de la peau, des mâchoires, de l'oreille interne, etc.

Il existe trois grands types de contractions musculaires :
- avec raccourcissement, qui permet un déplacement de deux pièces osseuses autour d'une articulation ;
- avec allongement, qui correspond à un freinage, comme lorsque l'on retient un objet pesant qui est en train de chuter ;
- la contraction statique, qui correspond à un verrouillage sans changement de longueur du muscle.

Il en découle deux types de contractions :
- les contractions isotoniques : le muscle se raccourcit pour une charge constante ;
- les contractions isométriques : le muscle ne change pas de longueur, mais c'est la tension exercée sur ses insertions qui varie.

Les muscles de l'organisme sont répartis en deux catégories, ceux constitués de fibres blanches et ceux constitués de fibres rouges. Les muscles blancs présentent des capacités de contraction rapides mais sont plus fatigables (comme les biceps par exemple), alors que les muscles rouges permettent au contraire des contractions lentes mais une plus grande résistance à l'effort (comme le cœur et les muscles posturaux).

POINT TECHNIQUE

Trois types de fibres musculaires dans ces muscles existent :
- *les fibres du groupe I : rouges, toniques, encore appelées « fibres S » (slow) ;*
- *les fibres du groupe IIA : posturales, encore appelées « fibres FR » (fatigue resistant) ;*
- *les fibres du groupe IIB : phasiques, encore appelées « fibres FF » (fast fatiguable).*

Chaque muscle contient ces fibres en proportions qui lui sont propres, en fonction de son rôle dans l'organisme.

Le tonus musculaire antigravitaire est réalisé principalement par les muscles extenseurs antigravitaires : muscles de l'occlusion mandibulaire, de la tête, du tronc, de la cuisse, de la jambe, du pied. Ces muscles rouges ont une activité tonique et tonicophasique et constituent les moteurs du système postural. Leur mise en jeu est sinon inconsciente, du moins involontaire, par les structures intégratrices centrales de la posture et le système.

Les muscles qui nous permettent la station debout sont ceux qui permettent de lutter contre la gravité pour se relever de la position quadrupède pour atteindre la position bipède, essentiellement les muscles extenseurs du tronc, qui relèvent donc celui-ci, et des muscles profonds du dos, dont l'action est complétée et équilibrée par les abdominaux.

• Les muscles intervenant dans l'équilibre antéropostérieur

Les muscles postérieurs

Ce sont les muscles qui vont permettre de tirer le corps vers l'arrière, et notamment permettre la station debout en relevant le buste à la verticale.

Il s'agit de muscles extenseurs. Les principaux muscles qui entrent en jeu ici sont les muscles érecteurs du cou, les muscles paravertébraux, les muscles sacro-lombaires, le grand fessier, les ischio-jambiers, le triceps sural.

Les muscles antérieurs

Ces muscles vont avoir tendance à faire fléchir le corps vers l'avant.

Ce sont principalement les muscles de la face antérieure du cou (sterno-cléido-mastoïdien), les droits antérieurs, le psoas, le quadriceps, le tibial antérieur et les muscles fléchisseurs des orteils.

• Les muscles intervenant dans l'équilibre latéral

Ils équilibrent le corps vers la droite ou la gauche, et donc entrent en jeu dans l'alignement latéral de la posture et du rachis. Leur tonus équilibré est primordial pour éviter les scolioses et les décalages latéraux.

Ce sont principalement les trapèzes, les grands ronds, les grands dorsaux, les carrés des lombes, les moyens fessiers, les muscles adducteurs, les tenseurs du *fascia lata*, les jambiers et les péroniers.

Les déséquilibres posturaux

Parfois, il suffit qu'un des capteurs soit altéré pour qu'une cascade de phénomènes induise une pathologie posturale : douleurs articulaires, douleurs de dos ou du cou, maux de tête, fatigue oculaire, déséquilibre postural. Cependant, le plus souvent, les manifestations cliniques ne se font ressentir qu'après une période où la personne arrive à compenser les anomalies de posture, jusqu'à ce que ses capacités de compensation se retrouvent dépassées. Alors, le déséquilibre postural parle.

La plupart du temps, le conflit entre les informations sensorielles engendre le symptôme. Il peut s'agir, comme pour le mal de mer, d'une différence entre les perceptions visuelles et celles de l'oreille interne, et cela peut être vrai pour les autres sens, comme la vue et la perception proprioceptive ou kinesthésique : si vous avez besoin d'allumer la lumière lorsque vous vous levez la nuit pour ne pas vous cogner dans les murs, peut-être faut-il vérifier votre sens proprioceptif ou vestibulaire ?

REPÈRES

Posture et représentation spatiale

La perception du corps et des mouvements en trois dimensions dans l'espace nécessite d'avoir une représentation interne de cet espace. Ainsi, pour nous repérer dans notre environnement, nous devons nous en construire une représentation mentale. Celle-ci n'est pas indépendante des facteurs culturels et des croyances. D'ailleurs, la Terre n'est-elle pas admise comme étant ronde depuis seulement, à l'échelle de l'humanité, très peu de temps ? Et est-ce finalement une certitude absolue ?

Ensuite, nous nous servons de cette représentation spatiale pour nous orienter, c'est-à-dire pour percevoir le corps dans l'espace. Dans certaines pathologies posturales, on observe des troubles liés à cette problématique de référence spatiale. Cela peut être des dyspraxies, c'est-à-dire des troubles de la réalisation du geste, parfois passant pour de simples maladresses alors qu'il existe une problématique posturale. Sur un plan personnel, je me suis par exemple retrouvé dyspraxique, à renverser ma tasse de café et autres petites maladresses après avoir modifié mes référentiels visuels avec des lunettes progressives. Heureusement, dans ce cas, l'inconscient effectue un nouvel étalonnage du capteur oculaire et au bout d'un certain temps, cela s'améliore. Il s'avère que certains déficits de perception de l'espace trouveraient leur origine dans l'élaboration même de la représentation mentale de l'environnement. Et dans un autre sens, après atteinte sensorielle, les patients expérimentent un environnement différent. La représentation interne de l'espace dépend de l'intégrité des sources d'information sur cet espace.

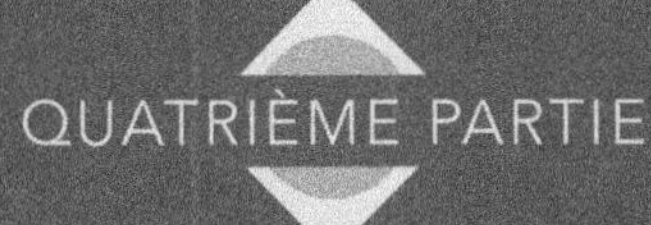

QUATRIÈME PARTIE

LA CONSULTATION

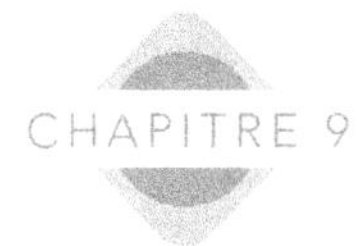

QUELQUES TESTS À FAIRE SOI-MÊME

Il s'agit de tests tirés de l'examen clinique postural tel que l'on peut le faire en cabinet, mais adaptés pour pouvoir être réalisés, et surtout interprétés, seul. Cela ne veut pas dire que vous êtes obligé d'être seul pour les faire ! En effet, la présence d'un proche à vos côtés est un élément sécurisant. Outre le côté plus attrayant de l'activité si l'on est deux, il peut parfois vous aider dans l'interprétation de certains tests ou même la réalisation d'exercices.

Commençons par les tests physiques simples.

Tests globaux pour l'équilibre et le système vestibulaire

• L'équilibre pieds joints

Les bras le long du corps ou tendus devant vous, veillez à ce que les deux chevilles soient bien au contact l'une de l'autre. Fermez les yeux, puis tenez la position. Normalement, il ne doit pas y avoir de déséquilibre. Si c'est le cas, cela peut se manifester par des petits mouvements au niveau des tendons, juste au-dessus des pieds, c'est ce que l'on appelle poétiquement la « danse des tendons ».

Si vous perdez l'équilibre jusqu'à quitter la position du contact des pieds sur le sol, c'est un équivalent de chute. Dans ce dernier cas, consultez votre médecin, qui réalisera un examen et déterminera une conduite à tenir. Si auparavant vous étiez parfaitement stable les yeux ouverts, cela signifie que ce sont vos yeux qui réalisent la compensation, il s'agit d'un phénomène de visiodépendance.

• La marche sur place

Positionnez-vous dans un espace dégagé, loin de tout obstacle. Si vous ne trouvez qu'un lieu relativement restreint, demandez à quelqu'un de votre entourage de surveiller l'exercice afin que celui-ci se réalise en toute sécurité.

Tendez les bras et vos index droit devant vous, et repérez en face de vous un élément précis qui va vous permettre d'évaluer la modification de position que vous allez effectuer (ou pas).

Fermez les yeux et marchez sur place, un peu comme une majorette, c'est-à-dire en levant bien les genoux et assez rapidement. Au bout de 30 pas (évitez d'en faire plus, surtout si vous êtes seul, de façon à ne pas vous retrouver le nez dans le buffet de grand-mère), ouvrez les yeux et constatez la rotation que vous avez effectuée, de quel côté, et avec quel angle.

Si vous êtes toujours parfaitement aligné avec le repère initial, tout va bien. En revanche, si vous êtes décalé de plus de 15 degrés par rapport à la direction initiale, c'est qu'un déséquilibre vous dévie d'un côté. Dans ce cas, avant d'aller marcher dans le désert, envisagez un traitement postural sans quoi vous marcheriez en rond indéfiniment, ou alors prenez un guide, mais faites-lui passer le test avant !

• L'équilibre monopodal

De la position debout, le regard droit devant vous fixé sur un point à 3 mètres environ, soulevez un pied et comptez le nombre de secondes que vous tenez.

Normalement vous devez être capable de tenir sur un pied plusieurs secondes sans chuter.

• La double tâche

Comme nous l'avons vu auparavant dans le livre, il est possible de dépister un risque de chute chez la personne âgée, si elle est dans l'impossibilité de réaliser une double tâche. Pour tester cette capacité, marchez simplement à côté d'elle (ou si vous êtes vous-même un senior, à côté d'une personne de préférence à la conversation agréable). Vérifiez si elle a besoin de stopper sa marche pour parler. Si ce n'est pas le cas, conseillez-lui de poursuivre une activité physique régulière, de préférence variée. Si c'est le cas, elle présente un risque de chute à court terme, elle aura besoin de rééducation adaptée dès que possible.

Tests pour les yeux : l'oculomotricité

Pour tester l'oculomotricité soi-même, plusieurs écueils existent, car il est difficile de s'observer, même dans un miroir, lorsque nos yeux travaillent à une autre tâche. Le plus simple est alors d'examiner nos perceptions visuelles au cours de tests en comparant leurs résultats à ce qui est attendu dans l'idéal.

• Déterminez votre œil directeur

Dans un carton, découpez un trou d'un diamètre d'environ 5 centimètres. Prenez le carton entre vos deux mains et fixez un objet en le tenant à bout de bras en face de vous. Vérifiez en fermant alternativement les deux yeux lequel regarde l'objet à travers l'orifice : c'est celui-là l'œil directeur, c'est-à-dire l'œil préférentiel. Comme nous avons une main dominante en tant que droitiers ou gauchers, il en est de même au niveau des yeux.

Vous pouvez aussi avoir un indice sur votre œil directeur en répondant simplement à cette question : quel œil utilisez-vous pour viser dans l'appareil photo (si votre appareil a encore un viseur, et non un simple écran !) ?

• La focalisation lors du suivi oculaire horizontal

Installez-vous debout ou assis (mais de préférence debout si votre équilibre est suffisant). À l'aide d'une de vos mains, placez un stylo verticalement face à vous, à environ 30 à 40 centimètres devant vos yeux, et fixez la pointe de celui-ci. Elle doit être au niveau de la racine du nez (c'est-à-dire vraiment à hauteur des yeux). La tête bien immobile (attention à ne pas pencher ni à droite ni à gauche), amenez lentement la pointe de stylo sur le côté, jusqu'à ce que sa vue soit gênée par l'arête du nez.

Dans toute cette première phase, vous ne devez jamais la voir se dédoubler.

En poursuivant le mouvement, vous constatez que l'œil opposé à l'objet étant masqué par le nez, il ne peut plus voir celui-ci (fermez l'œil du côté du stylo si vous souhaitez vérifier). Revenez alors très progressivement et lentement jusqu'à retrouver l'objet dans le champ de vision des deux yeux.

Si, lors de ce passage, vous percevez à un moment quelconque, deux images de l'objet, cela dénote un possible trouble de convergence. Si vous n'avez pas d'autre symptôme postural, alors pas d'affolement, vous le supportez peut-être très bien. Si en revanche, vous avez d'autres plaintes, alors consultez un médecin posturologue, car en l'absence de pathologie ophtalmologique autre, cela peut être lié à des troubles posturaux.

Tests pour l'occlusion

• La symétrie des muscles de la mâchoire

Positionnez l'index et le majeur de vos deux mains en regard des muscles temporo-mandibulaires. Pour cela, suivez le relief osseux de la pommette vers l'arrière et, juste dessous, en avant de la branche montante de la mâchoire, positionnez la pulpe de votre index et de votre majeur sans trop appuyer. Au départ vos dents sont desserrées, mettez-les en contact progressivement et vérifiez si vos deux muscles se contractent en même temps.

Si ce n'est pas le cas, vous présentez une asymétrie occlusale qui peut être à l'origine de troubles posturaux. Soyez attentifs lors de l'occlusion buccale : percevez-vous un contact prématuré d'un des deux côtés de l'arcade dentaire ? Cela peut être le signe une asymétrie occlusale, ou être la conséquence d'une problématique articulaire de l'articulation temporo-mandibulaire.

• Comment s'ouvre votre bouche

Observez dans un miroir la façon dont s'ouvre votre bouche, y a-t-il un décalage de la mâchoire vers un côté ? La mâchoire décrit-elle un mouvement de zigzag au cours de l'ouverture ? Dans ce cas, cela dénote peut-être un problème au niveau de votre articulation temporo-mandibulaire, il peut ainsi être utile de consulter pour vérifier ce qui se passe exactement.

CHAPITRE 10

UNE SÉANCE DE POSTUROLOGIE

L'anamnèse

C'est peut-être l'étape la plus importante de l'examen postural. Si l'on interroge bien le patient, il nous apprend l'essentiel des informations qui permettront de faire le diagnostic, et le cas échéant orientera l'examen physique qui s'ensuivra. Classiquement, l'interrogatoire est une étape préalable à l'examen physique.

Pour moi, c'est une phase qui accompagne tout au long l'examen du patient, comme une conversation entre deux personnes. L'examen physique donne des informations, et le dialogue avec le patient y répond, dans un échange permanent, et aussi dans le jeu des mémoires corporelles qui peuvent remonter au conscient au cours de l'examen, notamment pendant la phase de rééquilibration par traitement manuel.

• Les antécédents

L'historique médical du patient, ces antécédents constituent des informations indispensables à la compréhension de ce qui se passe.

Les antécédents personnels médicaux

Il est impératif de connaître de quelles maladies souffre ou a souffert le patient. Celles-ci peuvent avoir des conséquences directes par des facteurs métaboliques ou hormonaux, par exemple sur les éléments du système postural. Prenons l'exemple du diabète : l'œil peut être atteint par une rétinopathie diabétique, le pied et la proprioception par une neuropathie diabétique. Autre pathologie : un ulcère de l'estomac peut créer des tensions au niveau de l'épigastre (le creux de l'estomac, encore appelé « plexus solaire ») et engendrer des tensions avec des répercussions dorsales notamment...

Les antécédents personnels chirurgicaux

Par exemple, chez un patient qui a eu une chirurgie cervicale avec souvent du matériel de chirurgie encore en place, ou une arthrodèse (deux vertèbres ont été soudées), on ne s'attendra pas à une mobilité normale du cou, et sur le plan thérapeutique nous saurons qu'il conviendra d'éviter toute manipulation cervicale structurelle même légère.

Les antécédents personnels traumatiques

Il peut s'agir de fractures, de luxations, d'entorses, d'un trauma crânien, etc. Il faut naturellement les prendre en compte.

Les antécédents familiaux

Ce sont les maladies chez les parents ou ascendants, qui ont une importance dans le diagnostic de maladies héréditaires ou génétiques, ou simplement en tant que facteur de risque particulier (par exemple dans le cas de l'infarctus du myocarde).

• Les caractéristiques de la douleur

Sa genèse

La douleur peut surgir brutalement, ou au contraire progressivement, de façon insidieuse.

Elle peut être spontanée, sans que le patient ne trouve de facteur déclenchant, ou au contraire être consécutive à un événement, à un traumatisme, à un moment de vie particulier, par exemple suite à un accident, à une randonnée, ou à une journée de jardinage.

Son horaire

- **Matinal,** elle indique plutôt une inflammation chronique, souvent accompagnée de raideurs avec un temps dit de « dérouillage matinal ».
- **D'apparition progressive au cours de la journée,** c'est assez typique d'une douleur mécanique, qui s'accentue avec l'activité physique.
- **Périodique :** il s'agit de douleurs qui font parler d'elles durant quelque temps, puis qui laissent la personne tranquille et finissent par réapparaître à nouveau. C'est généralement le signe que la personne est à la limite de ses capacités de compensation posturales.
- **Permanente :** c'est généralement le cas des douleurs liées aux pathologies posturales, qui, de périodiques, s'accentuent jusqu'à être permanentes, elles sont généralement liées à des contractures et à des tensions.
- **Nocturne :** typique de douleurs inflammatoires, il est important de ne pas écarter et de rechercher une maladie inflammatoire (pelvispondylite rhumatismale,

polyarthrite rhumatoïde, maladies de l'auto-immunité, etc.). Il faudra alors évidemment traiter celle-ci. C'est seulement en cas de problématique posturale concomitante, que nous mettrons en place un traitement postural adapté, afin de soulager le patient au niveau des contraintes.

L'examen clinique postural général

L'examen postural ne doit pas être limité à l'examen debout statique. En effet, la posture existe et doit s'étudier lors de l'immobilité, de la marche, voire de la course, car elle présente des caractéristiques dynamiques à la fois en termes de mobilité, ce que l'on appelle la « cinématique des mouvements », et d'appuis.

Des caractéristiques statiques et dynamiques debout peuvent être étudiées par les mesures des pressions sous les plantes des pieds sur des plates-formes de force. Il existe même des capteurs que l'on glisse dans les chaussures et qui mesurent les forces au cours de la marche.

Des caractéristiques cinématiques, comme les mouvements des segments corporels au cours de la marche ou de la course, peuvent être étudiées par des caméras qui suivent des capteurs placés aux extrémités des segments corporels et qui permettent de visualiser le mouvement lors de la marche ou de la course.

Ces moyens techniques sont encore souvent réservés à des structures de recherche, mais il convient, lors de l'examen, d'examiner le patient dans ces différentes conditions. L'appréciation des anomalies peut, la plupart du temps, être effectuée cliniquement par un œil entraîné.

• Examen physique morphologique

Ici nous examinons les différents niveaux suivants : tête, flèche cervicale, plan scapulaire, dos et axe vertébral, flèche lombaire, bassin, genoux, chevilles et pieds.

Examen de profil (plan antéropostérieur ou sagittal)

On examine :

- le **plan scapulaire** (au niveau des omoplates) : en cas d'avancée du plan scapulaire, on parle de plan scapulaire antérieur, et en cas de recul, de plan scapulaire postérieur.
- le **plan fessier :** il est normalement aligné avec le plan scapulaire.
- les **flèches,** c'est-à-dire la distance entre le plan vertical imaginaire derrière le patient et le creux des courbures, au niveau lombaire (normalement 4 à 6 cm), et au niveau cervical normalement 6 à 8 cm). En mesurant les flèches, on caractérise ainsi la morphologie de la colonne vertébrale : dos droit (diminution des courbures physiologiques), augmentation des courbures, etc.

- la **distance entre le crâne (occiput) et la verticale au niveau dorsal :** normalement 4 cm au maximum.

REPÈRES

Les conséquences d'un plan scapulaire antérieur

Vérifier la présence d'un plan scapulaire antérieur est essentiel, car celui-ci peut provoquer une augmentation importante des sollicitations mécaniques au niveau des dernières vertèbres lombaires, du fait de l'accentuation de la courbure et donc de la verticalisation des disques intervertébraux, avec des forces de cisaillement alors majeures. Les conséquences peuvent être de l'arthrose intervertébrale postérieure, avec des pincements à la partie postérieure des disques lombaires, ou même un listhésis, c'est-à-dire le glissement d'une vertèbre par rapport à une autre. Dans ce cas, les forces de cisaillement ont été telles que les articulations qui maintiennent les vertèbres les unes aux autres ont fini par se rompre. Cela se voit fréquemment, souvent chez l'adulte jeune et les sportifs, surtout de haut niveau, parfois même chez l'enfant (il peut aussi parfois y avoir des facteurs congénitaux). Le risque de ce glissement, outre les douleurs importantes générées par la mise en tension des ligaments et muscles du rachis, est d'avoir une telle diminution du diamètre du canal vertébral, que des signes neurologiques de compression peuvent apparaître. Il est donc indispensable de prévenir cette pathologie par un traitement postural adapté, quand cela est encore possible, et si elle est déjà présente, d'en diminuer l'évolution et les symptômes, ainsi que d'en prévenir les conséquences neurologiques possibles.

Examen de face (plan frontal)

Nous examinons les lignes bipupillaire, bitragale (entre les deux conduits auditifs), bimamelonnaire, ainsi que les épaules et le bassin. Ces repères doivent être horizontaux dans l'idéal.

Les appuis des pieds au sol doivent être symétriques. La morphologie du pied et la voûte plantaire sont évaluées, ainsi que les angles d'appuis.

Nous observons également l'axe vertical de la tête, son inclinaison éventuelle, ainsi que le décalage du menton à droite ou à gauche par rapport aux épaules, et le décalage éventuel de sa projection au sol entre les pieds.

Cas de la bascule des épaules

Certains auteurs ont montré qu'une légère bascule latérale était normale, en fonction de la latéralité (droitier ou gaucher) du patient. Concrètement, pour un droitier on constate plus fréquemment que l'épaule droite est un peu plus basse, et pour un gaucher, l'épaule gauche.

Pour identifier une bascule des épaules, il faut comparer, bras le long du corps, le niveau des poignets (styloïde radiale) ou de l'extrémité des doigts tendus : on observe ainsi plus aisément une inclinaison par rapport à l'horizontale.

Cas de la bascule du bassin

Examinons la ligne passant par les deux EIAS (épines iliaques* antérosupérieures). L'inclinaison de celle-ci par rapport à l'horizontale nous met sur la piste d'une bascule du bassin.

En cas de bascule homolatérale (dans le même sens) des épaules et du bassin, cela indique généralement une problématique posturale haute (perturbation du capteur oculaire ou mandibulaire principalement). Ce type de bascule est souvent associé à une rotation rachidienne comme dans l'attitude scoliotique, qui peut engendrer des décompensations avec l'apparition de douleurs liées à des altérations de la mobilité vertébrale. On observe fréquemment une dysharmonie au niveau des pieds en relation avec la rotation rachidienne.

Lorsqu'on constate au contraire une bascule controlatérale (dans le sens opposé) des deux ceintures, cela nous guide plutôt vers un déséquilibre lié à une origine podale.

Examen dans le plan horizontal

Nous observons les rotations, par comparaison des structures symétriques du corps :

- **les épaules :** examinons la droite qui passe par l'extrémité des doigts du patient, bras tendus. En cas de rotation du plan des épaules, la main du côté de l'épaule antérieure est en avant ;
- **les fesses** : en cas de rotation du bassin, la droite passant par la pointe des fesses marque un angle par rapport à celle passant par la pointe des talons ;
- **la ligne passant par les deux EIAS :** plus avancée d'un côté, elle nous indique en complément de celle de face, la position du bassin dans l'espace (notamment en cas de torsion hélicoïdale du bassin) ;
- **la tête :** la mesure de l'angle de rotation de la tête peut être estimée par l'angle que marque le nez par rapport au plan frontal*.

• Tests statiques généraux

Équilibre debout pieds joints : le test de Romberg

Nous explorons au cours de ce test un trouble de l'équilibre lié à une origine haute (oreille interne, œil, etc.). Il présente une importance particulière dans le cadre de problèmes oculomoteurs (nous y reviendrons plus loin dans le chapitre, au niveau de l'examen des yeux).

Les conditions de ce test doivent respecter certaines règles, notamment un éclairage homogène de la pièce, afin que les conditions de lumière ne permettent pas au patient de s'orienter dans l'espace. De même, l'ambiance doit être silencieuse afin qu'il ne se guide pas sur les sons, et une fois les consignes données nous devons cesser de parler pour cette même raison.

La personne, debout, talons et avant-pieds serrés, tend les bras en avant, index tendus écartés de quelques centimètres. Le praticien s'installe debout devant elle et positionne ses index en face de ceux du patient, ses poings en contact avec la poitrine afin d'éviter tout mouvement involontaire.

Le patient ferme les yeux durant une vingtaine de secondes. Normalement, il ne doit pas changer de position. En cas d'anomalie, on constate :

- une déviation d'un ou des index,
- une déviation d'un membre supérieur,
- une déviation des deux membres supérieurs du même côté,
- une chute par perte d'équilibre à la fermeture des yeux (prenez garde à prévenir celle-ci).

Lorsqu'on veut rendre ce test plus fin ou tester plus spécifiquement l'équilibre, il est possible de pratiquer le test de Romberg sensibilisé. Afin de réduire encore l'influence podale sur le test, on place le patient sur une surface mousse (ou l'on peut lui demander de placer un pied devant l'autre comme pour marcher sur une ligne imaginaire, mais l'équilibre est alors généralement difficile à garder).

Test de Schober (distance doigts-sol) buste penché en avant

La distance doigts-sol est un indice de souplesse facile à réaliser. Cet examen s'effectue jambes tendues, sans plier les genoux, et le patient doit se pencher doucement vers l'avant, sans à-coups. Profitons de ce test pour examiner également d'autres paramètres.

Pour commencer, plaçons les index sur les crêtes iliaques du patient, pouces positionnés juste derrière les épines iliaques* postérosupérieures (EIPS). Nous vérifions s'il existe un décalage, c'est-à-dire une bascule ou une rotation, puis le patient se penche en avant, jambes tendues, comme pour toucher ses pieds avec ses mains. Nous percevons alors si les deux EIPS se mobilisent de façon symétrique ou s'il existe une restriction de mouvement.

Nous observons la symétrie du tronc lors de la flexion vers l'avant. S'il se dirige plus d'un côté ou de l'autre, c'est le signe d'une asymétrie du tonus axial et d'un trouble de la perception de la posture. Nous recherchons également une gibbosité, c'est-à-dire une bosse dans le dos qui apparaît lors de la position penchée en avant, révélatrice d'une scoliose.

REPÈRES

Le test des pouces montants

On peut effectuer le même test qu'avec le contact des pouces sur les reliefs osseux des EIPS, mais à présent juste avec le contact de la pulpe des pouces sur la peau du patient : c'est le test dit « des pouces montants ». Il peut être répété lors de la flexion antérieure du tronc à différents niveaux de la colonne vertébrale, jusqu'au niveau cervical, en demandant juste de pencher la tête en avant. Cela permet de déceler des asymétries de mobilité sous-cutanée, qui peuvent être en rapport avec des problématiques posturales étagées.

Attention cependant à ne pas utiliser ce test de façon isolée. Il faut en recouper les résultats avec l'ensemble des autres données de l'examen postural. Le posturologue doit en effet en permanence comparer les données cliniques et les intégrer à son raisonnement diagnostique.

• Tests dynamiques généraux

L'appui sur un pied

Si, lors de l'appui sur les deux pieds un léger *valgus* (c'est-à-dire le pied légèrement incliné en bas et en dehors) est physiologique, en appui unipodal, il doit normalement se neutraliser. Le premier mouvement de stabilisation lors de cet appui sur un pied indique sa tendance à être plutôt en *valgus* ou en *varus* (pied incliné en bas et en dedans). Nous parlons de *valgus* ou de *varus* dynamique unipodal, c'est-à-dire lors de la mise en appui sur un pied.

Les tests de marche sur place

Le test de Fukuda

Ce test assez global du système postural est un élément important de jugement de la fixation de problématiques posturales.

Comme pour le test de Romberg, il doit être effectué dans des conditions d'examen assez strictes : éclairage homogène de la pièce, ambiance silencieuse, en évitant de parler au patient au cours du test afin qu'il ne s'oriente pas au son de la voix. On demande au patient, positionné sur un repère d'angle au sol ou face à lui, bras et index tendus devant lui, les mains écartées de quelques centimètres, de marcher à la manière d'une majorette, en levant bien les genoux, et assez rapidement (dans l'idéal à une fréquence de 2 hertz, c'est-à-dire 2 pas par seconde). Au bout de 50 piétinements, nous mesurons l'angle entre la position finale des bras et leur position initiale.

Voici les résultats possibles du test :

- rotation sur place : un angle de plus de 15 degrés est anormal,
- élargissement des appuis,
- avancée du patient,
- association d'une avancée et d'une rotation,
- perte d'équilibre et chute à la fermeture des yeux (encore une fois, nous devons penser à prévenir les risques de chute).

Ce test doit être effectué une première fois dès l'arrivée du patient, puis après le traitement manuel ou les manœuvres sur les capteurs, par exemple avec et sans semelles. Si l'angle mesuré par ce test est modifié, normalisé ou souvent inversé après le traitement manuel, cela signifie que le trouble n'est pas fixé. Si en revanche le test reste pathologique dans le même sens après le traitement manuel, cela signifie qu'il existe un trouble postural fixé.

Lorsque le test est mené avec des semelles, si le résultat est normalisé ou inversé, il indique souvent la présence d'une adaptation podale fixée, qui pourra être traitée par des semelles proprioceptives, c'est-à-dire des semelles fines munies de reliefs très légers, qui ont une action de rééducation sur le pied et la posture.

Le test peut également être pratiqué dans des conditions de rotation droite puis gauche de la tête (après un instant de pause entre les deux) pour comparer la symétrie des angles retrouvés. Ce test fin réalisé à distance de la thérapie posturale effectuée permet de confirmer, s'il est symétrique, que le contrôle postural est à présent stable et efficace chez le patient.

REPÈRES

Le pied est bien compliqué

Méfions-nous des anomalies d'origine podale. En effet, le pied est une structure anatomique complexe, constitué de nombreuses articulations et d'une physiologie soumise à des contraintes importantes et répétées. Il ne faut pas négliger les risques d'apparition de lésions ostéopathiques à l'origine de restrictions de mouvement des petites articulations du pied. Or, s'il existe un seul blocage articulaire au niveau du pied, toute l'élasticité et les propriétés mécaniques de ce capteur s'en trouvent bouleversées. Ainsi, nous devons, avant de mettre en cause le capteur podal sur le plan postural (et souvent de l'affubler de semelles alors inutiles, voire nocives), penser à l'examiner dans sa composante ostéopathique. Si nécessaire, il faut effectuer les corrections ostéopathiques qui s'imposent et revoir le patient à distance pour contrôler ses appuis et sa posture.

Le test de Nahmani

Certains auteurs proposent de remplacer le test de piétinement de Fukuda par le test de piétinement naturel de Nahmani, qui se fait non pas les bras tendus mais les bras ballants. Il présente un intérêt pour mettre en évidence les dysfonctions occlusales, par comparaison des résultats de ce test les dents sans contact, puis en occlusion.

Les résultats de ce test peuvent être interprétés comme suit :

- si le patient ne dévie pas, ni dans les conditions bouche ouverte, ni dans les conditions d'occlusion douce, cela indique un équilibre à la fois du système postural global et du système occlusal ;
- s'il se met à tourner seulement lors de l'occlusion dentaire, cela révèle une composante descendante d'origine occlusale ;
- s'il dévie du même côté dans les deux conditions du test, mais de façon plus prononcée en occlusion, la déviation a peut-être été engendrée par une occlusion dysfonctionnelle et intégrée au niveau corporel ;
- si les déviations dans les deux conditions expérimentales sont opposées, cela signe une dysfonction occlusale et est associé à une ouverture buccale dite « en baïonnette ».

Pour vérifier une dysfonction occlusale, on peut intercaler une cale dentaire au niveau molaire et prémolaire du côté de la déviation, sur laquelle le patient repositionne son occlusion. Une correction de l'angle lorsque l'on refait le test signifie un recentrage par correction occlusale. En revanche, si l'angle n'est pas corrigé mais aggravé ou inversé, cela met en évidence une autre cause, soit ascendante, soit descendante. Cette occlusion peut être faussée par une dysfonction temporo-mandibulaire ayant une autre origine (chaîne montante depuis le pied, trouble oculomoteur, etc.).

REPÈRES

Comparons les tests !

Nous pouvons éventuellement comparer le test de Fukuda ou de Nahmani après manipulation d'un seul capteur, pour en apprécier l'efficacité sur le système postural. Par exemple, en effectuant un traitement manuel sur une restriction de mouvement du cou-de-pied, si le test se normalise, nous pouvons confirmer l'implication podale dans le désordre postural. D'autres éléments sont aussi à prendre en compte pour en apprécier le caractère primitif ou de compensation à ce niveau.

L'examen de la marche

Nous analysons la marche en avant, mais aussi en arrière : elle aide à dépister certaines anomalies d'appui des pieds parfois peu aisées à déceler en marche avant. Nous détaillerons cela dans le paragraphe sur l'examen du pied.

Les examens cliniques spécifiques

• Les yeux

Nous l'avons vu, l'œil est à la fois endocapteur et exocapteur postural. L'examen oculaire nécessite donc d'explorer ces deux versants. Le médecin posturologue n'est pas spécialiste en ophtalmologie, il doit connaître ses limites dans ce domaine et faire appel à son confrère ophtalmologue dès que cela est nécessaire. Cependant, il doit avoir certaines compétences pour l'examen de ce capteur primordial. Pour se former, il peut suivre un diplôme interuniversitaire d'ophtalmologie s'adressant aux médecins non ophtalmologues.

L'examen des yeux doit percevoir les anomalies de vision, mais aussi et surtout de motricité oculaire. Cette dernière a en effet une implication majeure au niveau de la régulation posturale sur l'équilibre tensionnel des muscles du haut du corps, et finalement sur l'ensemble de la posture et des appuis. Cet examen doit tenir compte non seulement de l'examen oculaire lui-même, mais aussi de nombreux paramètres morphologiques au niveau de l'ensemble du corps qui peuvent s'intégrer dans la problématique oculaire.

Examen de la tête (céphalique)

Y a-t-il une inclinaison ?

Elle se repère par une inclinaison de la ligne bipupillaire. Attention, il peut exister des asymétries congénitales du visage avec une différence de hauteur marquée entre les deux yeux, il est alors utile de prendre pour repère la ligne bitragienne (entre les deux orifices auditifs).

Y a-t-il une rotation ?

La rotation s'observe par rapport à l'axe du nez. En cas d'asymétrie nasale, on peut alors comparer la visibilité des deux oreilles : on doit avoir une impression de symétrie. En revanche, si le patient pense être face à vous, alors qu'une de ses oreilles est visible et l'autre masquée (cela arrive fréquemment alors que l'entourage même du patient n'y avait jamais porté attention), il existe probablement une difficulté dans une direction du regard sur le plan oculomoteur. Cette rotation de la tête peut parfois s'accompagner d'une rotation des épaules.

Quelle est l'amplitude de rotation de la tête ?

Une limitation d'un côté peut signer un œil hypoconvergent homolatéral, c'est-à-dire un œil qui est moins mobile en convergence. Lorsque la personne « louche », cet œil ne converge pas correctement et a tendance à repartir vers l'extérieur.

Examen de la position des pieds

Dès l'examen des yeux, nous portons déjà attention aux pieds, et en particulier à une asymétrie d'ouverture. La plupart du temps, elle correspond à une adaptation posturale liée à un trouble de l'oculomotricité.

Examen de la vision

Si cela n'a pas été fait relativement récemment, il est important que le patient soit examiné par un ophtalmologue. En effet, un trouble de la vue, en particulier chez une personne fragile ou âgée, peut entraîner une aggravation de la problématique posturale, avec des troubles de l'équilibre et des risques de chutes importants.

Il s'agit de rechercher des troubles de la réfraction : myopie*, astigmatisme*, hypermétropie et également des troubles rétiniens ou de transparence des milieux. L'ophtalmologue travaille essentiellement avec l'examen du fond d'œil. À la moindre suspicion de trouble de l'acuité visuelle, le posturologue doit vérifier celle-ci avec un test de lecture simple et approprié (échelle de Monoyet par exemple).

En cas de correction optique, il faut surveiller l'apparition d'un astigmatisme, qui peut être le témoin d'une déformation du globe oculaire, du fait des tensions importantes de certains muscles oculomoteurs, liées au déséquilibre postural.

REPÈRES

Les lunettes de repos

Nous voyons très fréquemment des corrections d'astigmatisme disparaître ou s'atténuer après le traitement postural, notamment chez les patients qui sont porteurs de lunettes dites « de repos » qui leur ont été prescrites du fait d'une fatigue en fin de journée, et qui comportent une petite correction d'astigmatisme. Très rapidement, grâce au traitement de problème postural, ils n'en ont plus besoin, et les lunettes « de repos » reposent en paix dans leur étui...

Ainsi, avant de prescrire des lunettes, il faudrait parfois effectuer un bilan postural, pour ne pas corriger inutilement des troubles adaptatifs.

Chez une personne portant des lunettes, il faut contrôler leur position devant les yeux. En effet, trop de personnes se retrouvent avec des lunettes inadaptées. Parfois les montures sont basses et trop fines avec l'axe pupillaire qui passe juste en face du bord supérieur des lunettes, parfois elles sont déformées et se retrouvent en biais devant les yeux... Les montures sont importantes à la correction : suivez les conseils de votre opticien lorsque vous les choisissez, plutôt que de vous laisser séduire par les sirènes de la mode ou des marques. Il saura vous indiquer les montures les plus adaptées aux verres dont vous avez besoin, en fonction également de vos activités quotidiennes.

Si le médecin posturologue en a les compétences, il peut aussi vérifier le foyer optique des verres de lunettes, car il peut arriver qu'il y ait une erreur à ce niveau qui suffise à perturber la posture.

Les lunettes étaient mal centrées

Arthur, 12 ans, est amené par sa maman parce qu'elle trouve qu'il se tient mal, qu'il est « en biais ». Arthur est un enfant vif et plein de vie, il se plaint depuis quelque temps de maux de tête, ce qui n'est pas son habitude.

Je réalise un bilan postural qui trouve à l'examen physique le genou droit en *flessum*, c'est-à-dire légèrement fléchi, et lorsque je lui demande de se pencher en avant, son tronc dévie totalement vers la droite. Cet examen semble donc révéler une hypertonie des muscles de l'hémicorps droit, qui agissent comme un élastique sur le corps d'Arthur. Chez les enfants jeunes, le traitement ostéopathique cranio-sacré est souvent efficace pour corriger cela, et c'est ce qui est fait pour Arthur lors de cette première consultation.

Trois semaines plus tard, je reçois à nouveau Arthur pour une deuxième séance, mais l'examen clinique n'a quasiment pas changé. Il faut donc rechercher une problématique sous-jacente probablement passée inaperçue lors du premier examen.

Arthur est porteur de lunettes, il est légèrement myope et présente surtout un astigmatisme* assez important. Au repos, sa tête est un peu tournée sur la droite, alors qu'il pense être en position neutre, ce qui était déjà le cas lors de la première consultation. Cette position de tête est souvent en rapport avec une problématique oculaire du fait d'une restriction de mobilité oculaire, et qui s'associe fréquemment à un astigmatisme (l'astigmatisme est une déformation asymétrique du globe oculaire, parfois les tensions des muscles oculomoteurs de l'œil peuvent être impliqués dans cette déformation). En examinant l'oculomotricité de l'enfant, je confirme une suspicion de problème oculomoteur. Surtout, lors de l'examen des verres de lunettes, un problème de centrage des verres important apparaît, le foyer optique des lunettes n'étant pas du tout en face des pupilles.

Ainsi, une fois qu'Arthur a refait des lunettes adaptées et qu'il a réalisé quelques séances de rééducation orthoptique, une nouvelle séance d'ostéopathie cranio-sacrée permet de lever les tensions qu'il avait du côté gauche, et l'examen physique se normalise. Une simple surveillance après quelques mois sera nécessaire. »

Examen de l'oculomotricité

Ces tests sont généralement pratiqués par les orthoptistes, mais le posturologue doit aussi parfaitement les maîtriser car il a impérativement besoin d'en réaliser certains lors de son examen postural. L'orthoptiste est un partenaire privilégié indispensable pour approfondir certains bilans, ainsi que pour la rééducation du capteur oculaire, d'autant que nombre de symptomatologies posturales ont un lien avec des troubles oculomoteurs.

Ces troubles de la mobilité oculaire sont malheureusement souvent peu diagnostiqués, les médecins étant peu formés dans ce domaine, et les ophtalmologues étant souvent peu sensibilisés aux problématiques posturales qu'ils peuvent générer. Il faut veiller à échanger avec nos collègues ophtalmologues et orthoptistes, et si possible travailler de concert avec des professionnels compétents, sensibilisés aux besoins du patient postural.

De leur côté, nos collègues, notamment l'orthoptiste, ont également beaucoup à gagner à prendre en compte la posture dans leur raisonnement physiopathologique. En effet, nombre d'échecs, résultats insuffisants ou récidives à plus ou moins long terme après une rééducation orthoptique, peuvent s'expliquer par un trouble postural.

REPÈRES

D'un petit souci oculomoteur à un gros trouble postural

Les normes des ophtalmologues étant fondées sur les troubles de vision, les conséquences posturales ne sont pas, ou en tout cas insuffisamment, prises en compte. Nos exigences posturales vont généralement au-delà, car des troubles oculomoteurs minimes peuvent s'accompagner de troubles posturaux importants.

Les examens de l'oculomotricité permettent de diagnostiquer des troubles de l'accommodation-convergence et de l'oculo-céphalogyrie, c'est-à-dire du système de suivi oculaire lors des mouvements de la tête.

Pour identifier un trouble de convergence, c'est-à-dire les tropies (strabisme) et les phories (problème de convergence oculaire latent), on pratique différents tests cliniques détaillés ultérieurement, qui permettent de vérifier l'intégrité de la commande par les muscles et les paires nerveuses crâniennes qui permettent l'oculomotricité.

POINT TECHNIQUE

Rappelons que l'œil est mobilisé par quatre muscles droits et deux muscles obliques :

- *droit médial : mouvements du globe oculaire en dedans (muscle adducteur) ;*
- *droit latéral : mouvements en dehors (muscle abducteur) ;*
- *droit supérieur : mouvements en haut et en dehors (muscle élévateur et abducteur) ;*
- *droit inférieur : mouvements en bas et en dehors (muscle abaisseur et abducteur) ;*
- *oblique supérieur : mouvements en bas et en dedans (muscle abaisseur et adducteur) ;*
- *oblique inférieur : mouvements en haut et en dedans (muscle élévateur et adducteur).*

L'innervation de ces muscles se fait par les nerfs crâniens suivants :

- *le III (nerf moteur oculaire commun), qui innerve les muscles droit supérieur, droit médial (anciennement dénommé « droit interne »), droit inférieur et oblique inférieur (ancien petit oblique) ;*
- *le IV (nerf pathétique), innerve le muscle oblique supérieur ;*
- *le VI (nerf moteur oculaire externe), innerve le muscle droit externe.*

Le test de vision stéréoscopique ou test de Lang

C'est un préalable à la validité des examens de la vision binoculaire, il doit donc être réalisé au début de l'examen. Il consiste à présenter au patient une carte (un peu plus grande qu'une carte postale) qui renferme plusieurs dessins d'objets qui doivent être visualisés en relief (certains sont plus marqués que d'autres), faute de quoi cela signe une anomalie de la vision binoculaire.

D'autres tests existent sur le même principe, notamment le test de Wirt.

Le test d'Hirschberg

Il vise à contrôler le centrage de la pupille. Le patient est placé face à une source lumineuse (pas trop intense afin qu'elle ne soit pas éblouissante), à hauteur de la racine du nez, et il la fixe. Les reflets de cette lumière doivent se trouver au niveau du centre des pupilles. En cas de reflet centré sur un seul œil, cela signifie qu'il y a une anomalie de la vision binoculaire et que cet œil est fixateur.

Test de détection de l'œil directeur

Il sert à déterminer lequel de ses yeux est prépondérant dans la visée et la fixation du regard. L'importance de l'œil directeur est particulièrement connue des personnes qui pratiquent un sport d'adresse, le tir à l'arc ou le basket par exemple, car c'est l'œil qui dirige le geste.

Il est parfois complexe de se référer à l'œil directeur, car il peut exister des variations entre la latéralité motrice et sensorielle visuelle, d'analyse des horizontales et des verticales, avec parfois des différences dans le regard lointain et de proximité. Nous recherchons essentiellement l'œil directeur dans le regard lointain.

Pour le mettre en évidence, il existe plusieurs méthodes. Par exemple, vous pouvez confier au patient un rouleau en carton (comme un rouleau de papier essuie-tout) et lui demander de fixer un point précis au loin à travers. Il ferme ensuite un œil puis l'autre. L'œil qui se trouve en face du point observé est l'œil directeur.

Test de suivi oculaire

Le patient doit fixer et suivre les mouvements de la pointe d'un stylo. Nous explorons ainsi la mobilité oculaire dans les six directions du regard. Il ne doit normalement pas y avoir d'asymétrie ni de limitation. Ce test vise à éliminer une paralysie ou une parésie (diminution de la force) des muscles oculomoteurs.

Test de convergence

Comme pour le test de suivi oculaire, le patient fixe et suit les mouvements de la pointe d'un stylo. Nous l'approchons lentement jusqu'à la racine du nez, et observons la convergence sur cette pointe. Chez une personne normale, la convergence est harmonieuse, symétrique, et le suivi se fait tout au long du rapprochement.

Attention, pour certaines personnes, le test est tellement générateur d'efforts qu'elles ont tendance à reculer ou à basculer la tête en arrière lorsque le stylo s'approche. Veillez à ce qu'elles gardent la tête horizontale, car ce mouvement de basculement, en mettant en jeu les muscles obliques, peut fausser le résultat du test.

Voici les problèmes qui peuvent se présenter :

- une insuffisance de convergence d'un œil : l'un des yeux ne suit pas la pointe jusqu'au bout, on dit qu'il est limité en convergence, tandis que l'autre converge normalement ;
- une insuffisance de convergence globale : la convergence existe, mais le suivi ne va pas jusqu'au bout ;
- lors du suivi en convergence, un œil se met à diverger, c'est-à-dire non seulement ne converge pas mais repart même complètement en dehors.
- la convergence se fait, mais par saccades, pour un œil ou les deux.

Ces anomalies indiquent un déséquilibre musculaire de l'oculomotricité, fréquemment en relation avec un trouble postural, qu'il en soit la cause ou une conséquence.

Ce test est particulièrement utile, et chez l'adulte, il est suffisant pour établir un diagnostic. Chez l'enfant ou l'adolescent, même s'il est normal, il n'est pas synonyme d'absence d'anomalie. Il faut alors le compléter par un test au verre rouge de Maddox ou un *cover-test*, afin d'éliminer une hétérophorie*.

POINT TECHNIQUE

Les orthoptistes effectuent une mesure chiffrée de la convergence par le point proximal de convergence (PPC), à l'aide de la plaquette de Mawas.

Test de convergence instantanée

Comme précédemment, le patient fixe la pointe d'un stylo placé à la racine du nez, non plus dans un mouvement de suivi, mais directement à partir d'un regard lointain, il va instantanément converger sur la pointe. De même, nous notons les anomalies de convergence éventuelles.

Test de Romberg

Décrit dans l'examen général, il peut être corrélé à certaines problématiques oculomotrices :

- la déviation est généralement constatée du côté de l'œil hypoconvergent, et en rapport avec l'importance de cette insuffisance de convergence ;
- en cas d'insuffisance de convergence bilatérale, on la retrouvera plutôt du côté de l'œil directeur ;
- en cas d'exophorie*, le sens de déviation peut être inversé ;
- en cas de pathologie vestibulaire, celle-ci prend habituellement le pas sur les problèmes d'oculomotricité et la déviation est liée à l'oreille interne.

C'est un test particulièrement sensible aux asymétries posturales d'origine haute. Lors de l'examen d'un œil hypoconvergent, il est utile de comparer les tests de Romberg et de Fukuda (marche sur place) afin de préciser l'origine des troubles.

Quelles informations peut-on tirer du test de Fukuda, en cas de test de Romberg du côté de l'œil hypoconvergent ?

- Si le sens de rotation est identique au test de Romberg, cela révèle une composante podale adaptative réversible. Il ne sera pas nécessaire de prévoir une correction par semelles, mais une correction posturale de la cause (cas du pied mixte).
- Un sens de rotation contraire au test de Romberg indique une composante podale adaptative irréversible et un traitement podal devra être effectué (semelles proprioceptives). Dans ce dernier cas, les contraintes croisées sont

souvent à l'origine de douleurs rachidiennes, blocages, tendinites et douleurs articulaires du bassin ou des membres inférieurs. Le pied est généralement dysharmonique*.

Vous le voyez, le raisonnement doit être global et la prise en compte des problèmes liés aux yeux doit intégrer les problématiques podales. Tout est lié !

Test aux verres de Bagolini

Il s'agit d'un test de suppression : le cerveau intervient pour occulter une image en cas de diplopie (vision double) ou de flou visuel empêchant une fusion satisfaisante des images provenant des deux rétines.

Ce test utilise des verres striés. Pour l'un les stries sont placées à 45 degrés, et pour l'autre à 135. L'image perçue qui en résulte montre deux traits de diffraction lumineux se croisant à angle droit. Si le patient ne perçoit qu'un seul des deux traits, cela signifie (hors problème de cécité) qu'il y a suppression par le cerveau d'une des images ; l'orientation du trait permet de déterminer quel œil est alors neutralisé.

Test au verre rouge de Maddox

C'est un test de détermination des phories*, c'est-à-dire des anomalies de convergence spontanée des yeux. Il est particulièrement utile chez l'enfant ou l'adolescent, chez qui les tests de convergence peuvent être normaux même en cas de trouble oculomoteur.

REPÈRES

Un petit point sur les termes

Il existe des ésophories (convergence des axes oculaires) et des exophories* (divergence des axes oculaires).

Ces phories sont généralement compensées au cours de la vie quotidienne, les muscles oculomoteurs arrivant à réaxer les yeux afin de superposer les images des deux yeux. Cependant, en cas de fatigue posturale, il arrive fréquemment que le patient se plaigne de fatigue oculaire, de maux de tête et même de vision double. Ce type de plainte doit nous conduire à examiner les phories*.

Le test peut être effectué de près (30 cm) ou de loin (5 m) afin de dépister les phories dans ces deux situations.

Un verre rouge strié est placé à l'extrémité d'un manche afin de pouvoir le tenir aisément devant un œil. Les stries sont orientées à 45 degrés par rapport au manche. Le patient, le verre rouge tenu devant un œil, regarde un point blanc lumineux. Il verra donc avec un œil une ligne rouge – horizontale, ou verticale lorsque l'on retourne le verre (et donc l'angle des stries) – et avec l'autre un point blanc. Normalement le point blanc doit se superposer à la ligne, qu'elle soit verticale ou horizontale. On dit alors du patient qu'il est orthophorique.

Pour le cas contraire, considérons le verre placé sur l'œil droit, stries à l'horizontale : un trait rouge vertical apparaît. Si ce trait est placé à l'extérieur du point blanc lumineux, cela signifie que les axes des deux yeux convergent, c'est une ésophorie. Inversement, si cette ligne est en dedans, ce sera le signe d'une divergence des axes oculaires, soit une exophorie. Une ésophorie ou une exophorie sont pathologiques au-delà de 2 dioptries.

REPÈRES

Mnémotechnique !

Un moyen mnémotechnique simple est de se rappeler que les yeux sont des menteurs : si la ligne est vers l'**ext**érieur par rapport au point c'est une **éso**phorie, si elle est vers l'intérieur c'est une **exo**phorie.

De la même manière, on peut mettre en évidence une anomalie de superposition des images dans le sens vertical : si le trait rouge se trouve sous le point lumineux, il s'agit d'une hyperphorie* ; si le trait rouge passe au-dessus du point lumineux, c'est une hypophorie*. L'astuce mnémotechnique des yeux menteurs fonctionne toujours : au-dessus c'est hypo et au-dessous c'est hyper.

Les patients atteints de scolioses présentent généralement des phories verticales. Elles peuvent aussi être présentes en cas de jambe courte à corriger. Toute phorie verticale doit être considérée comme anormale.

REPÈRES

Phories et rééducation

Lors de la rééducation, en cas d'ésophorie, il faut éviter de faire travailler le patient en convergence, puisque l'ésophorie est déjà une tendance à la convergence excessive. Une telle rééducation, dans ce cas inappropriée, aurait tendance à aggraver leur trouble.

En cas d'exophorie, c'est l'inverse, il est nécessaire de faire travailler les patients en convergence afin de lutter contre la divergence.

Cover-test ou test de couverture oculaire

Moins précis que le test de Maddox, il recherche également l'existence de phorie, mais il est très simple et rapide à réaliser. Pour l'effectuer nous demandons au patient de fixer un point (un stylo par exemple) que nous plaçons face à lui à une trentaine de centimètres, et cachons un œil durant quelques secondes. Lorsque l'on lève le cache, l'œil doit être resté centré sur la cible. Si l'on remarque un mouvement de réajustement de l'œil de l'extérieur vers l'intérieur, c'est que l'œil était « parti » en dehors, c'est ce que l'on appelle une « exophorie », soit une tendance à la divergence des yeux. Si, au contraire, l'œil se réajuste avec un mouvement de dedans en dehors, c'est que l'œil était « parti » en dedans, c'est ce que l'on appelle une « ésophorie », soit une tendance à la convergence des yeux.

Mesures des phories à la barre de prismes

L'orthoptiste peut mesurer les phories en dioptries grâce à la barre de prismes de Berens, dont les prismes sont de force croissante. En regardant un point, il demande au patient de ne pas forcer avec les yeux et fait défiler la barre de prismes devant l'un des yeux (en positionnant les prismes en base nasale (partie large du prisme du côté du nez) pour les exophories* et en base temporale (partie large du prisme du côté de la tempe) pour les ésophories*, la force des prismes allant croissant. Une fois que le sujet superpose naturellement les images d'un point observées avec les deux yeux, la puissance du prisme donne la mesure de la phorie.

Test de fusion à la barre de prismes

Il mesure la capacité de fusion en convergence, de loin et de près. Le patient positionné face à un point lumineux, à une distance de 5 m pour la vision de loin, et de 30 cm pour la vision de près. L'examinateur positionne la barre de prisme (base temporale) devant l'un des deux yeux, et fait défiler les prismes pour en augmenter la force progressivement. Il demande au patient de forcer pour ne voir toujours qu'un seul point. Lorsque le patient ne peut plus superposer les images du point lumineux avec les deux yeux, la puissance du prisme indique l'amplitude de fusion en convergence. Elle doit normalement, que ce soit de près ou de loin, avoir une valeur d'un minimum de 45 dioptries (plus serait souhaitable).

Attention, rappelons que chez le patient présentant une exophorie, il faut fréquemment prévoir une rééducation orthoptique pour permettre de retrouver ces valeurs, alors que chez le patient présentant une ésophorie importante, il faut éviter de trop stimuler en convergence et travailler en divergence, car des spasmes de la convergence peuvent se manifester.

EXERCICE

Exercice de divergence en cas d'ésophorie*

Il est utilisé pour les patients présentant une ésophorie, c'est-à-dire une tendance à la convergence (qui est compensée lors de la vision binoculaire).

Prenez un stylo pointe en haut. Vous allez suivre cette cible, d'abord en position assise, puis debout, en partant d'une position en hauteur et à l'extérieur, à une distance de bras. Rapprochez lentement la pointe de stylo de l'axe de la racine du nez, en suivant un trajet oblique en bas et en dedans, sans approcher à moins de 30 centimètres des yeux, afin de ne pas stimuler de façon importante la convergence. Après chaque trajet visuel, stoppez l'exercice et regardez au loin pour détendre vos yeux, puis recommencez de la même manière quatre à cinq fois cet exercice, en alternant des deux côtés.

Les tests et examens suivants ne pourront être (sauf exception) pratiqués que par les orthoptistes, car ils nécessitent un matériel particulier relativement complexe et onéreux.

Examen au synoptophore

Le synoptophore est un appareil dans lequel le patient regarde, à travers deux oculaires mobiles l'un par rapport à l'autre, en face desquels seront disposées des mires (c'est-à-dire des plaques de verre) représentant des images complémentaires. Chaque œil voit donc une image différente, qui complète l'image perçue par l'autre (par exemple, le lion et la cage). La mobilité des oculaires permet d'étudier la fusion en position neutre, en convergence, et en divergence, avec une action indépendante sur chacun des deux yeux, qui permet de travailler de façon plus importante un œil lors de la rééducation. Les valeurs souhaitables de fusion en divergence et en convergence doivent aller d'environ – 5 à + 75.

Le test de Hess-Weiss

Le patient est pourvu de lunettes possédant un verre de couleur rouge et l'autre de couleur verte, et un quadrillage concentrique est placé devant lui. Il tient à la main une lampe torche émettant une couleur verte. L'œil pourvu du verre vert est fixateur et perçoit donc la couleur rouge de la mire, qui lui apparaît noire. L'œil pourvu du verre rouge ne perçoit pas la mire ni les repères, mais fort bien le point vert de la lumière de la torche (que ne peut voir l'autre œil), c'est l'œil localisateur. Le patient doit envoyer le point vert sur les repères dans les différentes directions sur la mire. Le test est fait en inversant ensuite l'œil localisateur et fixateur.

Ce test permet d'explorer les différentes directions du regard et de préciser des anomalies, des parésies ou des paralysies des muscles oculomoteurs.

POINT TECHNIQUE

Les symboles utilisés par les orthoptistes

L'examen orthoptique est résumé à l'aide de symboles décrivant les résultats des tests : le symbole pour noter une ésophorie est E pour la vision de loin et E' de près. Celui pour noter une exophorie est X de loin et X' de près, l'amplitude en convergence est notée C de loin, C' de près, et celle en divergence D de loin et D' de près.

Pour les phories, en cas de résultat au cover test et au synoptophore concordants, on note AS = AO = 0 (angle subjectif = angle objectif = 0).

Pour le test de fusion en divergence : la valeur sera notée en négatif (–), alors qu'en convergence, elle sera notée en positif (+).

REPÈRES

Les principaux tests pour le posturologue

En posturologie, les principaux tests à réaliser lors de l'examen postural spécifique oculaire sont les suivants :

- examen céphalique,
- test de Romberg,
- test de Fukuda,
- test de l'œil directeur,
- test de Lang stéréoscopique,
- test de mobilité oculaire,
- test de convergence et test de convergence instantanée,
- *cover-test* ou Maddox.

D'autres tests seront prescrits seulement en fonction du contexte clinique, qui seront généralement effectués par l'orthoptiste.

• Les pieds

L'examen des pieds est appelé « examen podal ». Les pieds constituent un capteur postural majeur et leur appui sur le sol est l'interface de notre relation au monde en termes d'appui. Il est donc essentiel lors de l'examen d'en être conscient et d'y être pleinement attentif.

Examen de l'appui debout

Le patient se tient debout, positionné naturellement sur ses appuis. Le praticien examine l'arrière-pied, en traçant de façon imaginaire l'axe vertical du calcanéum (l'os du talon).

Normalement, il existe un léger *valgus*, c'est-à-dire que le pied est orienté en bas et en dehors. S'il existe une accentuation de cet angle avec effondrement interne, c'est un pied *valgus*. Au contraire, en cas d'inversion de cet angle avec effondrement externe, c'est alors un pied *varus*.

Usure des chaussures

L'observation des chaussures permet d'obtenir de nombreuses indications qu'il faut chercher à corréler aux autres données de l'examen. La chaussure est une mémoire de la marche du patient, et il faut lui demander de se présenter avec une « vieille » paire de chaussures.

L'usure du talon donne des informations sur le bord d'attaque du talon. Par la déformation de la tige, nous pouvons visualiser l'axe calcanéen lors de la marche. Une usure anormale de la semelle peut aussi donner certaines indications (troubles neurologiques, etc.). Voici quelques caractéristiques :

- Marche normale : le talon s'use au niveau du bord postéro-externe et pour l'avant-pied, au niveau de la première tête métatarsienne ;

- Marche en rotation interne : le talon s'use au niveau du bord postéro-interne et pour l'avant-pied, sur le bord antéro-externe ;
- Marche en rotation externe : le talon s'use au niveau du bord postéro-externe élargi et pour l'avant-pied, au niveau du bord de la première tête métatarsienne.

Examen de la marche

Nous devons observer le patient marcher en avant et en arrière. En effet, la marche en arrière permet de déceler certaines anomalies du déroulé du pas parfois invisibles lors de la marche en avant (pieds à double composante notamment, qui ne vont pas effectuer le déroulé latéral, mais s'effondrer en *valgus* immédiatement après l'appui du talon). Chez l'enfant, soulignons également l'intérêt que peut avoir la marche sur la pointe des pieds.

Examen au podoscope

Le podoscope consiste en une surface transparente au-dessus d'un miroir, sur laquelle monte le patient. Le miroir permet de voir le pied de dessous et de distinguer parfaitement les appuis. Il permet donc de visualiser les zones de contact des quatre étages du pied, qui sont l'arrière-pied, le médio-pied avec l'arche interne et la zone d'appui externe, l'avant-pied, et enfin les orteils.

Normalement, nous devons constater les caractéristiques suivantes :

- arrière-pied : appui ovoïde du talon (il ressemble à un œuf vu de profil) ;
- médio-pied : symétrie des arches internes dans leur longueur et largeur. La zone d'appui externe doit avoir une largeur correspondant au tiers de l'avant-pied. Elle est concave en dedans, et présente à sa jonction avec l'arrière-pied une forme concave de petite taille, laquelle sera plus marquée en cas de pied *valgus*, et moins visible en cas de pied *varus* ;
- avant-pied : de taille égale au quart de la longueur du pied (orteils non compris) ;
- orteils : appuis harmonieux et bien visibles.

Les appuis des deux pieds ne doivent pas présenter d'asymétrie notable.

Les empreintes

L'empreinte podographique

Elle consiste à prendre l'empreinte du pied et à la reporter sur une feuille de papier millimétré. Elle est utilisée pour confectionner les semelles sur mesure de nos patients.

L'empreinte podométrique électronique

Le patient se tient sur une plate-forme qui fournit, en plus de l'empreinte, la répartition des pressions au niveau des zones d'appui de chaque pied (souvent symbolisées par un code couleur : rouge = fortes pressions, orange = moyennes, jaunes = faibles).

L'appui monopodal (ou unipodal) : examen dynamique

Il présente un grand intérêt dans la mise en évidence de troubles d'appui latents, la plupart du temps compensés lors de l'appui sur deux pieds au repos. En effet, la mise en appui sur un seul pied nécessite un bref temps d'équilibration au cours duquel on pourra constater un mouvement du pied avant son équilibre définitif. En cas de tendance au *varus* lors du premier mouvement de l'appui sur un pied, on parle de *varus* dynamique, et inversement de *valgus* dynamique.

En monopodal, un pied normal se caractérise par une neutralisation du léger *valgus* physiologique de l'appui bipodal. Lorsque l'on constate un *varus* au niveau de l'appui d'un des pieds et un *valgus* lors de l'appui de l'autre pied, cela signe une asymétrie d'origine généralement haute (pieds dysharmoniques*).

Examen manuel

La palpation du cou-de-pied, patient allongé et praticien au pied de la table, permet de comparer le tonus global au niveau des deux avant-pieds grâce à un appui bimanuel et de dépister une asymétrie de celui-ci.

La mobilité des arches plantaires peut être examinée à l'aide d'un test simple d'appui sous les avant-pieds. Le patient est allongé sur le dos, les pieds dépassant légèrement de la table d'examen, et l'examinateur se place face aux pieds. Ce dernier exerce une pression symétrique et ferme, avec le bout des doigts, mains vers l'avant, sur les deux avant-pieds. On peut ainsi constater la symétrie de la flexion dorsale des deux pieds ou relever une éventuelle asymétrie de celle-ci.

• L'examen clinique oro-facial

Il passe par l'interrogatoire, l'observation et la palpation. Cet examen permet de définir s'il existe une implication du capteur bucco-pharyngé dans la problématique posturale du patient.

Le tonus facial

Il s'agit en premier lieu de déterminer la biotypologie du patient : s'agit-il d'un patient plutôt hypertonique ou hypotonique ? Il faut observer la présentation générale du patient : quel est le niveau de tension au niveau des mâchoires, des muscles de la face ? Y a-t-il un aspect de raideur ou au contraire de « mollesse » posturale ?

L'examen morphologique du visage

Les lignes bipupillaire, bitragale, et entre les angles des mandibules doivent être parallèles (dans le cas contraire un examen plus précis sera nécessaire).

Une dysharmonie de profil peut évoquer un trouble occlusal (rétrognathisme* ou prognathisme*, supracclusion* ou infraclusion*).

L'examen des différentes régions de la face

Vérifier la tonicité

Il se déroule en plusieurs étapes :

- la palpation du plancher buccal afin d'en apprécier la tonicité (sous la mandibule inférieure et en avant du cou) ;
- l'évaluation du tonus des lèvres : le patient doit souffler en faisant vibrer ses lèvres, (comme le font les bébés avec leur purée lorsqu'ils la pulvérisent, les farceurs). Si ça lui est impossible, c'est qu'il souffre d'une hypotonie labiale importante ;
- l'évaluation du tonus des joues : il doit être capable de gonfler les joues et les maintenir gonflées quelques secondes ;
- l'évaluation du tonus de la langue : la langue doit être centrée et se placer de façon adaptée dans la cavité buccale. Le patient doit tirer la langue et la faire passer de plate à pointue alternativement plusieurs fois, sans s'aider des lèvres. Si cela n'est pas possible c'est une hypotonie ;
- l'estimation de l'écart dentaire vertical au repos (*freeway space*) : il est diminué en cas d'hypertonie et augmenté en cas d'hypotonie.

Chez les patients hypertoniques, nous constatons souvent une composante émotionnelle, avec des manifestations de stress. Parfois, une prise en charge psychologique peut s'avérer nécessaire. Chez les personnes hypotoniques, au contraire, nous constatons peu de plaintes au niveau des mâchoires ou des articulations temporo-mandibulaires.

Déterminer une respiration nasale difficile : l'observation et les tests

La respiration doit se faire sans effort, par le nez. Nous devons aussi prendre en compte les anomalies congénitales des massifs cranio-faciaux et les séquelles de traumatismes ou chirurgies.

Nous observons la symétrie ou asymétrie éventuelle du nez, qui peut parfois engendrer un trouble du passage de l'air dans les narines.

Le patient allongé sur le dos, nous lui demandons d'abord de respirer calmement par le nez. Si le patient n'y arrive pas, cela signifie qu'il souffre d'un problème majeur de la filière nasale et il faut l'adresser à un ORL.

Lorsque cette respiration nasale est possible, s'accompagne-t-elle de signes d'inconfort ? Des mouvements parasites des pieds, une tension des lèvres accompagnée de la contraction du muscle du menton ou des petites grimaces du visage sont autant de signes non verbaux indiquant que la respiration nasale est difficile et demande un effort. Ils sont particulièrement importants chez les enfants, qui souvent n'expriment pas facilement verbalement leurs ressentis.

La respiration est-elle diaphragmatique – signe que tout va plutôt bien – ou thoracique ? Cette dernière, d'autant plus si elle est superficielle, rapide, ou irrégulière, indique une difficulté respiratoire nasale.

Le patient doit faire bouger seul ses narines. Si cela lui est impossible, c'est qu'il n'a pas l'habitude de respirer par le nez.

Nous effectuons quelques tests par des manœuvres manuelles douces :

- manœuvre d'écartement des sinus maxillaires : les deux index et majeurs posés à plat en regard des sinus maxillaires, nous exercerons une légère traction latérale et demandons au patient si cela change quelque chose pour lui sur le plan respiratoire. De même, nous faisons le test en ouvrant manuellement légèrement les narines. Pour une personne normale, il ne doit pas y avoir de différence de perception du passage de l'air.
- occlusion manuelle des narines (l'une après l'autre) : si le patient ressent une sensation d'inconfort, avec la sensation que notre doigt est aspiré, qu'il existe des turbulences controlatérales*, c'est qu'il existe une anomalie du tractus respiratoire nasal. Il est recommandé d'adresser le patient à un ORL afin de préciser le diagnostic.

Déterminer une respiration nasale difficile : l'interrogatoire

Nous interrogeons plus finement le patient en lui demandant de prendre conscience de l'air qui entre dans ses narines. Dans laquelle des deux sent-il que cet air est le plus frais ? Quelle est la narine où il perçoit qu'il passe le plus d'air ? Normalement cette narine change en moyenne toutes les quatre heures et si nous sommes allongés, selon le côté sur lequel nous sommes couchés (lorsque l'on est enrhumé on sent bien que c'est la narine supérieure qui reste généralement débouchée). Si c'est toujours la même narine qui prédomine, cela indique un problème de liberté du côté opposé (cloison nasale déviée notamment), et il est recommandé de prendre l'avis de l'ORL.

Nous recherchons par l'interrogatoire des signes pouvant évoquer un syndrome de résistance des voies aériennes supérieures, c'est-à-dire des difficultés respiratoires liées à un passage de l'air difficile entre le nez et la gorge. Il se manifeste généralement la nuit, du fait du relâchement excessif des tissus lors du sommeil, avec une diminution de la liberté des voies aériennes. Cela peut aller jusqu'à ce que l'on appelle des « apnées du sommeil », c'est-à-dire que la personne fait alors des pauses respiratoires, l'air, à certains moments, ne pouvant plus passer vers les poumons. Cependant, si ces troubles sont liés à un problème essentiellement nocturne, leurs signes se font ressentir le jour, avec l'apparition des symptômes suivants :

- une somnolence diurne,
- des levers nocturnes pour boire ou aller uriner (qui participent à la régulation de la température corporelle lorsqu'elle ne peut se faire correctement par la respiration),
- une asthénie,
- des troubles de la libido,
- d'autres facteurs favorisants : l'âge, le surpoids, le tabac, l'alcool.

L'examen de la gorge et du palais découvre un affaissement de la filière oro-pharyngée, avec un manque de tonicité à ce niveau.

Ces résistances des voies aériennes supérieures, bien que n'étant pas *stricto sensu* des problèmes posturaux, peuvent être intriqués, majorant l'asthénie posturale, ou agissant comme un facteur aggravant ou déclencheur du dépassement des capacités de compensation posturale. Il est donc impératif de corriger ces troubles, afin que le patient puisse recouvrer cette capacité de gestion posturale. Cela passe par une rééducation pour retrouver une tonicité du voile du palais. Évitez aussi les oreillers trop épais qui, en empêchant l'extension du cou, créent un écrasement des voies aériennes au niveau de la gorge et du cou.

Il existe par ailleurs des gouttières d'avancée mandibulaire, qui exercent une traction de la mandibule vers l'avant, libérant un espace en arrière de la langue et favorisant ainsi une respiration nocturne libre. Ce type de gouttière présente un intérêt double chez certains patients, notamment ceux ayant un problème de bruxisme (grincements dentaires nocturnes) : la plupart du temps, elle permet d'éviter le grincement (la gouttière ne permet pas de mouvements latéraux importants) et dans tous les cas limite l'usure dentaire associée à ce comportement. Chez les patients présentant un serrage dentaire nocturne, la respiration facilitée permet une meilleure oxygénation musculaire (moins de manque d'oxygène), qui agit favorablement sur la détente musculaire. De plus, l'augmentation de hauteur verticale entre les mâchoires permet une action réflexe favorisant cette détente.

L'examen occlusal

REPÈRES

Signes suspects d'un trouble de l'occlusion

Certains signes peuvent orienter vers le dépistage d'un trouble de l'occlusion buccale, notamment : signes de serrage dentaire (*clenching*), signes de bruxisme (grincements dentaires), troubles de l'occlusion, prognathisme, rétrognathisme, occlusion inversée.

L'examen teste la mobilité tridimensionnelle de la mandibule :

- **verticale :** la tension des muscles des mâchoires doit être harmonieuse, l'ouverture de la bouche doit être centrée et symétrique ;
- **latérale** (vers la droite et vers la gauche) : en ouverture intermédiaire, on vérifie l'absence de limitation latérale. En glissement latéral à partir de la position d'occlusion, on évalue le guidage dentaire, c'est-à-dire comment les dents du bas sont guidées par celles du haut pour glisser sur le côté.
- **antéro-postérieure** (en avant et en arrière) : la bouche légèrement entrouverte, on observe la liberté de l'articulation temporo-mandibulaire et de la fonction du ménisque de cette articulation. Elle doit se faire librement, sans être

immédiatement en butée vers l'arrière et avec une liberté plus importante vers l'avant jusqu'à la position de subluxation mandibulaire – c'est-à-dire que le condyle de la mandibule vient en avant, jusqu'à sortir légèrement de la cavité articulaire, en glissant sur le ménisque, qui doit donc permettre cette mobilité.

Il ne doit pas y avoir de contact prématuré ni non fonctionnel (manque de contact entre l'arcade supérieure et inférieure). Lors de l'examen, soyons attentifs aux anomalies suivantes : une supraclusion* ou une infraclusion*, un rétrognathisme* ou un prognathisme*, une occlusion bout à bout*, une occlusion croisée*.

Il faut aussi vérifier le guidage dentaire.

L'examen des dents

Il permet de contrôler l'absence de « trou », l'état des couronnes, appareils et prothèses éventuelles, des signes de carie, d'infection ou encore des signes d'inflammation focale. Il faut aussi vérifier la présence éventuelle de matériaux métalliques en bouche.

Le cas des appareils dentaires

Soyons particulièrement vigilant chez l'enfant (ou l'adulte) porteur d'un appareil dentaire. La mobilisation des dents met en jeu des forces importantes. Elle mobilise les muscles et structures osseuses de la mâchoire et se répercute au niveau de la face et des insertions musculaires du crâne, modifiant ainsi le système postural tout entier.

Si certains orthodontistes sont attentifs à respecter une fonction occlusale parfaite (certains travaillant même en partenariat avec un occlusodontiste), trop souvent encore c'est un résultat essentiellement esthétique qui est recherché, sans se soucier suffisamment de la précision de l'occlusion, et sans suivi postural au cours du traitement.

Ainsi, nous voyons régulièrement arriver en consultation des enfants qui présentent des déséquilibres posturaux, parfois importants, avec notamment des anomalies de convergence. Lorsqu'on les examine, on constate quasi immanquablement des tensions bucales majeures. Attention alors à l'apparition de troubles scoliotiques !

REPÈRES

Orthodontie et suivi postural : quelques conseils

Lors d'un traitement orthodontique bien conduit, nous conseillons un suivi tous les six mois de la posture de l'enfant, afin de dépister toute anomalie. De même, du fait des contraintes manducatrices engendrées par l'orthodontie, génératrices de tensions et de contractures musculaires, un traitement ostéopathique à intervalle régulier au cours du traitement orthodontique est préconisé. Il sera effectué de préférence par un ostéopathe qui saura dépister un problème postural, ou par le médecin posturologue s'il pratique l'ostéopathie cranio-mandibulaire.

• L'oreille interne

Lors de l'examen, nous recherchons différents signes permettant d'évaluer l'implication de l'oreille interne. En cas d'atteinte aiguë au niveau vestibulaire, plusieurs syndromes peuvent en effet surgir :

- **syndrome neurovégétatif :** nausées, vertiges, vomissement. La personne est comme atteinte d'un énorme mal de mer, elle ne trouve pas de position qui la soulage. La station debout est souvent impossible ;
- **syndrome perceptif :** troubles de la perception spatiale et de la verticalité, statique et dynamique. Les murs et le sol semblent pencher, les lignes se déformer ;
- **syndrome oculomoteur :** il existe alors une perturbation du réflexe opto-cinétique, c'est-à-dire celui qui permet le suivi du regard d'un objet en mouvement. Par exemple, lorsque l'on regarde à travers la fenêtre d'un train en mouvement, notre œil effectue des dérives lentes lors du suivi du paysage, et des saccades brèves qui permettent de repositionner l'œil sur la suite du paysage qui arrive dans le champ de vision. Ces saccades sont appelées « nystagmus » et n'existent normalement pas lorsque l'on regarde un objet immobile.

Le réflexe vestibulo-oculaire est lui aussi perturbé. Il consiste en un mouvement des globes oculaires inverse par rapport au mouvement de la tête. Lorsque l'on fixe un objet en tournant la tête à droite ou à gauche, notre regard reste fixé sur cet objet. On constate alors un nystagmus oculaire spontané, c'est-à-dire un mouvement latéral de secousses oculaires, ainsi qu'une cyclotorsion oculaire, c'est-à-dire une rotation de l'œil par rapport à son axe, du fait de la perte de la perception du référentiel d'horizontalité. Cette anomalie est moins évidente à constater que le nystagmus ;

- **syndrome posturo-locomoteur** : altération de l'orientation et de la stabilisation posturale, désorganisation du « patron » locomoteur.

POINT TECHNIQUE

Selon l'importance du problème, les signes cliniques peuvent être différents :

- *Au niveau du nerf vestibulaire : perte soudaine et totale de la fonction vestibulaire. Causes : chirurgicales, névrite...*
- *Au niveau du labyrinthe : perte progressive de la fonction. Causes : vieillissement, neurinome de l'acoustique, substances toxiques pour l'oreille interne (notamment certains antibiotiques), traumatismes...*
- *Altérations réversibles de la fonction vestibulaire. Causes : maladie de Ménières, vertige paroxystique postural bénin...*

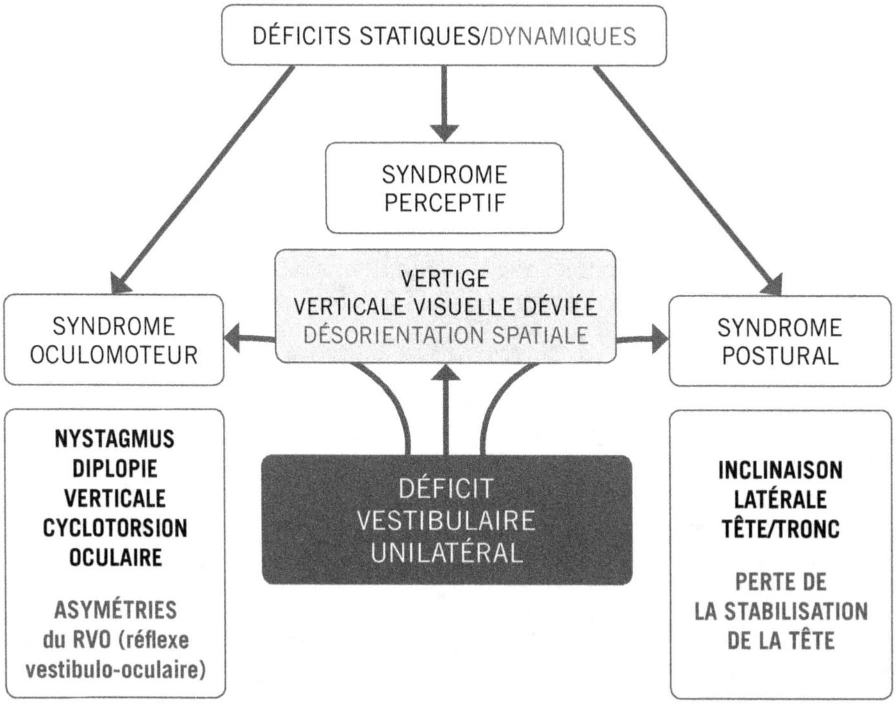

DÉFICITS STATIQUES/DYNAMIQUES

SYNDROME PERCEPTIF

VERTIGE
VERTICALE VISUELLE DÉVIÉE
DÉSORIENTATION SPATIALE

SYNDROME OCULOMOTEUR

SYNDROME POSTURAL

NYSTAGMUS
DIPLOPIE VERTICALE
CYCLOTORSION OCULAIRE

ASYMÉTRIES du RVO (réflexe vestibulo-oculaire)

DÉFICIT VESTIBULAIRE UNILATÉRAL

INCLINAISON LATÉRALE TÊTE/TRONC

PERTE DE LA STABILISATION DE LA TÊTE

LE DÉFICIT VESTIBULAIRE UNILATÉRAL

Attention, en cas de problématique de l'oreille interne, le test de Romberg (que nous avons vu dans l'examen de l'œil) peut être perturbé.

• La peau

La peau et les cicatrices, qui sont constituées de tissus cicatriciels fibreux, peuvent engendrer des perturbations de notre posture. Par exemple, une cicatrice abdominale agit comme un tendeur et exerce une force de traction sur la paroi abdominale lors des mouvements, ce qui crée une asymétrie posturale dynamique.

« *Les suites d'une grossesse difficile*

Lucie, 33 ans, a accouché par césarienne il y a un an. Sa grossesse a été difficile et lui a imposé un alitement durant plusieurs mois. Elle consulte maintenant, car depuis son accouchement, elle souffre de douleurs lombaires qui ne passent pas.

Lors de l'examen, je constate des tensions au niveau de la cicatrice de sa césarienne, et un blocage au niveau du bassin, ainsi que des tensions au niveau crânien. Le test de marche sur place montre une déviation importante du côté droit, et il existe une instabilité sur la posturographie lors de la fermeture des yeux (il y a donc une dépendance visuelle). De l'ostéopathie est pratiquée pour traiter les tensions sur la cicatrice, et Lucie va devoir faire des exercices chez elle afin de rééduquer sa proprioception (la perception des éléments du corps dans l'espace), qui est en cause dans ses problèmes d'équilibre. Ils viennent vraisemblablement de l'alitement prolongé durant sa grossesse, période au cours de laquelle le système postural, et en particulier proprioceptif, a été mis au repos et s'est désadapté.

Trois semaines plus tard, Lucie va bien et les tests se sont normalisés. Je lui conseille de travailler encore un peu son équilibre et d'être active, ce qui pour une jeune maman est plutôt facile ! »

Explorations utiles au diagnostic

• Les radiographies

Radiologiquement, une contrainte se manifeste par une image de réaction osseuse. L'aspect est initialement celui d'une densification blanche des pourtours de la zone osseuse en souffrance au niveau articulaire. Nous recherchons également les anomalies morphologiques, en particulier au niveau des courbures de la colonne vertébrale.

Les principales radiographies du rachis*

Radiographie du rachis complet : debout, de face et de profil, sur une seule plaque

Pour juger de l'harmonie des courbures, il est important d'avoir l'ensemble de la colonne sur une seule plaque radiographique, et non pas d'avoir une image avec la colonne lombaire, une autre avec la colonne dorsale, etc. Nous sommes dans une médecine de la globalité et de la fonction !

Ces radiographies doivent être réalisées « en charge », c'est-à-dire debout, afin de juger les courbures de la colonne vertébrale dans les conditions statiques habituelles. Ce paramètre est essentiel pour déceler des problématiques de tensions et d'asymétries. En effet, si vous souhaitez visualiser la rectitude d'un mât de voilier pour en régler les haubans, rien ne sert de le démonter et de l'observer à l'horizontale. C'est une fois le mât vertical que les asymétries de tension des haubans se révèlent et le font se décaler d'un côté ou de l'autre.

Il peut être nécessaire de compléter le bilan radiographique en cas de problème scoliotique notamment : si la scoliose se réduit sur un cliché en position couchée, il s'agit alors d'une attitude scoliotique et non d'une scoliose vraie. Il est alors possible d'agir avant qu'elle ne se fixe.

Incidences de trois quarts du rachis

Elles sont utiles pour visualiser les isthmes des vertèbres, c'est-à-dire les articulations qui relient les vertèbres les unes aux autres, ainsi que les trous conjugués latéraux, qui sont les espaces par lesquels les racines nerveuses sortent de la colonne vertébrale. En cas de diminution de diamètre de ces orifices, les racines sont comprimées et des névralgies peuvent apparaître.

La souffrance isthmique vertébrale correspond à l'image dite « du petit chien », car elle ressemble à un chien vu de profil. Les contraintes à ce niveau entraînent souvent des microfissures avec densification osseuse, qui se caractérise par l'apparition d'un liseré de densification blanc au niveau du « cou » du petit chien. C'est donc un examen extrêmement utile en cas de lombalgie ou lumbago.

Radiographie du bassin de face

Examen très utile, il peut parfois piéger un novice qui chercherait à l'interpréter. En effet, il est fréquent de voir sur cette radiographie une mesure dite de « bascule latérale du bassin », qui se matérialise par l'écart entre le bord supérieur au niveau des deux ailes iliaques du bassin. L'écart constaté est alors noté comme une bascule de *x* millimètres ou centimètres. Mais attention, si cela est parfois exact, cela peut être totalement erroné. Comme nous aimons croire ce que l'œil voit, le premier réflexe est pour le plébéien de dire que l'on voit bien la différence de hauteur, donc il n'y a aucun doute sur cette constatation. En s'y penchant de plus près cependant, plusieurs facteurs peuvent fausser cette mesure, par exemple une légère flexion d'un genou, ou les conditions de l'examen radiographique avec une asymétrie de distance entre le côté droit et le côté gauche du patient (par mauvais positionnement, ou torsion de l'axe horizontal du bassin notamment lors d'une scoliose à bassin inclus) : la taille de l'image dépendant de la distance par rapport à la plaque, la projection sur celle-ci sera faussée. Cela peut venir encore d'une asymétrie de taille des ailes iliaques, personne n'est totalement symétrique, y compris au niveau osseux.

Sur ces radiographies du rachis et du bassin, nous pouvons visualiser différents paramètres :

- L'angle sacré : inclinaison entre la ligne de l'espace intervertébral L5 S1 de profil (entre la dernière lombaire et le sacrum) et l'horizontale, il est normalement d'environ 30°. En cas d'augmentation de cet angle, les forces de cisaillement sont amplifiées et peuvent engendrer des pathologies.
- Le disque L3-L4 (entre la troisième et la quatrième vertèbre lombaire) : il est normalement horizontal. De même que dans le cas précédent, des anomalies

d'inclinaison sont souvent le reflet de troubles posturaux et suscitent des contraintes mécaniques anormales.
- La troisième vertèbre lombaire : elle est normalement la plus antérieure.
- L'harmonie des courbures rachidiennes, d'éventuelles zones de raideur de la colonne vertébrale, un listhésis (glissement d'un corps vertébral d'une vertèbre), des signes d'arthrose ou d'autres pathologies (tumeurs, infections, etc.).

Les radiographies du pied

Elles sont généralement peu utiles, sauf en cas de lésions traumatiques (choc, suspicion de fracture de fatigue, etc.). Souvent demandées lors de douleurs sous le talon pour objectiver une « épine calcanéenne », elles présentent en réalité peu d'intérêt dans ce cas précis. En effet, on peut visualiser une calcification sans symptôme, les douleurs étant la plupart du temps liées à un surmenage postural – c'est un équivalent de tendinite.

Les radiographies du genou

Elles peuvent mettre en évidence des problématiques rotuliennes ou les conséquences articulaires d'appuis anormaux. Les principales incidences (c'est l'orientation des rayons de la radiographie) sont les radiographies de face en charge, schuss à 30°, c'est-à-dire debout genoux pliés comme au ski, ou encore le défilé fémoro-patellaire qui permet de visualiser la rotulienne lors de la flexion du genou.

Les autres radiographies

Bien d'autres clichés radiographiques peuvent être demandés en fonction de l'orientation clinique, comme le panoramique dentaire, des radiographies des hanches, etc.

• La posturographie

Bien éprouvée mais encore insuffisamment connue, cette méthode de mesure non invasive et atraumatique évalue les paramètres de l'équilibre et des appuis. Elle s'effectue sur des plates-formes dites de « stabilométrie » ou plates-formes de force. Ses résultats sont un reflet des fonctions des systèmes sensori-moteurs de la régulation posturale et de l'équilibre. À travers l'enregistrement et la quantification de la fonction posturale d'équilibre, elle offre des données objectives et un élément de comparaison.

Plus précisément, elle permet notamment de visualiser et mesurer les appuis au sol du patient, et la projection du centre de masse (centre d'équilibre) de celui-ci. À travers l'étude de ces paramètres, on peut apprécier la qualité du système de régulation posturale.

L'usage de la plate-forme permet de comparer les résultats dans différentes conditions de réalisation de l'examen, et de suivre l'évolution de la posture du patient d'une consultation à l'autre (même si selon l'heure de la journée ou l'état de fatigue notamment, on ne peut pas forcément avoir un comparatif parfait). Cela est tout particulièrement intéressant pour suivre la mise en place d'un traitement (par exemple après orthoptie, port de semelles, thérapie ostéopathique…) afin de vérifier son résultat concret, en complément de la clinique et évidemment du ressenti en termes d'amélioration des symptômes du patient.

REPÈRES

La posturographie : une photographie de la posture

L'analyse posturographique de la posture inscrit l'examen postural dans le concret, en permettant de quantifier un trouble des activités posturales. Il s'agit d'une photographie à un moment donné de l'état postural du patient. Elle permet en outre d'apprécier objectivement l'efficacité d'une prise en charge thérapeutique, qu'elle soit purement posturale, mais également parfois médicamenteuse ou chirurgicale.

Les différents types de plates-formes

Les normes de 1985 de l'AFP (Association française de posturologie) sont de 5 Hz pour les plates-formes. Actuellement, les plates-formes modernes sont beaucoup plus performantes et les fréquences d'enregistrement sont de 40 à 100 Hz, ce qui correspond à l'enregistrement de 40 à 100 données par seconde. Toutefois, il y a peu d'intérêt de dépasser les 40 Hz, car les oscillations corporelles elles-mêmes ne dépassent pas cette valeur.

À capteurs de pression ou jauges de contrainte

Ils mesurent le moment de la force verticale exercée par les pieds d'une personne en position debout. Cette mesure permet de localiser le centre de pression de l'appui.

À 3 capteurs

Encore appelés « jauges de contrainte », les capteurs de cette plate-forme permettent de suivre sur écran le point de projection du centre de masse durant l'enregistrement : cette analyse se limite donc à un point. Ensuite, le traitement logiciel permet d'en tirer des données complémentaires.

À 12 capteurs (sabots dynamométriques)

C'est le même type de plate-forme que la précédente, sauf qu'elle compte une plate-forme pour l'avant-pied et une pour l'arrière-pied, et cela pour les deux pieds. C'est donc comme s'il y avait quatre plates-formes en une, ce qui explique le prix largement supérieur de ce type de matériel.

On retrouve les fonctions équivalentes d'étude du point de projection du centre de masse, mais surtout, et là réside le principal intérêt de ce type de plate-forme, elle nous permet de mesurer précisément les appuis au niveau de chaque pied, et la répartition antéro-postérieure de ceux-ci au niveau de chaque pied. Cette précision est fort utile lorsque l'on constate un appui croisé, car on peut visualiser et chiffrer précisément un hyperappui antérieur sur un pied et postérieur sur l'autre. Ce type de déséquilibre est particulièrement pathogène en termes de contraintes rachidiennes, car il induit des forces de rotation axiale au niveau de la colonne vertébrale.

Les conditions d'examen

L'examen stabilométrique doit être réalisé dans des conditions standardisées, afin d'avoir des résultats comparables d'un examen sur l'autre. L'éclairage doit être homogène et sans contre-jour. Il ne doit pas y avoir de bruit, car cela peut parasiter l'examen, en détournant l'attention du patient et en réduisant son niveau de vigilance qui joue de façon non négligeable sur les performances posturales. Les instructions données doivent être simples, claires et toujours identiques d'un examen à l'autre. Voici par exemple les instructions que j'utilise : « Regardez la cible située à hauteur de vos yeux, laissez les bras détendus le long du corps, ne parlez pas, ne serrez pas les dents et respirez calmement ».

Il est conseillé d'effectuer plusieurs essais, généralement trois, afin de retenir le meilleur, car il existe une phase d'habituation du patient à l'exercice. Cela permet notamment la vérification de la bonne compréhension des consignes. La durée d'enregistrement est de 51,2 secondes pour être le plus fiable. Classiquement, on place une cible à hauteur des yeux, qui doit être située à 3 mètres au minimum. La distance entre l'œil et le point de fixation du patient influe sur la stabilité, une étude[1] a montré que plus cette distance augmente, et plus ses oscillations augmentent.

De même on a pu démontrer que :

- plus le champ visuel est large et plus la stabilité augmente,
- plus l'acuité visuelle est performante, et meilleure est la stabilité,
- plus la luminosité de la pièce est élevée, et meilleure est la stabilité.

Les différentes modalités d'examen

On ne peut pas, pour chaque patient, faire des enregistrements dans toutes ces modalités d'examen, mais il faut orienter celles-ci en fonction de leur intérêt diagnostique, qui découlera de l'examen clinique.

1 Kapoula et Lê, 2006.

Statique

Il se fonde sur l'enregistrement des mesures du centre de pression au niveau des capteurs. Cette mesure se fait dans le plan frontal* (coordonnée en *x*) et antéro-postérieur (coordonnée en *y*). Les données de l'enregistrement indiquent les oscillations verticales du corps autour de l'axe immobile de la cheville, comme pour un pendule inversé dont la base serait au niveau des chevilles.

Dynamique

L'examen dynamique se fait en état d'équilibre sur une plate-forme instable. Sur la plupart des plates-formes, un accessoire constitué d'un plateau posé sur une portion de cylindre crée une instabilité dans le sens soit antéro-postérieur, soit latéral selon le sens de positionnement du plateau.

Yeux fermés

La suppression de la vision permet l'exploration du contrôle proprioceptif.

Yeux ouverts

Chez une personne normale, l'entrée visuelle doit contribuer à stabiliser la posture.

En occlusion/bouche ouverte

La mise en jeu de l'entrée occlusale permet de juger d'une modification des appuis et de l'équilibre, donc de l'influence du système occlusal sur la posture. En effet, chez une personne normale, l'entrée occlusale aide à stabiliser la posture.

Pour comparaison, on refait ensuite le même examen bouche ouverte.

Avec une gouttière dentaire

Lorsque la personne possède déjà une gouttière, on peut refaire l'examen avec, afin de vérifier l'équilibration de la posture lors du port de celle-ci.

Avec/sans correction optique

Si la personne a une acuité visuelle qui lui permet de fixer la cible sans effort, alors l'examen est réalisé sans lunettes.

En revanche, dans le cas de lunettes ou de correction optique, il est important de faire l'examen stabilométrique avec, puis sans. En effet, si le patient est plus stable sans ses lunettes qu'avec, il faut refaire le point sur sa correction et/ou ses lunettes.

Avec des semelles

On juge ainsi de leur effet sur l'équilibration du patient. C'est un examen indispensable lorsque la personne a des semelles anciennes qu'elle met encore, pour savoir s'il est indiqué qu'elle continue à les porter (ou au moins s'assurer qu'elles ne le déséquilibrent pas).

Dans le cas de réalisation de semelles neuves, il est indispensable de les contrôler après une période d'adaptation de quatre à six semaines, afin de s'assurer qu'elles permettent une bonne équilibration du patient, qu'il s'agisse de semelles proprioceptives ou de semelles orthopédiques classiques.

Les pieds sur une mousse

Cela évite les réactions antalgiques liées à des « épines » douloureuses.

Avant/après rééquilibration ostéopathique

S'il est une modalité qui me semble indispensable à étudier dans tous les cas, c'est la comparaison de la posturographie avant et après rééquilibration ostéopathique. En effet, on peut aisément se faire piéger par les compensations et tensions musculaires mises en place par le patient, généralement dans un but antalgique. Lorsque l'on refait une mesure après rééquilibration manuelle, on s'aperçoit que les appuis se sont complètement modifiés. Gare à celui qui, par exemple, aurait réalisé des corrections par semelles en se fondant sur l'enregistrement initial, il aurait fait comme le tailleur de Fernand Raynaud (qui demandait à son client de se tenir tordu pour que le costume tombe droit).

« *Après tout un cheminement*

Marie, 33 ans, cadre commerciale, consulte pour des douleurs entre les omoplates et cervicales du côté gauche, avec irradiations jusqu'à la main gauche.

Elle a ces douleurs depuis déjà longtemps et a consulté nombre de spécialistes. Elle a fait des radiographies de la colonne cervicale qui ont montré une inversion de courbure cervicale, bien qu'elle n'ait pas d'antécédent traumatique à ce niveau. On lui a aussi fait réaliser un examen neurologique qui n'a pas trouvé d'anomalie de conduction des nerfs au niveau de la main, qui aurait pu être en faveur d'un problème de canal carpien au niveau du poignet. Elle a multiplié les séances de kinésithérapie, en vain. Elle porte déjà des semelles posturales, car elle a vu un podologue qui les lui a conseillées, ce qui n'a d'ailleurs pas modifié ses symptômes ni la petite différence d'usure qu'il avait constaté entre ses deux chaussures. En désespoir de cause, elle a même fait une réduction mammaire il y a quelques mois, car on lui avait dit que ses seins étaient trop lourds, mais cela n'a rien changé à ses douleurs.

Lors de l'examen, je retrouve évidemment des tensions cervicales et dorsales hautes très importantes, avec une peau « cartonnée », c'est-à-dire très peu élastique tellement les tensions sont présentes et anciennes. L'examen sur plate-forme de posture trouve une asymétrie d'appui avec un hyperappui sur le pied gauche assez important (56 % du poids du corps), qui correspond à la tension musculaire plus importante du côté gauche, qui l'attire de ce côté. C'est l'examen des yeux qui attise notre intérêt.

Il existe en effet une exophorie, c'est-à-dire une tendance compensée, à la divergence des yeux, et les mouvements oculaires latéraux sont limités surtout à gauche. La posturographie retrouve un hyperappui gauche franc qui peut être induit par les tensions au niveau des yeux, cet hyperappui s'atténue après la réalisation d'un équilibrage ostéopathique.

Je prescris à Marie des séances d'orthoptie avec une orthoptiste formée à la posturologie, et une activité sportive régulière qu'elle s'engage à respecter. Lors de notre entrevue au bout de deux mois, elle semble alors transformée, et me dit n'avoir presque plus de douleurs. Elles sont très épisodiques et beaucoup moins intenses, sa main ne la fait plus souffrir du tout. L'examen sur la plate-forme est à présent normalisé. Le traitement orthoptique sera donc poursuivi encore un peu, et nous voyons ensemble comment réaliser quelques exercices à domicile ensuite pour conforter ce traitement. »

Posturographie statique : les principaux paramètres

Son intérêt principal réside dans l'exploration des mécanismes de régulation du tonus postural. Il s'agit de déterminer des paramètres de « performance » posturale, ainsi que des paramètres de fréquence en fonction des boucles courtes ou longues de la régulation posturale. Les résultats de l'enregistrement postural sont traités par l'ordinateur qui affiche de nombreux paramètres et courbes. Détaillons les plus importants.

Projection du centre de masse : stabilogramme ou statokinésigramme

C'est un tracé concrétisant la projection du centre de masse durant la durée de l'enregistrement. On appelle de façon imagée sa ligne du parcours « le spaghetti ». Plus le spaghetti est long, et plus le sujet est instable. Inversement, plus il est court, et plus le patient est stable.

Surface du tracé du statokinésigramme

POINT TECHNIQUE

Elle correspond à la surface sur laquelle se déplace le centre de masse, et est mesurée en mm^2. On considère celle-ci par le calcul de la surface de l'ellipse de confiance (se fondant sur la courbe de Gauss) qui contient 90 % des points d'appui du centre de pression.

Elle caractérise la stabilité de la station debout : dans le cas où la personne est très stable, les points de pression du centre de pression sont regroupés, et la surface de l'ellipse petite. Au contraire, si le patient bouge beaucoup avec des mouvements amples, il rencontre donc une difficulté à maintenir une position centrée stable, ce qui est un signe de troubles de l'équilibre.

LFS : longueur en fonction de la surface

POINT TECHNIQUE

C'est le rapport entre la distance parcourue par le centre de pression (la longueur du « spaghetti ») et la surface de l'ellipse de confiance.

Plus cet indice est élevé, et plus cela signifie que le patient effectue de petites corrections dans sa posture pour maintenir l'équilibre. Ces mouvements sont nombreux mais avec une faible amplitude relative. Généralement, cet indice est plus élevé dans les conditions yeux ouverts qu'yeux fermés. C'est un reflet de l'énergie dépensée par la personne pour maintenir son équilibre.

X moyen

POINT TECHNIQUE

Il s'agit de la déviation du centre de pression par rapport à la ligne médiane, dans le plan de l'axe X, c'est-à-dire dans le plan frontal. Il est mesuré en millimètres. Cette valeur considère la moyenne des valeurs au cours du test.*

En cas de décalage vers la gauche, le X moyen présente une valeur négative, signe d'un hyperappui gauche. Par exemple, cela peut indiquer une asymétrie du tonus postural ou encore un évitement d'appui lié à une douleur du côté opposé.

Y moyen

POINT TECHNIQUE

C'est la mesure de la position du centre de pression, dans le plan de l'axe Y, soit dans le plan antéro-postérieur ou sagittal. Il est mesuré en millimètres. Cette valeur considère la moyenne des valeurs du Y au cours du test.

En cas de décalage vers l'avant, le Y moyen présente une valeur positive, vers l'arrière une valeur négative. En complément, il faut prendre en compte les appuis antérieurs et postérieurs au niveau de chaque pied.

Le quotient de Romberg

La surface du tracé peut être comparée entre des conditions d'enregistrement différentes. On cherche à évaluer la part des diverses informations sensorielles qui entrent en jeu dans l'adaptation posturale du patient. En effet, lors de l'absence d'informations issues d'un capteur sensoriel postural, les autres capteurs mettent en place une action de suppléance, afin de conserver l'équilibre. Le quotient de Romberg étudie cette suppléance lors de la fermeture des yeux.

On note des différences d'un individu à l'autre entre les paramètres yeux ouverts (YO) et yeux fermés (YF) sur la posturographie, c'est-à-dire que l'on trouve une population de sujets dits « visuels » et une population de sujets dits « non visuels ». La première présente une différence marquée entre les conditions d'examen yeux ouverts et yeux fermés. Cette caractéristique posturale est mise en évidence par ce que l'on appelle le « quotient de Romberg ».

POINT TECHNIQUE

Il s'agit de la comparaison entre la surface de la projection du centre de masse YO et celle YF :

$$\text{quotient de Romberg} = \frac{\text{surface YO}}{\text{surface YF}} \times 100.$$

Les individus qui sont dit « visuels » présentent un quotient supérieur à 100, avec une valeur moyenne de 250 environ, ce qui veut dire qu'ils sont plus stables les yeux ouverts. Cela semble assez logique de façon intuitive, vu que l'apport d'informations d'un capteur postural supplémentaire est censé stabiliser le système.

Ceux qui sont « non visuels » présentent un quotient inférieur ou égal à 100. Pour une valeur de 100, il s'agit d'une non utilisation de la vision dans l'amélioration de l'équilibre. Pour une valeur inférieure à 100, les patients sont même plus stables dans les conditions yeux fermés. Cette population est évidemment minoritaire, et l'on peut penser que l'instabilité plus grande YO traduit en réalité un parasitage de la posture par le capteur oculaire.

L'indice de performance posturale

C'est un autre paramètre mesurable sur la plate-forme.

POINT TECHNIQUE

Celui-ci est représenté par la formule :

$$\frac{\text{surface YO} - \text{YF}}{\text{surface YO} + \text{YF}} \times 100.$$

Les individus non visuels sont ici entre 0 et – 100, et les individus visuels entre 0 et 100.

La variance de la vitesse

POINT TECHNIQUE

Il s'agit de la variance de la vitesse des déplacements des Y selon l'axe des Y (VFY).

La variance consiste en une mesure statistique de la distribution des valeurs de vitesse de rééquilibration sur la plate-forme. Une variance élevée signifie qu'il existe une grande variabilité de la vitesse à laquelle se déplace le point de projection du centre de masse sur la plate-forme. Elle peut être mesurée pour l'axe avant-arrière, axe des Y, ou l'axe droite-gauche, axe des X.

Physiologiquement, lors de la posture debout, la projection du centre de masse (souvent appelé par excès « centre de gravité ») est en avant de la malléole de la cheville, créant un couple de forces tendant à provoquer une chute vers l'avant. Les muscles postérieurs extenseurs du corps génèrent donc une force opposée qui permet le maintien de la station debout stable. Plus la projection du centre de masse est antérieure, et plus la tension des muscles postérieurs est importante, jusqu'à souvent créer des tensions et contractures, qui se manifestent par des douleurs et sensations de brûlures. L'équilibre des forces mises en jeu est en perpétuel ajustement. Plus les compétences posturales sont performantes, plus la vitesse de cet ajustement est constant.

Cette mesure donne une idée de l'importance des corrections posturales que le patient doit apporter pour rester en équilibre, elle est corrélée à l'importance du travail postural.

FFT (*fast Fourier transform* ou transformée de Fourier rapide)

POINT TECHNIQUE

Le stabilogramme est le reflet des oscillations du corps et comporte ainsi des éléments de fréquence et d'amplitude. La courbe élaborée selon la formule de Fourier transforme ces fréquences et amplitudes d'oscillations, elle présente sur l'axe des abscisses les fréquences et sur l'axe des ordonnées les amplitudes.

Les pics qui apparaissent et leur fréquence peuvent donner des informations sur les troubles de l'équilibre et les structures cérébrales impliquées dans ceux-ci.

Les faibles fréquences des oscillations posturales sont le témoin de l'action des boucles de régulation neuromusculaires dites « boucles longues », c'est-à-dire qu'entre le récepteur sensoriel et la réponse musculaire, il existe une latence importante, soit un temps de conduction neurologique et donc de réaction relativement long.

Les fréquences élevées des oscillations posturales correspondent à l'action des boucles de régulation neuromusculaires dites « courtes » : entre le récepteur sensoriel et la réponse musculaire, la latence est courte.

POINT TECHNIQUE

Les principales fréquences oscillatoires

- *Fréquence engendrée par la respiration : environ 2 Hz*
- *Fréquence posturale normale : environ 0 à 0,5 Hz*
- *Fréquence des contractions musculaires 0,5 à 1,5 Hz*

Posturographie dynamique

Ces plates-formes permettent l'étude des centres de pression du patient en position de déséquilibre. Le test est plus précis, car le patient a plus de mal à se rééquilibrer à l'aide du système proprioceptif.

Il existe plusieurs types de plates-formes pour l'étude posturographique dynamique, chacune ayant des spécificités quant aux éléments étudiés.

Plates-formes dynamiques passives

Elles permettent essentiellement d'affiner les données de l'examen postural statique.

Plate-forme mobile à bascule

Cette plate-forme statique est associée à un support de type base-courbe (c'est-à-dire une portion de cylindre) mobile dans un seul axe, qui constitue le seul pivot de la plate-forme. Elle peut être orientée en position instable dans le plan antéropostérieur, pour l'étude de la dynamique avant-arrière, qui exacerbe l'implication du capteur visuel et la boucle courte myotatique de la cheville. Cette boucle réflexe consiste, lors d'un étirement brutal d'un muscle, en une réponse à l'étirement par une contraction opposée et involontaire à cet étirement. Ce réflexe est rapide et agit comme un facteur de stabilisation rapide de la cheville.

Elle peut également être orientée en position instable dans le plan latéral, pour l'étude de la dynamique droite-gauche, qui exacerbe plutôt l'importance du capteur vestibulaire et l'utilisation des muscles axiaux.

Plates-formes dynamiques actives

Elles sont mobilisées par une force extérieure au patient. Elles permettent d'appliquer une perturbation posturale donnée, que l'on peut doser avec précision. On peut ainsi étudier les réponses du patient au stress postural, et les ajustements qu'il met en œuvre.

Plates-formes translationnelles

Ces plates-formes peuvent présenter un déplacement horizontal dans le sens avant-arrière, et du milieu vers un côté ou l'autre. Le moteur qui réalise la translation est placé dans le socle de la plate-forme, et le plateau est identique à une plate-forme classique à trois capteurs.

Elle propose une phase d'accélération du plateau au démarrage, puis un arrêt brusque en fin de déplacement. Le maintien en équilibre lors de ces phases nécessite une fonction sensorielle posturale correcte, et un traitement vers les effecteurs* qui permette une réaction posturale adaptée afin d'éviter de chuter.

POINT TECHNIQUE

Lors du déplacement du plateau, la stimulation est produite suivant une forme sinusoïdale : un déplacement du centre de pression est mesuré suivant une courbe sinusoïdale également. La comparaison entre le signal de stimulation et le signal de réponse permet de calculer un indice de déphasage (entre les deux pics sinusoïdaux), le système postural agissant comme un amortisseur du mouvement du socle. En cas de déficit postural, l'amortissement du mouvement est moins efficace, et il y a un risque de chute plus important.

Le gain est le rapport entre l'amplitude du signal sinusoïdal de stimulation et celle du signal sinusoïdal de réponse.

Une augmentation du gain correspond à une instabilité posturale. Le temps de restabilisation est le temps que met le centre de masse pour redevenir immobile après le mouvement de la plate-forme. Plus ce temps est court, plus le système postural de l'équilibre est efficace.

Plates-formes asservies

Ces plates-formes munies de vérins peuvent bouger dans les trois dimensions de l'espace. La plate-forme peut être sur une position dite « libre », c'est-à-dire qu'elle est comme un trampoline, un plateau instable, et que ce sont les forces d'appui du patient sur celle-ci qui la font bouger. Elle peut également être sur une position asservie avec une mobilisation active à l'aide des vérins : on étudie les réactions du patient dans le rétablissement de son équilibre et de ses appuis. Différents scores ou mesures que nous ne détaillerons pas ici sont associés à ces plates-formes asservies (on peut citer l'*Equilibrium Score*, le *Sensory Organisation Test* ou le *Motor Control Test*).

Ce type de plates-formes est également très utilisé pour la rééducation de l'équilibre, avec des programmes de différents niveaux, associées à des conditions d'ouverture ou de fermeture des yeux, ou encore à des stimulations visuelles désynchronisées de la proprioception. Ces plates-formes peuvent également être utilisées dans des protocoles de traitement du mal des transports.

Autres plates-formes

Certaines plates-formes présentent d'autres types d'analyse, nous pouvons citer celles utilisées par les podologues qui permettent de visualiser point par point les appuis du pied, et autorisent ainsi une prise en compte lors de la réalisation de semelles. Il existe également des analyses de données appelées « ondelettes », dont l'intérêt semble encore peu évalué à ce jour.

Ce que la posturographie permet de déceler

La posturographie est un examen éminemment utile pour le posturologue. Outre la confirmation du diagnostic clinique, elle permet parfois d'apporter des éléments supplémentaires que nous n'avions pas détecté lors de l'examen purement clinique et qui permettent de préciser ou de corriger le diagnostic.

Par ailleurs, elle est précieuse pour préciser entre autres les anomalies d'appui, les troubles proprioceptifs, les troubles vestibulaires, les troubles cérébelleux. Les variations d'appuis en fonction des conditions d'examen aident à préciser l'implication d'un capteur particulier. Par exemple, une aggravation importante lors de la fermeture des yeux met en évidence ce que l'on appelle une « dépendance visuelle ». Les personnes concernées ont souvent tendance à se cogner dans les murs, à se prendre les manches dans les poignées de portes, et sont obligées d'allumer la lumière lorsqu'elles se lèvent la nuit. Cela peut traduire différents problèmes posturaux sur lesquels nous reviendrons ultérieurement.

• Les analyses de la marche

En cabinet, nous effectuons un examen clinique visuel de la marche. Les analyses qui suivent sont donc essentiellement utilisées dans les laboratoires de recherche.

L'analyse vidéographique de la marche

Le patient marche sur une piste le long de laquelle sont installées des caméras. Elles sont reliées à un ordinateur qui intègre leurs données afin de réaliser une synthèse de la mobilité des segments corporels au cours de la marche.

L'analyse kymographique de la marche

Les pieds du patient sont reliés à un axe dérouleur par des câbles, à un appareil appelé « locomètre », qui mesure la vitesse et la longueur de déroulement de ces câbles. Il en résulte une double courbe (pied droit et pied gauche) exprimant en ordonnée la distance parcourue, et en abscisse le temps.

L'analyse de la marche et de la course sur tapis roulant

Elle permet notamment, avec l'enregistrement vidéo et l'étude du ralenti, de visualiser les axes d'appuis et les mouvements des différents segments et des articulations lors du mouvement.

L'étude des forces exercées par le pied sur le sol lors du mouvement

Les matrices de capteurs de pression (sur lesquels le patient marche ou intégrés dans des chaussures) permettent l'étude des forces et des pressions statiques et dynamiques.

L'analyse du mouvement

Elle s'effectue grâce à des capteurs positionnés directement sur la personne au niveau du bassin, de la hanche, du genou, de la cheville, du talon, de l'avant-pied.

Grâce à des caméras spéciales, on peut étudier les mouvements des différents segments lors de la marche ou de la course : trajectoire, déplacement, vitesse, accélération.

• Les examens de biologie

De nombreuses pathologies doivent parfois être recherchées et éliminées dans le cadre du diagnostic différentiel de la pathologie posturale. Les examens sanguins de laboratoire sont ainsi utiles. Nous pourrons proposer selon les données cliniques une recherche de HLA, des stigmates de dysimmunité (maladies avec conséquences articulaires) ou tout simplement carences, anémie, diabète, toutes ces maladies qui par leurs conséquences métaboliques peuvent engendrer un déséquilibre du système postural (par exemple une neuropathie pour le diabète).

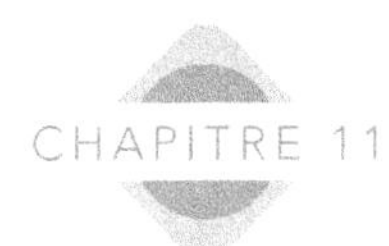

CHAPITRE 11

LES PRINCIPAUX TYPES MORPHOLOGIQUES DE POSTURE RACHIDIENNE

C'est essentiellement par l'examen de profil que nous allons pouvoir constater ceux-ci.

Une morphologie équilibrée

• Ses caractéristiques

Le plan scapulaire et les fessiers sont alignés.

Les flèches cervicale et lombaire sont dans les normes.

• Ses risques

C'est la posture de référence. Elle présente peu de risque de pathologie rachidienne ou de décompensation posturale.

• La prévention

Si vous êtes dans ce cas, attention, cela ne vous dispense pas de ne pas entretenir votre corps, votre équilibre et de faire travailler votre posture au quotidien ! Il est essentiel de poursuivre un exercice physique régulier, ainsi qu'une hygiène de vie correcte.

REPÈRES

Entretenez-vous !

La posture doit être entretenue afin d'en maintenir tous les éléments qui y participent en état. Il s'agit d'un entraînement qui permet au système postural de rester en forme. « La posture ne s'use que si l'on ne s'en sert pas. »

EXERCICE

Bien s'étirer pour éviter des douleurs

La fente avant

Debout, placez vos pieds comme si vous faisiez un grand pas en avant, en gardant les talons au sol. Tendez la jambe arrière et pliez doucement le genou qui est en avant, en gardant le buste bien droit, jusqu'à ce que vous ressentiez une tension en avant de la hanche du côté de la jambe qui est en arrière. Répétez le même exercice en inversant les jambes. Cela permet notamment un étirement des muscles qui sont en avant de la colonne vertébrale lombaire.

Étirement des lombaires

Allongez-vous sur le dos, sur un tapis de gymnastique par exemple, et ramenez les genoux vers la poitrine. En utilisant à présent vos mains, continuez à ramener les genoux vers vous sans décoller le sacrum. Tenez 3 à 4 secondes en poussant légèrement avec les jambes contre la pression de vos mains. Renouvelez l'exercice plusieurs fois, le relâchement des muscles s'ensuivra.

Le haut du corps

Pour cet exercice, vous aurez besoin d'un simple manche à balai : prenez garde à le choisir en bois et non en métal, car ces derniers sont creux et risquent de se briser à la moindre sollicitation. Les bras tendus devant vous, tenez le manche en bois avec les deux mains, et ramenez-le derrière la tête. Levez ensuite les bras au-dessus de la tête. Renouvelez plusieurs fois cet exercice. Vous pouvez également l'effectuer en tournant le buste vers la droite et vers la gauche, de façon à compléter le travail sur les muscles dorsaux.

Augmentation des courbures

• Ses caractéristiques

Les plans scapulaire et fessier sont alignés.

Les flèches cervicale et lombaire sont exagérées.

Les pieds sont déformés en *valgus* et souvent plats.

Les courbures rachidiennes augmentent, avec hyperlordose* lombaire et cervicale, hypercyphose* dorsale et abdomen en avant (dos creux). Le sacrum s'horizontalise (augmentation de l'angle sacré), et le bassin bascule vers l'avant.

• Ses risques

Les contraintes lombaires s'intensifient, avec une amplification des forces en compression au niveau des articulations vertébrales postérieures, de l'arthrose, et des lésions des isthmes vertébraux avec leur cortège de douleurs et d'enraidissement.

• La prévention

On traite les appuis podaux par le port de semelles. Au niveau rachidien, on travaille avec l'ostéopathie afin de libérer les capacités de récupération du rachis*, et avec la kinésithérapie pour permettre un travail musculaire aidant à réaligner les segments.

Plan scapulaire antérieur avec dos plat

• Ses caractéristiques

Il s'agit d'un déséquilibre très fréquent.

Le plan scapulaire est en avant du plan fessier, ce qui engendre une hyperstimulation des extenseurs* et des tensions cervico-dorsales, puis en descendant des muscles paravertébraux lombaires, puis au niveau des insertions du moyen fessier sur l'extrémité supérieure du fémur, puis au niveau des muscles de la patte d'oie au niveau du genou, et enfin une contracture compensatoire au niveau de la partie postérieure des mollets et une déformation en griffe des orteils, qui cherchent à agripper le sol.

• Ses causes

- Pieds double composante ou effondrement de la voûte plantaire.
- Tensions antérieures du tronc, d'origine viscérale, souvent digestive, ou cicatricielle.
- Supracclusions* dentaires.

• Ses risques

Ce déséquilibre engendre une hypersollicitation mécanique énorme du rachis lombaire bas, en particulier des deux derniers niveaux. Les conséquences en sont des lombalgies, des déformations articulaires avec apparition d'arthrose, voire un amincissement puis une rupture des isthmes vertébraux, entraînant des listhésis (glissement d'une vertèbre par rapport à celle en dessus ou en dessous). La réaction neurologique est une hyperstimulation de la boucle gamma* (stimulation motrice) et donc un verrouillage musculaire lombaire. Le patient présente la triade raideur, douleur et contracture. Il s'agit du lombago ou de la lombalgie en barre.

• La prévention et le traitement

Le port de semelle, l'ostéopathie et la rééducation peuvent permettre d'améliorer le profil de contrainte. Le but est de diminuer les forces de contrainte lombaire et d'harmoniser les courbures, en permettant au patient de reculer la projection au sol de son centre de masse (appelé aussi par excès « centre de gravité »).

« *Des semelles « magiques »*

Matthias, 21 ans, étudiant infirmier, consulte pour des douleurs cervicales et lombaires. Il est amené à faire des efforts de soulèvement dans son activité quotidienne, notamment avec les patients, et a fait des radiographies qui sont normales, hormis une verticalisation des derniers disques lombaires. Son médecin lui a déjà prescrit plus de vingt séances de kinésithérapie, sans que cela l'ait soulagé.

Sa demande initiale est une séance d'ostéopathie, il n'en a jamais fait. Nous ne nous orientons donc pas immédiatement sur un bilan postural, et je pratique lors de cette première consultation une séance d'ostéopathie douce.

Matthias revient vingt jours après, ses douleurs cervicales ont disparu, mais il se plaint d'une reprise de ses douleurs lombaires. Devant cette récidive, il faut effectuer un bilan postural complet. L'examen physique ne trouve pas d'anomalie majeure, il existe simplement un dos un peu plat avec un plan scapulaire antérieur (c'est-à-dire les épaules en avant du plan fessier), qui engendre des tensions des muscles extenseurs de la colonne vertébrale prédominant au niveau lombaire. Sur la posturographie, les appuis sont très antérieurs, sans autre anomalie, ce qui est concordant avec une tension des muscles extenseurs du rachis, qui cherchent à compenser cette position très en avant.

Nous travaillons donc en ostéopathie cranio-sacrée, qui permet de relâcher les tensions de la colonne vertébrale dans sa globalité. La posturographie immédiatement après ce traitement n'est quasiment pas modifiée, et à l'examen physique les épaules restent très en avant. Je propose donc au patient de faire réaliser des semelles posturales, proprioceptives, qui auront pour objectif d'aider à faire reculer le plan scapulaire, et ainsi à soulager les forces qui s'exercent au niveau lombaire.

Une fois les semelles réalisées, je lui demande d'attendre un mois et demi et de contrôler leur action, pour s'assurer d'une part que les semelles sont bien adaptées en termes d'appuis et d'autre part juger de leur action posturale au niveau des contraintes lombaires.

Lors de la consultation de contrôle le patient n'a plus de douleurs, et l'examen posturographique avec semelles montre des appuis plus postérieurs et bien équilibrés.

Dans des cas comme celui-ci, je propose généralement une surveillance à six mois, pour suivre l'amélioration de la posture. Ce type de semelles qui agit sur la posture doit être porté de dix mois à un an, de façon permanente du lever au coucher, pour que le système neurologique et le cerveau intègrent la nouvelle posture. Il sera alors normalement possible de les enlever progressivement tout en conservant de façon permanente le bénéfice de leur action.

La contrainte pour le patient est donc de porter ces semelles de façon continue, et lorsque les douleurs ont disparu, il est facile de ne plus y penser... D'ailleurs, j'ai revu Matthias après l'été, il présentait à nouveau quelques douleurs, car il avait passé son été en tongs et sans ses semelles. Bien évidemment, dès qu'il les a remises tout est rentré dans l'ordre... Mais il a perdu du temps, car la période de port repart pour environ un an.

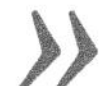

Plan scapulaire postérieur

• Ses caractéristiques

Nous sommes ici dans un cadre proche de celui de l'augmentation des courbures. L'effondrement du médio-pied engendre souvent, par phénomène de compensation, la postériorisation du plan scapulaire, ce qui peut diminuer l'hyperlodose lombaire, sans améliorer les contraintes. Dans ce cas, on voit apparaître en plus des dorsalgies et des cervicalgies. Le plan scapulaire est en arrière du plan fessier.

• Ses risques

Les contraintes sur l'ensemble du rachis lombaires sont extrêmement importantes, on trouve les symptômes de lombalgie et de dorsalgie avec raideurs et risques de lyse isthmique.

• La prévention

Comme dans le cas de l'augmentation des courbures, nous associons un traitement podal, un traitement manuel et de la rééducation.

Diminution des courbures

• Ses caractéristiques

Les plans scapulaire et fessier sont alignés.

Les flèches cervicales et lombaire sont diminuées.

Les pieds sont déformés en *varus*.

• Ses risques

Il existe souvent des tensions au niveau de la nuque et entre les omoplates, ainsi qu'une raideur ou une douleur lombaire basse ou au niveau des hanches.

• La prévention

Le traitement podal par semelles proprioceptives est essentiel.

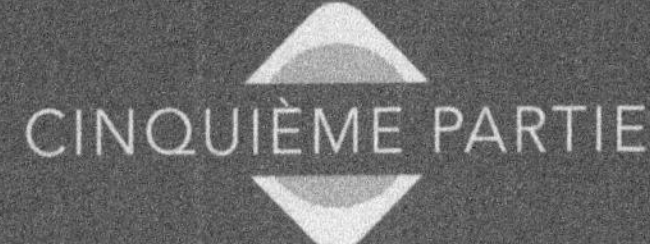

TRAITEMENTS ET PRÉVENTION

CHAPITRE 12

STRATÉGIES THÉRAPEUTIQUES ET TRAITEMENTS

Tout capteur postural présentant un dérèglement (insuffisance de convergence oculaire, pied *varus* asymétrique, problème occlusal, etc.) à l'origine d'une asymétrie fonctionnelle avec création de chaînes lésionnelles posturales, aura pour conséquences des tensions, des rotations et des bascules des ceintures pelviennes et scapulaires, des rotations et des blocages vertébraux, ainsi que d'autres symptômes fonctionnels.

Nous allons voir à présent comment traiter concrètement le patient qui se présente à notre consultation posturale.

C'est souvent après une errance diagnostique plus ou moins longue du patient que le traitement postural est mis en place. La plupart du temps, nous voyons ce dernier arriver avec une pile de bilans et dit examens médicaux, sans qu'on ait trouvé de cause précise à ses maux, voire après qu'on ait trouvé des images incidentales, au hasard d'examens, pour lesquelles il a parfois subi d'autres bilans ou des interventions plus ou moins invasives, comme des infiltrations ou des biopsies voires de la chirurgie. Il aura parfois été soulagé transitoirement par de la kinésithérapie, de l'ostéopathie, des infiltrations ou des traitements anti-inflammatoires, mais immanquablement ses problèmes reviennent, le limitant dans ses activités et impactant sa qualité de vie.

En posturologie, nous nous intéressons aux symptômes du patient non pas pour les assourdir, mais afin de les comprendre et d'en découvrir leur origine posturale. C'est souvent avec bonheur que l'on constate une amélioration durable ou une guérison chez un patient qui souffrait depuis des années et s'était presque résigné à cette souffrance.

Ne croyons pas cependant que tout est postural ou que la posturologie est omnipotente !

Si son objectif est la correction de l'ensemble du système postural et de ses composantes sensorielles, il se peut que tout ne soit pas postural dans la symptomatologie du patient. Le diagnostic du médecin posturologue doit donc être complété si nécessaire par l'expertise d'autres praticiens (rhumatologie, ORL, etc.). Cette concertation permet d'apporter un regard complémentaire et d'échanger dans un esprit pluridisciplinaire.

Le traitement, s'il doit être simple et le moins contraignant possible pour le patient, nécessite souvent un travail à plusieurs et doit donc être pensé avec soin. À mon sens, il est surtout important d'éviter (souvent en cherchant à peut-être trop bien faire) de traiter trop de capteurs posturaux en même temps, car il est crucial d'évaluer de façon la plus discriminative possible l'effet de la manipulation de chaque capteur sensoriel, pour pouvoir ajuster ensuite le traitement le cas échéant.

REPÈRES

Des bienfaits de la posturologie

La thérapeutique posturale s'inscrit dans le concret et permet un résultat tangible rapide qui change la vie du patient. Elle prend en charge les symptômes, non pas en les faisant taire, mais par une réflexion et une action sur leur étiologie, c'est-à-dire en recherchant et en faisant en sorte, dans la mesure de ce qui est réalisable (en fonction des limites imposées par le patient : ces limites peuvent être par exemple un pied neurologique, un problème ophtalmologique, etc.) de parvenir au traitement de leur cause.

À la différence de la chirurgie elle est, sauf exceptions, non invasive, et ne présente pas, contrairement aux traitements médicamenteux, d'effets indésirables notables. Dans la plupart des cas, on peut ainsi éviter ou limiter le recours à des traitements médicaux ou chirurgicaux. L'impact du traitement postural sur la mécanique ostéo-articulaire doit ainsi permettre au patient de retrouver un fonctionnement confortable et harmonieux de son corps. Le meilleur témoin de cette efficacité est le patient qui oublie son rendez-vous de contrôle, car il va bien et ne pense même plus à ses symptômes, qui sont devenus de l'histoire ancienne.

Le traitement manuel et l'ostéopathie

Les traitements manuels regroupent l'ostéopathie et les différentes médecines manipulatives (chiropraxie, étiopathie, etc.). Ils se sont développés énormément depuis quelques dizaines d'années. Ces techniques, dans la mesure où elles sont pratiquées avec prudence (afin d'éviter tout risque manipulatif) par des praticiens compétents, permettent un soulagement souvent rapide et spectaculaire. Il est cependant fréquent de constater la récidive des symptômes dans un délai plus ou moins bref après les manipulations. Ces récidives sont généralement du même type chez la même personne, ce qui prouve l'influence d'une cause particulière à celle-ci. On constate alors qu'après une prise en charge posturale adaptée, elles s'espacent ou disparaissent. Il est alors facile de constater que nombre des tensions et blocages dont souffrait le patient étaient liés à un déséquilibre postural. Ainsi, plutôt que de changer sans arrêt les pneus qui s'usent de façon anormale sur une voiture dont la direction est vrillée, mieux vaut régler les problèmes de direction.

Ce type de prise en charge reste primordial, cela d'une part lors du diagnostic, et d'autre part lors du traitement postural proprement dit.

• Durant le diagnostic

On ne peut effectuer de diagnostic postural fiable sans rééquilibration manuelle ! Nous ne parlons pas ici de traitement ostéopathique, mais de rééquilibration. En effet, il ne s'agit pas d'aller traiter une dysfonction particulière (même si généralement cela participe à la rééquilibration et donc se réalise au cours de celle-ci), mais de lever les compensations et tensions qui peuvent fausser les appuis et la posture du patient, et qui pourraient ainsi induire le praticien à tomber dans des pièges diagnostiques.

Pour rester sur la métaphore du paragraphe précédent, s'il est indispensable de régler la cause du problème de direction, pour ce faire, il ne faut pas oublier de mettre des pneus neufs, car sinon vous risquez d'obtenir un parallélisme faussé par l'usure des pneus. C'est pour cela que l'équilibration manuelle est pour nous indispensable lors du diagnostic postural, afin d'accomplir celui-ci en s'affranchissant du parasitage des blocages et tensions fonctionnelles. L'élément de comparaison de la posture avant et après rééquilibration manuelle nous apprend beaucoup sur ce qui se passe posturalement parlant pour le patient. Selon moi, il est indispensable d'effectuer un examen clinique et sur plate-forme avant et après cette rééquilibration.

• À visée curative

Au cours de la prise en charge posturale, une fois effectué le traitement du ou des capteurs posturaux impliqués dans la pathologie du patient, ou parfois en parallèle (afin de potentialiser et d'accélérer le traitement de ces capteurs), il faut s'attaquer aux « mauvaises habitudes » prises par le corps, c'est-à-dire les mémoires fonctionnelles et tissulaires encore présentes.

Ainsi, la thérapie manuelle est un formidable outil pour retrouver la mobilité corporelle et obtenir une action sur la régulation neurologique et vasculaire du corps. Le traitement postural, avec son action de détente et rééquilibration, la rendra plus simple, plus douce et surtout plus efficace.

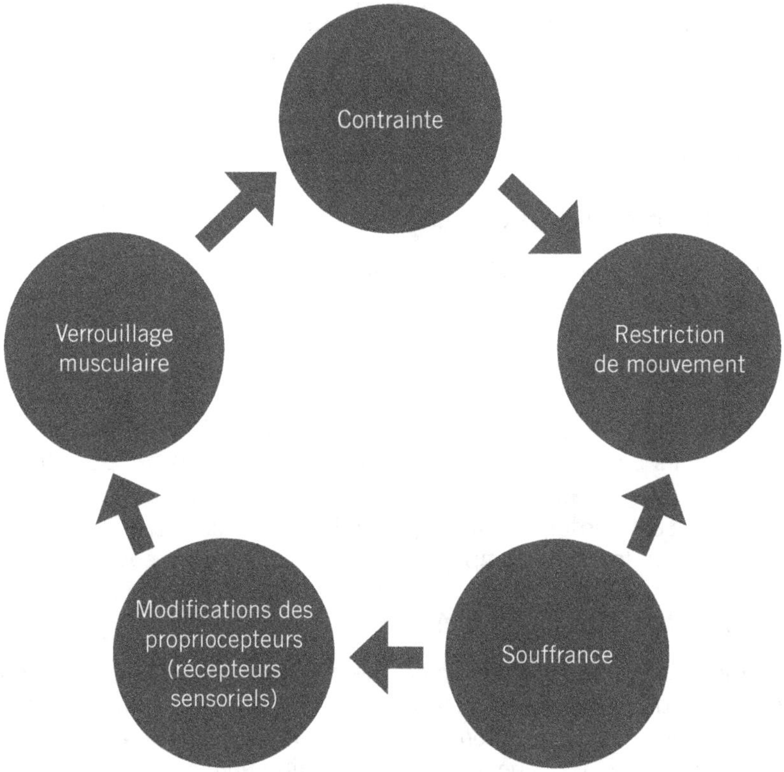

LE CERCLE VICIEUX DES CONTRAINTES

Comment libérer la contrainte ? L'ostéopathie a toute sa place pour atteindre ce but. Cette thérapie manuelle permet une réinformation tissulaire par son action sur les récepteurs sensoriels cutanés, musculaires et articulaires. Le cercle vicieux est ainsi brisé, le mouvement est libéré, les souffrances cessent, et la mobilité est retrouvée.

En cas de récidive des symptômes après un traitement ostéopathique bien conduit, la recherche d'une problématique posturale est alors nécessaire. En effet, les séances d'ostéopathie trop fréquentes sans bénéfice durable sont le signe de l'existence sous-jacente de ce type de pathologie.

Outre les aspects structurels (déblocage des articulations) du traitement ostéopathique, nous privilégions certains types d'ostéopathie.

• Les différentes formes d'ostéopathie

L'ostéopathie crânienne

Initiée par W. G. Sutherland, qui élabora le concept de MRP (mécanisme respiratoire primaire) au niveau crânien, elle est particulièrement connue et utilisée chez le nourrisson et l'enfant, mais présente également souvent un intérêt pour l'adulte. Il s'agit d'un travail fin sur la mobilité des structures du crâne. On croit souvent qu'il s'agit de faire bouger les os du crâne. Cette vision restrictive dessert l'ostéopathie crânienne qui est parfois perçue, à tort, comme ésotérique. En effet, chez le nourrisson, cette action doit toujours se faire de façon extrêmement douce et progressive, sur les structures cartilagineuses du crâne, qui ne sont pas encore ossifiées. Progressivement, chez l'enfant, les sutures crâniennes vont ensuite se souder et l'action sera alors différente, passant progressivement à un travail osseux. Il ne s'agit pas de faire « bouger » les os mais de travailler sur l'élasticité des structures, tant des insertions musculaires que des ligaments et fascias* fibreux. Les tissus crâniens sont en effet impliqués dans le bon fonctionnement de tout ce qui part des attaches crâniennes. Il s'agit des muscles qui descendent vers le cou et les épaules, les vertèbres cervicales, mais aussi tous les organes qui prolongent la sphère buccale, comme l'œsophage et la trachée, ainsi que les organes de la face et du crâne proprement dits, avec les différents sinus, les yeux et les muscles oculomoteurs, les mâchoires et les dents, l'articulation temporo-mandibulaire, les structures auditives et vestibulaires, l'odorat, etc.

REPÈRES

L'ostéopathie crânienne, des bébés aux adultes

L'ostéopathie crânienne présente un intérêt préventif important chez le nourrisson et l'enfant, et devrait selon moi être systématique en post-natal, afin de ne pas laisser évoluer des tensions au décours de l'accouchement (et ce le plus tôt possible après l'accouchement, et non après six mois comme la loi le détermine pour les ostéopathes non médecins).

Elle doit aussi être régulièrement pratiquer chez l'enfant et l'adulte du fait des lésions ostéopathiques liées à des adaptations lors de dérèglements posturaux. En effet, des tensions anormales et asymétriques au niveau des insertions crâniennes des muscles peuvent engendrer des répercussions au niveau des structures crâniennes, tant osseuses que des tissus conjonctifs*.

L'ostéopathie cranio-sacrée

Dans le prolongement de l'ostéopathie crânienne, ce travail sur l'axe de la colonne vertébrale se caractérise par des manipulations douces à ses deux extrémités. Ainsi, l'effet se diffuse sur l'ensemble des tensions de la colonne vertébrale, un peu comme si l'on desserrait des élastiques qui auparavant étaient tellement tendus, et de façon asymétrique, qu'ils arrivaient à la déformer.

Nous effectuons une action sur les insertions musculaires à la base du crâne, l'occiput, insertions qui présentent des asymétries de tension, et même parfois de telles contractures que l'on parlera d'impaction de la base du crâne. Elles sont souvent à l'origine de maux de tête ou de névralgies d'Arnold, une douleur crânienne dirigée vers l'œil qui se coince à la base du crâne.

Au niveau du sacrum, d'autres actions manuelles comparables ont à leur tour une action sur cette zone et remontent tout le long de la colonne vertébrale, permettant une réharmonisation de la mobilité entre le bassin et le crâne.

L'ostéopathie viscérale

Les viscères – c'est-à-dire les organes internes, essentiellement les organes digestifs : le foie, l'intestin, l'estomac, mais aussi la rate, l'utérus, les reins, etc. – ne sont pas en lévitation dans le corps mais sont attachés à l'axe vertical de la colonne vertébrale. Ils exercent donc directement des forces sur celle-ci, ne serait-ce que par la gravité. D'autre part, ce ne sont pas des organes inertes, mais en fonctionnement permanent. Ils peuvent parfois présenter des troubles tels que des spasmes ou une inflammation, provoquant ainsi des tensions locales ou régionales, en particulier au niveau abdominal ou du petit bassin.

Ces tensions agissent comme le feraient des cordages internes noués ou emmêlés et restreignent ainsi les mobilités corporelles, avec pour conséquence des compensations et tensions à distance. Des troubles de la mobilité corporelle apparaissent alors, avec des anomalies non seulement de la posture statique mais aussi dynamique, lors de la marche notamment. Le rôle de l'ostéopathie viscérale, à l'aide de différentes techniques de mobilisation ou de réflexes, est de lever ces tensions et ces nœuds, afin de récupérer des libertés de mouvement non seulement localement avec souvent une amélioration des signes fonctionnels digestifs en particulier, mais aussi à distance avec un fonctionnement musculaire et articulaire libéré.

« *Des douleurs reliées à l'estomac !*

Aurélie, 26 ans, étudiante, se présente pour faire un bilan postural, car elle a depuis plusieurs semaines des douleurs au niveau cervical et en haut du dos. Elle signale, lors de l'interrogatoire systématique, qu'elle prend des médicaments antiacides pour l'estomac, et à double dose, car ils ne la soulagent que partiellement, et dès qu'elle essaie de les diminuer, les brûlures reprennent.

Je lui explique que ses problèmes d'estomac et de dos peuvent être reliés, les attaches de l'estomac et de l'œsophage sur la colonne pouvant engendrer tensions et douleurs. Le bilan postural met en évidence essentiellement un trouble de convergence, il y a d'ailleurs eu une aggravation récente de l'astigmatisme* qui a nécessité de changer les lunettes. Je pratique chez Aurélie de l'ostéopathie, surtout viscérale (estomac) et crânienne, et je lui prescris une rééducation orthoptique pour ses yeux.

Quelques semaines et trois séances d'ostéopathie plus tard, Aurélie a arrêté ses deux médicaments antiacides et ne se plaint plus du tout de l'estomac. Elle n'a plus mal au cou ni au dos, et son astigmatisme* ne s'est pas aggravé.

Je conseille un simple suivi dans quelques mois à titre systématique.

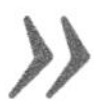

L'ostéopathie tissulaire

Elle consiste en un travail sur les tissus conjonctifs* dans leurs différentes couches, notamment au niveau cutané et musculaire, afin de regagner de retrouver souplesse et élasticité.

Par exemple, après une intervention chirurgicale, certaines douleurs en regard de la cicatrice sont liées à des altérations de la mobilité et des tensions. Elles peuvent bénéficier de ce type de traitement, non seulement localement, mais à distance, en évitant les tensions posturales qui pourraient en découler.

Les techniques intraosseuses

Comme leur nom l'indique, on travaille directement au niveau des structures osseuses et articulaires enraidies afin de leur permettre de recouvrer une élasticité, qui, bien que relative à ce niveau, n'en est pas moins indispensable.

Par exemple, au niveau d'une côte fracturée, des douleurs peuvent persister plusieurs mois ou parfois plusieurs années après. Le traitement ostéopathique intraosseux est alors fort utile dans la déprogrammation de la mémoire de ce traumatisme.

Les techniques réflexes

Il est possible de traiter des tensions par des stimulations cutanées au niveau de zones particulières, appelées « zones réflexes » ou encore de points « *trigger* » (littéralement « points de déclenchements »), ce que l'on appelle souvent des « nœuds ». Ces tensions sont elles-mêmes issues de mécanismes réflexes et apparues souvent lors d'une stimulation inadaptée. Elle est liée à différents troubles fonctionnels ou posturaux, par exemple en provenance de problèmes viscéraux (lors de la colite par exemple), ou vasomoteurs (courant d'air sur le cou qui engendre un torticolis), ou encore musculaires (faux mouvements), cette liste n'étant pas exhaustive.

Les différentes techniques réflexes manuelles sont nombreuses, fondées essentiellement sur des pressions ou des traits (mouvements d'appui mobiles le long de la peau avec l'extrémité d'un doigt) qui agissent tant à chaque niveau local ou métamérique (c'est-à-dire les niveaux des territoires corporels innervés par chaque racine nerveuse issue d'un niveau vertébral donné), que sur le système nerveux autonome ou végétatif.

Le traitement général ostéopathique

Ces techniques ostéopathiques, globales ou localisées, sont exercées en mouvement. À la fois diagnostiques et thérapeutiques, elles permettent de libérer les contraintes de certaines zones.

Les techniques somato-émotionnelles

Elles s'intéressent à la mémoire émotionnelle du corps, afin de dénouer à la fois certains « nœuds » corporels, et par le toucher de dégager et de rappeler les causes psychologiques qui peuvent y être liées.

L'orthopraxie

Il s'agit de techniques de stimulation vertébrale ou tendineuse réflexe. Effectuées idéalement debout (orthostatique) afin de mettre le patient dans la position considérée comme position physiologique de référence, elles visent à stimuler la rééquilibration des tensions corporelles par des techniques réflexes. Bien qu'étant souvent présentées comme une pratique à part entière, nous pouvons donc inclure ces techniques dans les traitements ostéopathiques réflexes.

Le traitement des pieds

• Les semelles et les orthèses

Leur rôle peut être double. Dans l'idéal, elles rééduquent les appuis au niveau de la plante des pieds, avec des reliefs sur les semelles qui sont minces, et permettent de stimuler le pied en fonction de la problématique d'appui qui a été détectée. Ce sont alors des semelles proprioceptives.

Il est possible également de réaliser des semelles qui soutiennent le pied et agissent de façon mécanique sur celui-ci. Leurs reliefs sont plus marqués et elles sont plus épaisses. Elles sont appelées « semelles mécaniques » ou « semelles orthopédiques classiques ».

Cette stimulation du pied, qu'elle soit proprioceptive ou mécanique, agit vers le haut sur toute la statique et permet de traiter certains déséquilibres, notamment au niveau du bassin ou de la colonne.

Les semelles mécaniques

Elles présentent des reliefs marqués, qui visent à soutenir le pied ou à mobiliser les structures osseuses afin de basculer les appuis et les axes articulaires. Leur intérêt est d'une part une action mécanique immédiate sur le système podal et postural, et d'autre part une action possible même en cas de lésion neurologique ou musculaire du pied.

En revanche, ce type de semelles ne permet pas une rééducation de l'appui podal : en agissant comme une béquille, elles risquent au contraire de laisser le pied s'affaiblir.

Nous les conseillons donc essentiellement pour un port transitoire de quelques mois lorsque l'on veut soulager le pied dans sa fonction du fait de douleurs ou contraintes excessives, ou chez la personne âgée, ou encore atteinte de troubles neurologiques (neuropathie par exemple), pour pallier à une impossibilité de rééducation active du pied et permettre d'apporter une stabilité et un confort de marche au patient.

Les semelles proprioceptives

L'intérêt des semelles proprioceptives est qu'elles sont plus fines (2 millimètres d'épaisseur au maximum) et donc plus faciles à loger dans les chaussures. De plus, on peut généralement les enlever au bout d'environ un an, tout en conservant leur bénéfice durablement. Elles agissent comme des stimuli sur le pied pour le faire travailler différemment et permettre un effet sur la posture. Elles sont parfois également appelées « semelles posturales ».

En effet, par son action sur les récepteurs proprioceptifs du pied ce type de semelles fait « travailler » le pied et déclenche une rééducation des appuis. Leur rôle est alors de permettre au système postural de se régler sur la correction apportée par les semelles. Elles nécessitent un port permanent, dès le lever et jusqu'au coucher, afin que le cerveau et l'ensemble des réseaux proprioceptifs intègrent cette nouvelle posture.

« *Un mal de dos envahissant*

Louis, 51 ans, employé de bureau, consulte pour un mal de dos ancien, au niveau lombaire. Ces douleurs se manifestaient depuis plusieurs années, mais seulement après des efforts. Depuis un épisode de lumbago il y a six mois, elles sont devenues permanentes. Les radiographies qu'a prescrites son médecin montrent une discopathie, c'est-à-dire une usure du dernier disque lombaire, sans autre anomalie.

Lors de l'examen postural, je constate une inclinaison droite du plan des épaules et une déviation importante vers la gauche au test de marche sur place yeux fermés. L'examen oculomoteur constate un œil droit directeur et une insuffisance de convergence de l'œil gauche.

Dans un premier temps, je demande à Louis d'effectuer chez lui un exercice quotidien de rééducation de la convergence de l'œil gauche, et décide de réévaluer sa problématique au bout de trois semaines.

Trois semaines plus tard, ses symptômes se sont améliorés, mais une perturbation de ses appuis posturaux et une douleur lombaire persistent lors de certains efforts. Je lui propose alors de pratiquer une rééquilibration ostéopathique et de corriger les appuis à l'aide de semelles posturales.

Après quelques jours de port des semelles, Louis n'a plus aucune gêne ni douleur, il a même pu reprendre la course à pied qu'il avait abandonnée et mise de côté depuis longtemps !

»

Les semelles thermoformées

Un troisième type de semelles est assez « à la mode », il s'agit des semelles thermoformées, c'est-à-dire moulées sur la forme du pied du patient. Vous comprendrez qu'il est difficile dans ce cas de penser qu'elles pourront modifier quoi que ce soit au niveau postural. Elles pourraient avoir quelquefois un intérêt chez le sportif afin d'atténuer les pics de contraintes au niveau des zones les plus sollicitées du pied.

En réalité, en testant régulièrement les patients porteurs de ce type de semelles, nous constatons qu'elles déclenchent presque toujours une perturbation de la répartition des appuis podaux. Ainsi, il n'est pas exclu qu'elles puissent déstabiliser le système postural, surtout si elles sont portées en permanence. Si le patient en possède et qu'il ne peut s'en passer pour des raisons de douleur, nous lui demandons de ne les porter que pour la pratique sportive. Elles doivent être dans ce cas réalisées de façon suffisamment précise pour éviter cette modification des appuis, qui pourrait engendrer un risque de blessures (claquages, entorses, etc.). Ces semelles peuvent intégrer des modifications par certains éléments correcteurs, qui à ce moment-là prennent en compte des paramètres d'action sur le pied et donc au niveau postural. Leur intérêt doit être évalué au cas par cas.

REPÈRES

Ne cédez pas à la mode des semelles !

Attention, la réalisation de semelles n'est pas anodine ! Leur prescription nécessite un examen et un diagnostic précis. Le médecin doit savoir le type de semelles qu'il souhaite et quoi en attendre. La semelle doit être adaptée et réalisée avec soin : une semelle inadaptée ou mal faite est pire que de ne pas en avoir. C'est un peu comme si l'on marchait avec un caillou dans la chaussure (il faut d'ailleurs éviter dans une semelle des variations de relief brutales ou des reliefs trop importants).

Pour son bien, ne cédez pas au patient qui demande, juste à la fin de la consultation de médecine générale : « et il me faut une ordonnance pour faire des semelles, docteur ». Pour quoi faire ? Par rapport à quelle plainte ? Qui a posé le diagnostic ? (Réponse fréquente du patient : « C'est un docteur posturologue pour les pieds ». Donc un podologue ? Dans ce cas il n'est pas docteur, ni posturologue, ou alors que pour les pieds… Si c'était le cas, il n'aurait pas besoin d'un médecin pour prescrire ses semelles et prendre la responsabilité de cette prescription.) Vous verrez que souvent, c'est fort peu motivé, et si cela semble l'être, alors c'est la plupart du temps qu'un bilan postural est indispensable pour préciser la conduite à tenir et déterminer la nécessité de porter des semelles ; parfois ce sera plutôt un autre traitement de la posture qui sera nécessaire.

Dans la pratique, il est nécessaire à mon sens, vu l'importance de la précision dans la réalisation des semelles, de contrôler leur action adéquate à l'aide d'un examen clinique et sur plate-forme de force : rapidement en cas d'inconfort majeur du patient, et habituellement après une période d'adaptation qui peut durer de trois à six semaines.

Le traitement des yeux

Il vise à corriger les troubles liés au capteur oculaire lors des problématiques posturales.

Attention, un trouble de la proprioception oculaire peut être adaptatif. S'il n'est pas fixé, c'est à ce moment-là une autre entrée posturale qu'il faudra traiter (mâchoire, pied, etc.). Ainsi, des problématiques oculaires peuvent aussi être la conséquence de posturopathies, et nous pouvons donc comprendre l'amélioration oculaire obtenue après le traitement postural causal.

• Le traitement des troubles de la réfraction

Ces troubles comprennent la myopie*, l'astigmatisme*, l'hypermétropie et la presbytie*. Ils interviennent d'autant plus sur la posture qu'ils sont asymétriques ou mal corrigés.

Il existe fort probablement une participation posturale à ces troubles, notamment l'astigmatisme, car la correction de ces problématiques posturales l'améliore fréquemment. Ainsi, on peut émettre l'hypothèse que certains troubles de la réfraction sont d'ordre adaptatif. Certains auteurs vont même jusqu'à préconiser un traitement postural avant la mise en place d'une correction optique par lunettes ou lentilles de contact, lorsqu'elle est peu importante.

Je pense qu'il faut veiller à ne pas pénaliser le patient dans sa vision quotidienne, mais éviter de le surcorriger pour ne pas aggraver un déséquilibre postural existant. En cas d'apparition ou d'aggravation récente d'un trouble réfractif, il est donc légitime d'effectuer un bilan postural.

La correction doit être adaptée, et la réalisation des lunettes parfaite.

REPÈRES

Corriger ou ne pas corriger…

Le fait de corriger les troubles de réfraction altèreraient l'efficacité du traitement postural. En effet, certains troubles mineurs de la réfraction pourraient être adaptatifs, liés aux tensions musculaires sur le globe oculaire. Il s'agit en particulier des troubles associés aux asymétries du globe oculaire, tels que les astigmatismes* peu importants. Les corrections optiques auraient alors pour effet de fixer le patient dans la pathologie en diminuant sa possibilité de revenir à une physiologie posturale équilibrée. Nous constatons habituellement une régression des astigmatismes, le patient ne ressentant plus la nécessité de ses lunettes (souvent qualifiées de « lunettes de repos »).

• La rééducation orthoptique

Elle est un outil majeur du traitement du capteur oculaire. Les troubles oculomoteurs sont primordiaux à détecter en posturologie. Ils sont malheureusement généralement sous-diagnostiqués au sein de la population, les signes cliniques visuels intervenant habituellement tardivement.

L'orthoptie est une rééducation quasi kinésithérapique de la mobilité oculaire dans ses différents paramètres. Elle doit être pratiquée par un orthoptiste compétent, si possible formé à la posturologie afin de connaître les niveaux de correction et les paramètres à rééduquer pour un résultat postural. En effet, cette méthode qui agit sur l'ensemble des éléments permettant la vision binoculaire et la convergence devra, dans le cas du travail postural, demander à l'orthoptiste une prise en compte spécifique des besoins posturaux du patient. On souhaite ainsi une rééducation la plus parfaite possible et prioriser celle-ci au niveau de l'œil hypoconvergent, ou présentant une limitation initiale dans un secteur oculaire particulier (généralement en haut et en dehors). Il faut ne pas oublier que l'on ne cherche pas à améliorer la vision, mais à rééduquer la posture.

Le traitement orthoptique a une action à la fois sur la proprioception sensorielle et la proprioception motrice. Il s'agit de traiter les capacités d'accommodation, de convergence, et de fusion, mais pas seulement. En effet, s'il est important de prendre en compte les paramètres de convergence centrée, les mouvements et le suivi oculaire dans les différentes directions de l'espace, qui font appel à des innervations et muscles bien particuliers, sont également à traiter de façon impérative en cas de limitation. Ils sont rarement recherchés par les ophtalmologues et les orthoptistes, cependant ils sont très fréquents, favorisés par un mode de vie moderne offrent peu de stimulations pour le regard périphérique (écrans, tablettes, téléphone, champ visuel centré sur la route lorsque nous conduisons).

Les paramètres recherchés après rééducation sont :

- un PPC à la racine du nez (le PPC est le *punctum proximum* de convergence, c'est-à-dire le point le plus rapproché sur lequel les deux yeux peuvent converger ; il se mesure en centimètres par rapport à la racine du nez),

- une esophorie de loin inférieure à 2 dioptries,
- une exophorie de près inférieure à 2 dioptries,
- pas d'hypophorie ou d'hyperphorie,
- une amplitude de fusion supérieure à 45 dioptries et équilibrée en vision de près et de loin,
- une amplitude équilibrée des mouvements oculaires dans les 8 directions.

Il arrive que l'orthoptiste prescrive au patient des exercices à faire à domicile. Il est alors particulièrement important qu'il s'astreigne à les accomplir, car leur but est de pérenniser la rééducation et d'éviter la rechute.

« *C'était aussi simple ?*

Bérangère, 26 ans, étudiante, consulte pour des maux de tête et des douleurs cervicales. Elle a déjà consulté plusieurs fois son médecin, fait des radiographies des cervicales qui sont tout à fait normales, de la kinésithérapie et, en « désespoir de cause », ayant entendu parler de posture, se présente sans trop y croire.

Je réalise un bilan postural qui ne trouve pas d'anomalie notable lors de l'examen physique. Toutefois, il révèle un trouble de mobilité oculaire. L'œil gauche est hypoconvergent (son œil directeur étant le droit), mais surtout le regard latéral et en haut est limité des deux côtés, et particulièrement à droite.

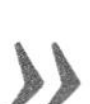

Bérangère est étudiante de troisième cycle et n'a pas beaucoup de temps pour faire de l'orthoptie, nous choisissons donc ensemble qu'elle effectue chez elle deux exercices que je lui prescris. Elle s'engage à les faire sérieusement, et nous convenons d'un second rendez-vous trois semaines plus tard afin de juger de l'évolution.

Lors de la consultation suivante, elle me dit qu'elle n'a plus aucun souci, et lorsque je lui demande au bout de combien de temps elle s'est sentie soulagée, elle me répond : « Après deux ou trois jours seulement, je ne pensais pas que c'était aussi simple. » »

• Les exercices de rééducation à domicile

L'orthoptie n'est pas toujours obligatoire. Nous avons mis au point et répertorié des exercices de rééducation simples qui agissent sur les mêmes paramètres que la rééducation orthoptique. Ces exercices sont prescrits au patient qui doit les pratiquer chez lui. Les limites à cette autorééducation sont :

- la compréhension et l'intégration des exercices,
- la motivation et la capacité du patient à s'astreindre à effectuer les exercices sans oubli (cela dépend du caractère de chacun, certaines personnes diront spontanément qu'elles préfèrent aller chez l'orthoptiste, car elles savent qu'elles ne s'astreindrons pas à la régularité),

- le type et l'intensité des troubles orthoptiques,
- la disponibilité ou non d'orthoptistes dans le pays où réside le patient.

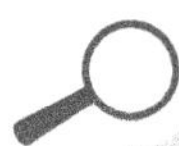

FOCUS

Pas d'orthoptiste aux États-Unis ?

Je recevais récemment pour un bilan postural une patiente résidant aux États-Unis, et revenue en famille pour les vacances. Après examen complet, le diagnostic postural révélait pour elle essentiellement la nécessité d'une prise en charge orthoptique. Je lui proposais alors de faire ce travail auprès d'un orthoptiste aux États-Unis. Elle me dit alors, à ma grande surprise, que cela n'existait (à sa connaissance) pas là-bas. Après vérification, des « orthoptists » exercent bien dans ce pays, mais peut-être est-ce peu connu ou trop onéreux ? Dans un cas comme celui-ci, la prescription d'exercices à faire à domicile est donc d'un grand secours !

Il nous arrive de proposer cette rééducation à domicile chez des patients dont l'emploi du temps permet difficilement d'organiser des rendez-vous réguliers chez l'orthoptiste. La seule limitation à la plupart de ces exercices est l'existence d'une vision binoculaire.

Si ces exercices peuvent donner des résultats rapides, ceux-ci vont dépendre de l'assiduité avec laquelle vous les suivrez. Ce n'est pas que ce soit compliqué ou que cela prenne beaucoup de temps, mais certaines personnes peuvent avoir des difficultés à s'astreindre à des exercices quotidiens. Motivez-vous ! Et, si nécessaire, mettez une alarme tous les jours sur votre montre ou votre téléphone portable, et vous verrez qu'en trois semaines environ à ce rythme vous pourrez déjà sentir une amélioration de vos symptômes.

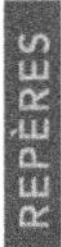

Tous les exercices ne sont pas pour vous !

Ne faites pas ces exercices au hasard, mais suivez les préconisations posturales pour savoir lesquels réaliser. En effet, ils ne sont pas indiqués dans tous les cas, et doivent être adaptés à chaque patient. Ainsi, ils sont expliqués ici dans un objectif didactique, et non à titre d'automédication.

Dans tous ces exercices, trois points sont fondamentaux à retenir.

1. Le rythme de réalisation de l'exercice : le mouvement doit être extrêmement lent, comme lorsque l'on regarde une image au ralenti.

2. La vision de la cible ne doit jamais être double, ce qui demande une certaine vigilance dans les regards latéraux notamment. En effet, lorsque l'on regarde sur le côté, les deux yeux voient la cible, c'est une vision binoculaire. Dans la suite du mouvement, l'œil opposé à l'objet suivi est masqué par le nez (même si vous n'êtes pas Cyrano de Bergerac), c'est une phase de vision monoculaire. Alors, lorsque vous retrouvez la fixation binoculaire, il est primordial de bien superposer à nouveau parfaitement les images des deux yeux pour n'en voir qu'une seule. Comme nous l'avons évoqué dans les tests, cela doit se faire naturellement chez une personne normale. Quand ce sera le cas aussi pour le patient après un certain temps d'exercices assidus, cela indiquera une normalisation oculomotrice.

3. Il ne faut pas trop en faire. Il ne sert à rien de faire dix minutes d'exercices au lieu de deux, sauf à vous déclencher des douleurs et maux de tête. Si lors des premières séances d'exercices, vous présentez ce type de symptômes, faites alors des séries moins longues ou des séances plus espacées.

EXERCICE

L'exercice du signe infini (version tête immobile)

C'est un excellent exercice de réharmonisation globale du suivi oculaire périphérique qui s'effectue tête immobile.

Avec votre main dominante (gauche si vous êtes gaucher par exemple), placez une pointe de stylo à environ 30 à 40 centimètres devant vos yeux. Elle sera verticalement au niveau de la racine du nez (c'est-à-dire vraiment à hauteur des yeux). La tête bien immobile (attention à ne pas pencher, ni à droite ni à gauche), faites un mouvement en arc de cercle vers le haut et la droite jusqu'à ce que l'œil droit regarde le plus possible en haut, puis dirigez-vous lentement vers le côté en redescendant lentement. Vous devez sentir que cela demande un léger effort et que les muscles des yeux tirent. Ensuite, fermez la boucle vers le bas puis en remontant vers la racine du nez. Faites de même de l'autre côté. Quand vous regardez la forme ainsi réalisée devant votre visage, le signe infini (∞) apparaît. À la fin de chaque double boucle, ramenez la cible vers la racine du nez, convergez sur elle jusqu'à loucher. Puis relâchez le regard et regardez au loin. Faites cet exercice deux ou trois fois dans chaque sens.

Le double pont

Cet exercice est recommandé dans les problématiques de regard latéral et en haut surtout, identifiables plutôt chez les patients travaillant sur écran et stimulant donc assez peu la direction du regard en périphérie du champ visuel.

Ici aussi vous suivez une cible, mais seulement dans le regard en haut et latéral. Partant toujours de la même position de départ à une quarantaine de centimètres devant les yeux et à hauteur de la racine du nez, suivez un arc de cercle vers le haut d'un côté puis de l'autre, afin de faire travailler le regard vers ses limites interne, supérieure et externe, toujours en prenant garde à ne pas voir double.

Pour travailler un peu plus la convergence, entre les séries, rapprochez la pointe du stylo de la racine du nez pour converger jusqu'à loucher, et terminez en regardant au loin pour relâcher les yeux.

En cas de difficultés importantes dans le regard supéro-externe, on peut modifier un peu cet exercice du double pont pour en augmenter l'intensité. Le patient effectue alors quelques petits mouvements rotatoires de très faible amplitude dans un sens, puis dans l'autre, lorsqu'il arrive en haut à gauche et en haut à droite. C'est un équivalent de technique ostéopathique de déblocage articulaire ou musculaire qui vise à retrouver l'amplitude du mouvement, que l'on nomme « traitement général ostéopathique ».

REPÈRES

N'en faites pas trop

Souvent les patients, parfois très volontaires et impatients d'aller mieux, veulent en faire trop d'un coup. Comme pour quelqu'un qui commencerait sa remise en forme en salle de musculation, il faut éviter les efforts trop importants et trop brutaux. Nous conseillons donc de pratiquer ces exercices progressivement et d'éviter d'effectuer trop de séries consécutives au début : cela pourrait déclencher des maux de tête ou douleurs musculaires oculaires. Si elles apparaissaient malgré ces conseils, n'hésitez pas à reprendre un avis spécialisé.

Alors que j'avais prescrit à l'une de mes patientes l'exercice du double pont, elle revient à la consultation suivante pour un nouveau bilan postural, afin de déterminer l'efficacité de celui-ci. Je lui demande de me montrer la façon dont elle réalise l'exercice (ce que je fais habituellement, essentiellement pour m'assurer de la bonne intégration de celui-ci – si le patient n'a pas fait l'exercice, il sera incapable de me le montrer sans réfléchir). Elle l'effectue, mais pas comme je le lui avais montré. Vraisemblablement, j'avais manqué de clarté au moment de l'explication.

Toujours est-il qu'elle regarde la pointe du stylo à environ 40 centimètres de ses yeux, puis bouge le stylo pour l'amener en haut à gauche, et décale alors son regard dessus. Elle fait de même en haut à droite, etc. Nous n'étions donc plus dans le cadre du suivi oculaire, mais de la focalisation du regard sur des points différents dans la périphérie de celui-ci.

Si, à mon sens, cet exercice de saut du regard est moins exigeant en termes de stimulation permanente musculaire de l'accommodation convergence, il correspond plus à la physiologie des saccades oculomotrices. Cela avait en tout cas parfaitement fonctionné pour elle. Il s'agit d'ailleurs d'une technique de rééducation voisine de celles souvent utilisées par les orthoptistes.

EXERCICE

Exercice de rééducation de la convergence globale

Tenez un stylo la pointe en haut, à hauteur de la racine du nez et à une distance de bras. Fixez celle-ci et rapprochez-la lentement de la racine du nez, juste entre les deux yeux. Dès que la pointe du stylo se dédouble, arrêtez l'exercice et regardez au loin pour détendre vos yeux. Recommencez de la même manière plusieurs fois.

Faites cet exercice en position assise, puis debout.

REPÈRES

Précautions à prendre

Au cours de ces exercices de convergence, prenez garde à ne pas laisser la pointe du stylo descendre sous l'horizontale des yeux. Cela altèrerait l'efficacité de la rééducation, en facilitant la convergence par le jeu des muscles obliques qui dirigent le regard en bas et en dedans. Il ne faut pas non plus envoyer la tête en arrière lors de ces exercices, car cela reviendrait au même.

EXERCICE

Exercice de rééducation latéralisée de la convergence

Il est destiné à retrouver une convergence satisfaisante en cas d'hypoconvergence unilatérale.

Comme pour l'exercice précédent, vous suivez une cible punctiforme lors du rapprochement lent de celle-ci vers la racine du nez. Ici, il faut décaler le mouvement de celle-ci vers la droite en cas d'insuffisance de convergence prédominant sur l'œil gauche, et vers la gauche en cas d'insuffisance de convergence prédominant sur l'œil droit.

Au fur et à mesure que la correction de l'hypoconvergence progresse, le suivi pourra se recentrer très progressivement en alternant les allers-retours en convergence centrée et ceux en convergence latéralisée.

Les mouvements oculaires suivant rarement une seule direction (horizontale pure notamment) dans la vie quotidienne, il est apparu intéressant de mettre au point un exercice de la dynamique oculaire multidirectionnelle. Dans la pratique, c'est un des exercices de rééducation de la convergence le plus efficaces, au vu des améliorations rapides. Cela est vraisemblablement dû à une régulation engendrée sur le système oculomoteur dans sa globalité (ainsi que sur l'ensemble des structures neurorégulatrices de ce système).

EXERCICE

Exercice de convergence multidirectionnelle

Comme précédemment, vous suivez une cible comme une pointe de stylo. Celle-ci sera toujours tenue à l'horizontale en regard de la racine du nez, et rapprochée progressivement jusqu'à une distance limite de dédoublement visuel. Si la vision se dédouble réellement, alors recommencez le rapprochement à partir de la position bras tendu.

Lorsque vous aurez repéré la distance adéquate, et la cible approchée à cette distance, commencez à effectuer des petits mouvements très lents et concentriques, dans le sens des aiguilles d'une montre, d'environ 3 centimètres de diamètre, puis décalez ces mouvements en suivant le trajet de l'arcade sourcilière vers l'extérieur. Revenez vers la racine du nez suivant ce même trajet. Faites le même exercice en dirigeant à présent le sens de déplacement de l'autre côté, suivant le trajet de la seconde arcade sourcilière, toujours vers l'extérieur, mais avec des mouvements antihoraires pour les cercles. Regardez au loin pour détendre les yeux.

Faites ensuite une autre série en inversant les sens horaire et antihoraire. L'intérêt de ces variations est de travailler le regard dans toutes ses composantes rotatoires dynamiques, et de favoriser ainsi une meilleure intégration neurologique.

En cas de besoin, cet exercice peut être modulé pour travailler plus un côté que l'autre, mais en règle générale il est tellement complet que le pratiquer dans sa version « de base » est suffisant.

Les stéréogrammes constituent des exercices complémentaires possibles à l'orthoptie ou aux exercices qui précèdent. Ils consistent en deux images complémentaires positionnées chacune devant un des yeux. La lecture binoculaire complémentaire demande un effort des muscles ophtalmiques en convergence ou en divergence.

Ils sont utilisés différemment en cas d'ésophorie ou d'exophorie.

- En cas d'ésophorie* : le patient place chaque image à un centimètre des yeux, il fixe alors l'image virtuelle centrale résultante, et éloigne progressivement la feuille des yeux.
- En cas d'exophorie* : à l'inverse, le patient rapproche la feuille du visage, tout en interposant une pointe de stylo entre la feuille, au milieu des deux images, et face à la racine du nez. Il fixe alors la pointe du stylo, et fait ainsi apparaître l'image globale résultante. Une fois celle-ci fixée, il rapproche la feuille du visage.

• Les lunettes

Nous l'avons vu, il existe une corrélation positive entre l'acuité visuelle et la stabilité. Ainsi, il est primordial que la correction par des lunettes soit adaptée au niveau de la correction de la myopie ou de l'hypermétropie. Il faut également être vigilant au niveau de l'astigmatisme* qui est souvent présent chez les personnes présentant des troubles posturaux : sa force et surtout son angle doivent être respectés. On voit également trop souvent des patients arriver avec des lunettes mal réglées, en biais (et donc incidence sur les axes d'astigmatisme), ou qui glissent sur le nez (le regard est alors centré sur le bord supérieur du verre et non sur le point prévu par l'opticien au moment du montage du verre). Je passe sur certains aléas du type erreur dans la prescription de la correction ou dans la réalisation du verre, ou encore dans son centrage, qui sont peu fréquentes grâce à l'attention et au professionnalisme des ophtalmologues et des opticiens, mais sur lesquelles il faut cependant rester vigilants. Si quelqu'un est plus stable lors de l'examen stabilométrique sans ses lunettes qu'avec, alors il faut refaire le point sur sa correction et/ou ses lunettes.

La monture doit également être adaptée. Les verres progressifs par exemple, nécessitent des verres avec suffisamment de hauteur. Son choix dépend aussi du fonctionnement visuel du patient : pour ceux appelés « visionautes », les yeux sont peu mobiles et le regard s'oriente essentiellement grâce aux mouvements de la tête. Au contraire, pour ceux qui sont spationautes, l'œil est très mobile et explore la vision périphérique avec peu de mouvements de la tête. Dans le premier cas, les montures peuvent ne pas être très grandes, dans le second, il est nécessaire qu'elles soient suffisamment larges. De la même manière qu'une mauvaise correction, des verres progressifs mal utilisés, une bascule ou un glissement de la monture, un centrage inadapté peuvent provoquer des perturbations du capteur visuel.

La désaxation optique peut engendrer un déséquilibre postural ou constituer un obstacle à sa correction. Cela s'explique notamment par l'existence de positions compensatrices de la tête, qui se retrouve penchée, ou en rotation, ou en avant, afin d'arriver à une vision satisfaisante, mais avec une posture faussée.

Le centrage des lunettes peut être évalué aisément sur des verres simples (non progressifs) : il suffit de déplacer le verre, tenant la paire de lunettes à l'horizontale, face à une ligne verticale (l'angle du mur par exemple) et de noter lorsque la verticale se prolonge au niveau du verre sans rupture de la ligne droite. On effectue la même manœuvre avec une ligne horizontale, dans ce cas nous noterons à quelle hauteur dans le verre elle se situe.

Le centre optique du verre est à la jonction des axes horizontaux et verticaux, pour chaque verre. On peut le repérer sur les verres en marquant un point au stylo feutre (type marqueur à CD effaçable). En positionnant les lunettes sur le visage, on observe la concordance entre ce point et la position de la pupille. Ils doivent normalement être strictement superposés lorsque l'on se positionne bien en face, le patient regardant devant lui en position neutre de la tête, regard au loin.

En cas de verres progressifs ou d'astigmatisme* très important, cette mesure est plus complexe et, en cas de doute, sera le plus souvent confiée à un opticien compétent.

Dans le schéma, les flèches représentent la direction de déplacement des verres pour trouver le centrage.

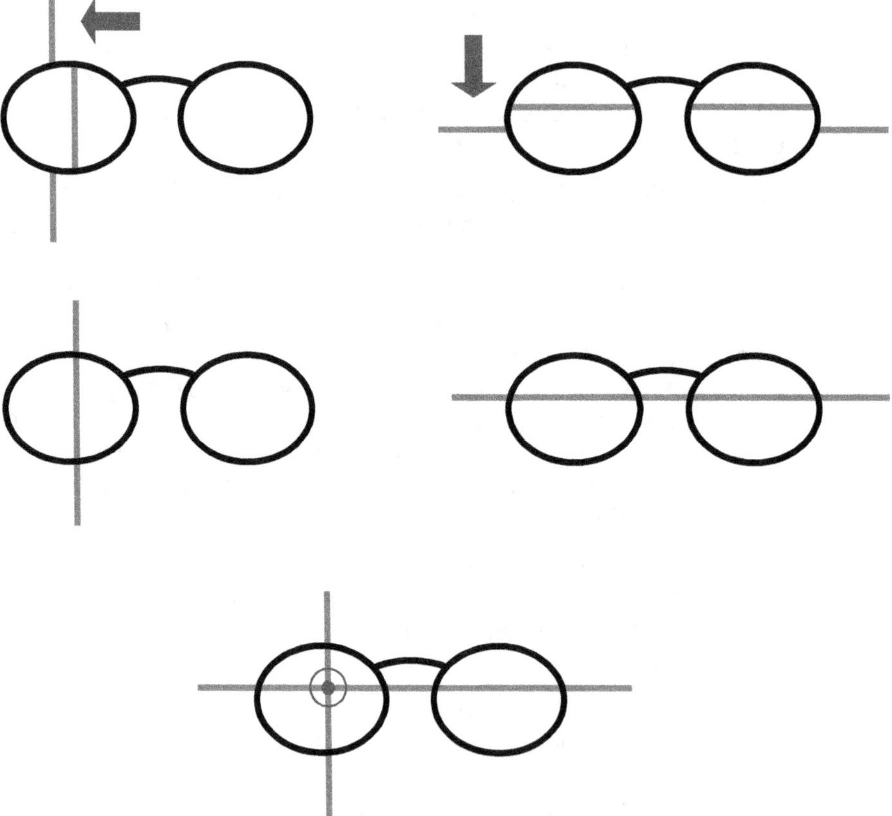

COMMENT ESTIMER LE BON CENTRAGE DES LUNETTES ?

REPÈRES

L'anisométropie, qu'est-ce que c'est ?

Il arrive que certains ophtalmologues prescrivent chez les patients devenus presbytes des lunettes dont un verre est réglé pour la vision de loin et l'autre pour la vision de près. Il s'agit d'une anisométropie provoquée. Le but ici est de laisser le cerveau gérer la priorité de l'œil qui est pris en compte, en fonction de la distance optique. Si cela peut fonctionner sur le plan visuel pour certaines personnes, sur le plan postural, il s'agit selon nous d'une technique corrective à bannir.

• Les prismes

Il s'agit de verres dont les deux surfaces ne sont pas parallèles mais présentent un angle l'une par rapport à l'autre. La partie la plus épaisse est appelée « base », et la plus fine « sommet ». Ils engendrent une déviation de la lumière qui passe au travers et donc un décalage de l'image perçue. Utilisés pour des lunettes et associés la plupart du temps à d'autres corrections de verres, ils servent à réaxer la lumière qui arrive au niveau d'un œil, afin de la renvoyer sur la rétine lors de problèmes de phories notamment, afin d'éviter une vision double (diplopie) qui peut apparaître chez certaines personnes en cas de fatigue oculaire. Le prisme n'a pas de rôle de rééducation, et son efficacité est controversée.

Classiquement on dit que l'œil « mange » le prisme, c'est-à-dire que faisant moins d'effort de fusion, l'œil finit par avoir besoin d'un prisme plus puissant, et suscite ainsi une aggravation du trouble oculomoteur. À l'inverse, certains auteurs avancent que le port d'un prisme permet, au bout d'un certain temps, de passer à un prisme de force moindre, et ainsi d'améliorer le trouble oculomoteur.

En posturologie, le prisme doit être réservé aux cas pour lesquels la rééducation n'est pas suffisante pour retrouver des paramètres orthoptiques satisfaisants.

POINT TECHNIQUE

Il s'agit ici de prismes de faible puissance, généralement positionnés en base externe, mais pouvant dans le cas de troubles verticaux des phories être positionnés en base inférieure sur l'œil présentant une hypophorie.

L'indication d'un prisme ne sera posée qu'après la correction des autres capteurs posturaux, et en cas de persistance du trouble, afin d'être certain que ce dernier n'était pas lié à une composante adaptative. Dans tous les cas, il faut être prudent avant de recommander l'utilisation de prisme, et prendre l'avis complémentaire d'un confrère ophtalmologue.

• Les collyres

Certains collyres contenant de l'inosine monophosphate permettent une action de stimulation sur les capacités de convergence de l'œil. Cette action est immédiate mais limitée dans la durée au temps d'action du collyre. Leur posologie est assez astreignante, impliquant d'instiller trois fois par jour (matin, midi et fin d'après-midi). Le collyre peut être mis dans les deux yeux, ou plus utilement dans un seul œil en cas d'hypoconvergence (du côté de l'œil non dominant), afin d'aider à rééduquer celui-ci. Certains auteurs préconisent d'instiller une goutte du côté normal afin de ne pas déplacer le trouble de convergence et décompenser du côté sain.

La durée de ce traitement est souvent de plusieurs mois, voire d'un an, dans les troubles posturaux installés. Ainsi, l'un des écueils à l'efficacité de ce type de traitement est l'observance, les personnes arrêtant généralement le traitement assez vite, d'autant que le collyre n'étant actuellement plus pris en charge par la Sécurité sociale, il a vu son prix, à présent déréglementé, se démultiplier en pharmacie.

Lorsqu'il est poursuivi sur plusieurs semaines ou mois, ce traitement devra être arrêté progressivement afin d'éviter les effets rebonds et récidives.

En ce qui me concerne, au vu des éléments ci-dessus, je préfère utiliser d'autres types de prise en charge, notamment orthoptique. Le collyre représente tout de même une alternative à la rééducation orthoptique lorsque le patient ne peut la réaliser (par difficulté d'organisation : horaires de travail irréguliers, etc.) ou ne la supporte pas (maux de tête durables après les séances, ou douleurs rétro-oculaires trop intenses).

• Les aimants

Certains auteurs préconisent l'utilisation de la magnétothérapie, en positionnant un aimant, collé au niveau du bord externe de l'œil hypoconvergent. L'action de cet aimant serait myorelaxante lorsque son champ nord est sur la peau.

POINT TECHNIQUE

Positionné sur le bord externe de l'œil sur le rebord orbitaire, l'aimant aurait alors une action relaxante sur le muscle droit externe, voire le petit oblique si on le décale vers le bas.

Cette technique, pourtant intéressante et potentiellement efficace, présente, outre le peu d'études cliniques montrant son action, plusieurs difficultés. D'abord sur le plan esthétique et social, le port d'un aimant tenu par un sparadrap peut être mal perçu par l'entourage personnel ou professionnel. D'autre part, la précision de l'action est délicate, car le positionnement est souvent approximatif.

Enfin, une amyotrophie risque d'apparaître, c'est-à-dire une fonte musculaire en regard de l'aimant, au niveau de la tempe.

De mon point de vue, il est généralement préférable de favoriser le renforcement du muscle droit interne à l'affaiblissement du muscle droit externe. En cela, les exercices de rééducation orthoptique sont à privilégier.

• L'homéopathie

Certains traitements homéopathiques sont prescrits pour favoriser une détente du système proprioceptif sensoriel et moteur. Citons en particulier Ruta Graveolens 7 ou 9 CH, qui est indiqué dans les problèmes tendino-ligamentaires en général, et pour les yeux lors des tensions des muscles oculomoteurs. Il peut apporter une amélioration pour les personnes présentant des tensions derrière les yeux ou une fatigue oculaire en fin de journée.

Le traitement de l'équilibre

L'oreille interne a deux façons de se remettre après un trouble vestibulaire aigu, tel qu'une lésion du nerf vestibulaire : la compensation et la récupération.

Dans le cas de la compensation, il existe un phénomène de plasticité au niveau des noyaux vestibulaires avec une rééquilibration des noyaux vestibulaires homologues. Le stade aigu dure environ une semaine, puis après trente jours, le stade compensé s'installe. La perception correcte de la verticale (verticale visuelle subjective) met environ un an pour se normaliser. Cependant, ce processus dépend de la cause de la lésion à l'origine du problème vestibulaire.

Dans le cas de troubles transitoires, le temps de récupération est d'environ une semaine, alors que dans les anomalies labyrinthiques, ce sera deux semaines, et pour les atteintes du nerf cela pourra aller jusqu'à six semaines.

• La rééducation vestibulaire ou réhabilitation neuro-vestibulaire

Pourquoi elle est nécessaire

En l'absence de rééducation adaptée, le phénomène de l'habituation se met en place. Elle est acquise passivement et représente un apprentissage négatif.

Lorsque l'on réalise une rééducation, on peut favoriser le phénomène d'habituation, ou au contraire utiliser des techniques pour l'adaptation, qui est un apprentissage positif. L'adaptation favorise l'apparition de nouvelles stratégies et de nouvelles réponses à un même type de stimulation, qui se substitueront aux fonctions altérées. La plupart des programmes de rééducation cherchent à favoriser cette adaptation.

La rééducation

Elle se fait par différents moyens et sur des supports variés :

- **sur fauteuil :** il s'agit d'une technique d'habituation. L'objectif est de diminuer l'activité du labyrinthe intact pour réduire les asymétries des noyaux vestibulaires et donc améliorer le confort du patient en diminuant ses vertiges, nausées, etc. Cette technique est utile en phase aiguë d'un trouble unilatéral ;
- **sur machine :** ce sont des plates-formes animées par des vérins avec différents programmes permettant des exercices de maintien d'équilibre ou encore de plates-formes de diagnostic bénéficiant d'adaptations logicielles ;
- **sur tapis de marche :** avec juste en face des yeux du patient une lumière défilant de droite à gauche et de gauche à droite qu'il suit du regard, afin de diminuer la dépendance visuelle lors de la marche ;
- **sur tapis mousse épais ou sur trampoline :** la difficulté de régler les appuis sera expérimentée dans différentes conditions et modalités d'exercices pour la rééducation ;
- **par des jeux et des sports d'équilibre :** comme le tennis de table, afin d'allier l'équilibre et le suivi oculaire, ou la marche sur terrain irrégulier.

• La rééducation proprioceptive

Elle est composée en particulier d'exercices de kinésithérapie sur plate-forme asservie qui est mobilisée à l'aide de vérins. Les différents programmes sont prévus pour que le patient travaille sa perception du corps dans l'espace. Il est possible de faire varier les conditions visuelles : yeux ouverts, yeux fermés, ou défilement lumineux afin de lutter contre les phénomènes de visiodépendance.

Le traitement occlusal et dentaire

• L'occlusodontie et la dentisterie

Certains dentistes se forment tout particulièrement à cette discipline de l'occlusion dentaire. Ils sont appelés « occlusodontistes ». Ils étudient ainsi spécifiquement des troubles occlusaux dans la réalisation de leurs soins.

Il est important qu'ils soient également parfaitement formés à la posturologie, pour apprécier l'occlusion dans son contexte postural complet. L'occlusodontiste compétent sera ainsi régulièrement d'un apport majeur pour nous épauler dans le traitement postural.

Il sera parfois nécessaire de réaliser de minimes « réglages dentaires », c'est-à-dire de très légers meulages, afin d'éviter un contact prématuré. Ces meulages doivent être dans la mesure du possible limités aux dents reconstruites, car les dents saines doivent toujours être préservées.

Parfois, il est nécessaire de réaliser des calages dentaires de surélévation, afin de rétablir des contacts occlusaux défaillants. Le port de gouttières nocturnes ou en permanence peut aussi être indiqué, afin de rétablir un équilibre occlusal. Elles sont alors soit passives (permettant de rétablir une occlusion satisfaisante lorsqu'on les porte), soit actives (agissant sur les dents pour les repositionner progressivement dans une occlusion satisfaisante), et à ce moment-là pourront être enlevées une fois la rééquilibration occlusale complétée.

Les prothèses ou implants doivent être aussi réalisés avec grand soin afin que les contacts soient pleinement fonctionnels et ne génèrent aucune zone d'hyperpression.

D'ailleurs, soulignons que certains orthodontistes ont conscience de l'importance occlusale et travaillent en collaboration avec ces spécialistes de l'occlusion.

• L'orthodontie

Il s'agit d'une formidable discipline, relativement récente, et qui a changé la vie de nombre de nos contemporains. Nous sommes nous-même des prescripteurs d'orthodontie, pour résoudre les problèmes occlusaux qui entrent en jeu dans des déséquilibres posturaux.

Cependant, il faut savoir que les contraintes au niveau des dents et de la mâchoire au cours du traitement orthodontique sont parfois à l'origine de conséquences posturales. Il a notamment été montré que nombre de troubles scoliotiques peuvent s'initier au cours du traitement orthodontique.

Ainsi, il est indispensable de respecter les règles occlusales, certains orthodontistes travaillant d'ailleurs en partenariat avec un occlusodontiste. Cela n'évite malheureusement pas tout, et les tensions sur les dents provoquées par l'appareil pouvent engendrer une hyperstimulation trigéminale avec perturbation de la posture. Un suivi postural est donc recommandé, à intervalles réguliers, au cours de la prise en charge orthodontique. L'extraction des premières prémolaires doit être évitée autant que possible, du fait de leur action linguale et sur l'harmonie faciale.

L'âge de dépistage idéal des problèmes orthodontiques est autour de 5 à 6 ans. Cette prise en charge précoce rend possible le traitement orthodontique fonctionnel adapté, qui permet une efficacité tant que le potentiel de croissance est encore présent (attention, à cet âge, il n'est pas question de bagues et il convient de consulter un orthodontiste compétent dans ces techniques).

• Traiter les microgalvanismes

Les microgalvanismes consistent en des réactions entre différents métaux de potentiel électrique différent, et qui peuvent engendrer de véritables micro-courants dans le corps. Ils peuvent exister en particulier avec les métaux utilisés en dentisterie, entre eux ou avec d'autres métaux portés sur le corps, comme certains bijoux. Parfois, il peut être nécessaire de remplacer certains amalgames (plombages) dentaires par des résines, ou d'enlever des bijoux qui peuvent réagir avec les métaux dentaires. Nous aurons auparavant déterminé le lieu de ces microgalvanismes avec le plus de précision possible.

« *Une chaîne autour du cou*

Jean-Michel, 52 ans, dentiste, consulte pour des douleurs dorsales récurrentes. Sportif, adepte de la course à pied, il ressent ces douleurs depuis plusieurs années, et les attribue en grande partie à son activité professionnelle. Devant leur caractère de plus en plus fréquent, il a amélioré au mieux son ergonomie de travail et diminué son activité professionnelle mais cela n'a pas changé grand-chose.

Récemment il a vu apparaître, en plus des douleurs habituelles, une névralgie d'Arnold à droite, c'est-à-dire des maux de tête qui démarrent à l'arrière du crâne et qui se dirigent jusqu'à la région de l'œil, et des douleurs du genou gauche lorsqu'il court. Il a alors pensé à faire un bilan postural, ayant connaissance de cette discipline, bien que n'étant pas lui-même formé.

Lors de l'examen clinique, je mets en évidence des blocages ostéopathiques avec une restriction de mobilité de l'articulation sacro-iliaque gauche, et une inclinaison des épaules vers la gauche, ce qui peut être cohérent avec une chaîne lésionnelle montante de la sacro-iliaque jusqu'à la région occipitale et peut expliquer la névralgie d'Arnold. L'appui dynamique au niveau des pieds est en *varus*, c'est-à-dire les pieds en dedans.

Jean-Michel porte une chaîne autour du cou et a de nombreux amalgames métalliques dentaires. Les tests au niveau dentaire à la recherche de microgalvanismes montrent un effet de pile important entre ces métaux dentaires et la chaîne, d'une intensité supérieure au seuil de stimulation musculaire.

Sur la posturographie, ses appuis sont très en avant et il existe une modification de la projection du centre de masse (centre d'équilibre) lors de l'occlusion des yeux et de l'occlusion buccale. On ne peut donc pas écarter un problème de capteur postural « déréglé ».

Lors de cette première consultation, j'effectue une séance d'ostéopathie pour débloquer la sacro-iliaque, à l'aide d'une manœuvre structurelle (*cracking*) et de l'ostéopathie cranio-sacrée qui démare les tensions de la colonne vertébrale et relâche la base du crâne, afin de traiter la névralgie d'Arnold. La posturographie immédiatement après ce traitement montre toujours des appuis très antérieurs, mais la projection du centre de masse ne varie plus selon les modalités de fermeture des yeux ou de la bouche. Les problématiques de capteur oculaire ou buccal ne sont pas impliquées, puisque le tracé est normalisé une fois les compensations traitées (ce qui, sans rééquilibration manuelle, ne pouvait être clarifié).

Je demande au patient d'enlever la chaîne qu'il porte autour du cou, pour permettre une détente musculaire à ce niveau par suppression des stimulations à la fois mécaniques et électriques, et je lui propose de refaire un point trois semaines plus tard, en prévoyant une nouvelle séance d'ostéopathie cranio-sacrée.

Lors de la seconde consultation, le patient a pu reprendre la course sans douleurs, sa névralgie d'Arnold a disparu, et l'examen posturographique montre qu'il a bien rééquilibré ses appuis, qui sont à présent plus postérieurs et bien équilibrés.

Nous pouvons remarquer ici que le traitement postural n'a pas été complexe ou difficile pour le patient, et que malgré l'appui podal pas parfaitement normal lors de l'examen, il n'a pas été nécessaire de lui prescrire des semelles puisque cela n'était pas la cause de sa problématique. Dans des cas comme celui-ci, je propose généralement une surveillance à un an, que parfois le patient oublie car il n'a plus mal, c'est ce qu'a vécu Jean-Michel. »

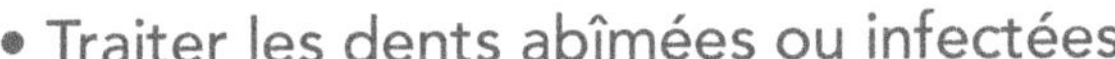

• Traiter les dents abîmées ou infectées

Cela permet d'éviter les zones gâchettes de la douleur d'origine infectieuse ou inflammatoire.

• Traitement du serrage dentaire

En cas de serrage dentaire, on demande au patient d'y être vigilant, et de faire en sorte de s'en rendre compte au cours de la journée. Le traitement du serrage dentaire diurne (de jour) est donc cognitif : le patient doit penser à desserrer les dents à chaque fois qu'il constate le serrage au cours de la journée.

EXERCICE

Exercice pour éviter le serrage dentaire

Collez des gommettes de couleur à différents endroits de votre environnement (sur le miroir de salle de bains, sur l'écran de l'ordinateur au travail, sur le rétroviseur de la voiture, etc.). Chaque fois que votre regard tombe sur une gommette, vérifiez si vous serrez les dents. Si c'est le cas, desserez-les.

La prise de conscience est indispensable à la modification de la fonction. L'objectif est de montrer au corps qu'il existe d'autres modes de fonctionnement, des moyens plus confortables d'être en équilibre.

Quelques exercices pluriquotidiens aident à détendre les muscles des mâchoires, brisant ainsi le cercle vicieux de l'emballement de la boucle gamma*.

EXERCICE

Exercices de détente de la mâchoire

1. Serrez les lèvres très fort durant environ trois secondes, en gardant les dents desserrées. Il s'ensuit un réflexe de détente et un relâchement des mâchoires.

2. Posez un stylo ou un abaisse-langue (idéalement en plastique pour pouvoir le laver) sur les incisives du bas, et tenez-le en appui à chaque extrémité à l'aide de l'index et du majeur de chaque main. Laissez la bouche s'entrouvrir légèrement et exercez un effort statique d'élévation de la mâchoire du bas, légèrement et durant trois secondes environ. Ensuite, exercez une pression vers le bas à l'aide de l'abaisse-langue et laissez la bouche s'ouvrir un peu plus. Répétez cet exercice à plusieurs reprises jusqu'à une sensation de détente des mâchoires.

Ces exercices sont souvent prescrits plusieurs fois par jour au début (au moins matin et soir), puis après une quinzaine de jours ou trois semaines, ils sont effectués seulement quotidiennement, ou alors en cas de sensation de tension.

Dans la mesure où il n'existe pas de zone irritative locale par des pathologies focales, carie ou couronne mal adaptée par exemple, cette prise en charge donne de bons résultats.

REPÈRES

Ne négligez pas vos dents

Les perturbations posturales liées aux dents peuvent être d'une importance majeure. Elles doivent être réglées de façon prioritaire, en particulier pour les problèmes inflammatoires ou infectieux, ou pour les remplacements de dents manquantes, car le non remplacement peut engendrer des altérations occlusales.

La prévention est donc très importante, tant par la prise en charge adaptée et précoce des caries, le détartrage, que par une hygiène bucco-dentaire quotidienne, et des soins prothétiques adaptés. Attention donc à ne pas négliger vos dents, la prévention restant le meilleur moyen d'éviter ensuite des soins longs et coûteux.

Le traitement de la sphère bucco-naso-pharyngée

• La rééducation orthophonique

Elle s'intéresse en majeure partie à la respiration, qui est la phase la plus importante de notre temps quotidien de fonction oro-faciale. Vient ensuite la déglutition, puis la mastication.

Pour la rééducation respiratoire, il est impératif de pouvoir compter sur une filière nasale fonctionnelle. Ainsi, il est parfois nécessaire de recourir dans un premier temps à la chirurgie avant de pouvoir rééduquer.

REPÈRES

Évitez les vasoconstricteurs

Pour améliorer l'état des muqueuses de la filière nasale et retrouver une fonction respiratoire nasale satisfaisante, il est recommandé d'éviter les vasoconstricteurs. S'ils apportent un soulagement souvent rapide, ils altèrent à moyen terme la muqueuse et ont donc plutôt tendance à aggraver le problème. Les douches nasales au sérum physiologique sont beaucoup plus utiles et indiquées.

En ce qui concerne la rééducation dans le cas du syndrome de résistance des voies aériennes supérieures, elle passe par une rééducation linguale d'une part et du voile du palais d'autre part, notamment grâce à des exercices simples comme des gargarismes après le brossage dentaire.

Lors de la rééducation, on s'attache à dissocier les fonctions linguales de la mandibule, ainsi que de l'oculomotricité, afin de libérer les automatismes inappropriés, pour les remplacer par une fonction plus physiologique.

REPÈRES

Exercices : souvent et pas longtemps

D'une façon générale, concernant la rééducation par des exercices que l'on peut souvent faire chez soi, il est important de ne pas chercher à trop en faire d'un coup. En effet, cela risque de vous fatiguer, ou même parfois de créer des douleurs, tout en transformant la rééducation en une corvée, astreignante et difficile. Au contraire, dans toute rééducation, l'adage à suivre est : « Souvent et pas longtemps ». Ainsi, vous vivez le traitement comme quelque chose de léger, et votre cerveau s'habitue doucement à ce nouvel équilibre.

• La chirurgie

Si la posturologie permet parfois de l'éviter, elle est dans d'autres cas indispensable pour résoudre un souci postural. Il peut s'agir de chirurgie ORL dans le cas d'intervention sur les sinus ou la cloison nasale par exemple, pour restaurer une respiration fonctionnelle. Celle-ci sera le préambule à toute rééducation orthophonique notamment.

Dans certaines situations de troubles de l'articulé dentaire, seule une chirurgie maxillo-faciale peut restaurer une fonction acceptable. Elle s'organise bien sûr en partenariat avec l'orthodontiste, la rééducation orthophonique et l'ostéopathie.

• L'ostéopathie

Le traitement ostéopathique est un traitement postural à part entière et aussi un excellent adjuvant aux autres prises en charge. Par la détente sur les tissus et la libération des compensations, elle a une action synergique avec la rééducation, en lui permettant une action à la fois plus rapide et pérenne. Son rôle est aussi d'éviter les chaînes lésionnelles qui pourraient entraîner des tensions puis des déformations rachidiennes, tout particulièrement chez l'enfant. Elle permet également d'éviter l'apparition de tensions excessives lors du traitement orthodontique.

• La prise en charge psychologique

Qu'elle soit personnelle ou, chez l'enfant, incluant souvent l'environnement familiale, elle est utile.

Elle est notamment recommandée pour les patients ayant un serrage dentaire lié au stress ou à l'anxiété, mais également pour l'enfant qui tarde à abandonner une déglutition de type infantile.

La gestion des émotions

La relation entre posture et émotion peut sembler paradoxale. Pourtant, les Orientaux ont remarquablement réussi à utiliser la posture comme moyen d'expression de l'émotion, racontant une histoire uniquement par des postures, notamment dans les danses cambodgiennes traditionnelles ou dans le théâtre Nô.

En Occident aussi, notre posture parle de nos émotions, et la relation entre émotions et posture est patente. Souvent, on voit un patient décompenser sur le plan postural suite à un choc psychologique. Par exemple, de nombreuses études montrent que, pour un même problème médical, la guérison est beaucoup plus longue dans le cadre d'un accident du travail que d'un accident de la vie quotidienne. Cela illustre bien la relation entre l'émotionnel et les capacités d'autoguérison du corps. Il s'agit d'une posture psychique avec des conséquences physiques : activités de loisir ou sportives, mode de vie, psychothérapie, relaxation, hypnose. La façon dont nous abordons à la fois la vie, avec nos activités physiques, et les événements de celle-ci plus ou moins bien vécus, est étroitement dépendante de notre posture de vie, optimiste, volontaire, enthousiaste, alors protectrice au niveau postural.

« *Une hernie récidivante !*

Carole, 30 ans, vient pour la première fois. Elle avait une sciatique droite depuis plusieurs mois et a subi une opération voilà un mois d'une hernie discale au niveau lombaire qui « pinçait » le nerf. Elle arrive catastrophée, car les douleurs ont repris, à tel point qu'elle ne peut même plus rester assise. Le scanner montre une récidive de l'hernie avec refoulement de la racine nerveuse qui devait être libérée. Le chirurgien propose de réopérer, mais Carole n'est pas d'accord et s'en veut même d'avoir recouru à la première opération, en colère contre elle-même, car elle pense avoir fait cela pour rien.

Après une longue écoute de Carole, qui met en évidence une problématique émotionnelle ancienne, je réalise le bilan postural à proprement parler. Il existe manifestement un creusement lombaire associé à une avancée des épaules. Il y a donc une surcharge mécanique majeure sur les derniers disques des vertèbres lombaires, qui peut favoriser l'hernie. Puisque la patiente ne souhaite pas être réopérée, et dans la mesure où il n'existe pas d'urgence chirurgicale absolue, nous mettons en place un traitement multidisciplinaire pour dans un premier temps arriver à la soulager au mieux, et dans un second temps permettre la résorption ou au moins éviter l'aggravation de l'hernie.

Pour un soulagement rapide, La prise en charge associe des séances à visée antalgique et émotionnelle par un médecin formé à l'hypnose médicale. Je pratique plusieurs séances d'ostéopathie, douce et tissulaire, pour détendre les lombaires et en particulier la zone cicatricielle de l'intervention chirurgicale. Enfin, je prescris des semelles pour agir sur la colonne vertébrale afin de diminuer les contraintes mécaniques lombaires et permettre un soulagement durable.

Rapidement, Carole ressent une amélioration des douleurs et peut diminuer les antalgiques. Il faudra tout de même quelques mois pour que les choses rentrent complètement dans l'ordre. Aujourd'hui, elle ne ressent quasiment plus de douleurs et pratique du sport plusieurs fois par semaine sans aucun problème. »

Les médecines adjuvantes

Nous ne les aborderons pas ici, mais sachez qu'elles peuvent présenter un intérêt par leur action sur le terrain, c'est-à-dire l'état de base de la personne. En effet, nous l'avons vu, l'émergence des problématiques posturales est liée à un seuil de tolérance du patient. Ainsi, lorsque l'on agit sur le terrain, notamment émotionnel, nous pouvons agir sur ce seuil.

Ainsi, l'homéopathie, la phytothérapie, et d'autres médecines non allopathiques peuvent offrir un bénéfice au cours du traitement postural.

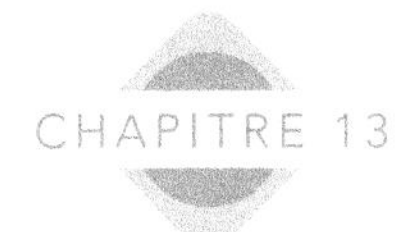

INTÉRÊT DES EXERCICES PRÉVENTIFS ET CURATIFS

Les exercices destinés à améliorer notre posture doivent à mon sens s'intégrer dans un mode de vie sain et participer à y contribuer. Ne perdons pas de vue que pour améliorer sa posture, c'est par le plaisir du geste, et en alliant l'agréable à l'utile que l'on y parvient le mieux. Mettons en place les moyens pour faire le réapprentissage postural qui nous est nécessaire.

Chaque patient avec des douleurs ou des symptômes posturaux plonge dans un état de souffrance, car il est au-dessus du seuil de compensation possible que son corps peut réaliser.

Nous l'avons vu, la pathologie posturale engendre en effet des compensations, elles-mêmes pouvant devenir source de douleurs, qui à leur tour aggravent les problèmes posturaux. Ainsi peut continuer la cascade des compensations, jusqu'à parfois l'épuisement, voire la dépression.

Si le patient peut être considéré comme le principal artisan de sa guérison et de son mieux-être, il a parfois besoin d'être aidé dans sa prise en charge posturale. C'est pour cela que dans les exercices qui sont proposés, certains sont adaptés à tous, et d'autres sont à effectuer seulement après un diagnostic postural précis. Parfois, ils ont une action purement symptomatique, c'est-à-dire qu'ils vous soulageront mais ne traiteront pas la cause posturale des douleurs ou symptômes. Cela est déjà appréciable, car le seul fait de passer en zone non algique permet d'éviter le cercle vicieux des compensations, et peut-être redescendrez-vous tout seul sous le seuil symptomatique… et pour longtemps parfois.

Certains exercices peuvent être réalisés dans le but de changer le schéma postural et donc de traiter l'origine des problèmes. Il faut savoir que dans ce cas, il est nécessaire d'avoir un diagnostic postural préalable. Sinon cela serait un peu comme si vous alliez chez le pharmacien demander un médicament au hasard. Il se peut qu'il fonctionne, cela s'appelle la chance. Mais il se peut aussi que le pharmacien vous donne un sirop pour la toux alors que vous veniez pour un mal de ventre !

Le plus important est de se re-trouver, c'est-à-dire de mettre de côté certaines mauvaises habitudes ou négligences qui font qu'au fil du temps, nous sommes devenus plus sensibles à notre déséquilibre postural. En ce sens travaillons la prévention, c'est-à-dire retrouvons les conditions qui nous permettront de nous positionner face à la vie qui est la nôtre !

Faisons sans modération ces exercices de réapprentissage de notre posture, qui nous permettront de réintégrer et de réinvestir notre corps. Cela se fonde souvent par une hygiène de vie qui comprend un équilibre alimentaire (en cas de problème d'estomac, évitez les boissons gazeuses et les repas trop lourds par exemple), de l'exercice physique adapté, et une posture constructive dans l'accueil du quotidien...

Le but est de retrouver un niveau d'équilibre postural compatible avec un confort quotidien et une harmonie de fonctionnement corporelle. Dans tous les exercices faisant appel à l'équilibre, je vous conseille de prévoir un espace dégagé autour de vous afin de ne pas buter ni vous blesser en cas de perte d'équilibre. Il est souvent possible de sécuriser l'exercice en se positionnant au niveau d'un angle de mur pour ne pas risquer de chuter en arrière, ou juste devant une balustrade pour pouvoir se rattraper facilement en cas de perte d'équilibre. Si cela est nécessaire, n'hésitez pas à demander à une personne de votre entourage de se tenir juste à côté de vous lors des premiers essais, pour vous rassurer et vous retenir si cela était utile. En cas d'équilibre vraiment précaire ou pour les seniors, afin d'éviter les conséquences d'une chute qui peuvent être graves, faites plutôt appel à un kinésithérapeute compétent dans la rééducation de l'équilibre.

Des exercices à adapter

• Selon votre type postural

En fonction de ce qui est nécessaire de corriger pour chacun, il peut être par exemple utile de pratiquer des exercices corrigeant une courbure lombaire importante en cas de lombalgie qui en découle. Au contraire, si c'est au niveau cervical bas que des tensions se logent, les exercices seront tout à fait différents. Surtout, il est primordial d'éviter des exercices inadaptés.

• Selon votre activité professionnelle

Une personne toute la journée devant son écran aura souvent plus de soucis dans la liberté du regard, ses yeux étant en permanence dirigés juste en face d'elle. Elle pourra mettre à profit les exercices qui permettent de relâcher les yeux et leur redonner la mobilité. Un violoniste aura intérêt à travailler sur la mobilité du cou et du haut du corps, sa posture de travail pouvant être génératrice de tensions et déséquilibres à ce niveau.

• Selon votre problématique individuelle

Le stress, l'hérédité et d'autres paramètres personnels sont à prendre en compte. Les exercices visant à stopper le serrage dentaire qui trouble la posture de Pierre et lui donne des maux de tête lui seront utiles, mais aucun besoin pour lui de faire des exercices pour les yeux s'il n'en a pas besoin. Pour Jeanne, plus âgée, qui a tendance à s'enraidir et se sent peu stable à la marche, ce sera peut-être certains autres exercices pour mieux ressentir son corps dans l'espace ou des assouplissements qui seront indiqués.

Pour tous

Parmi les activités physiques possibles certaines sont tout particulièrement conseillées pour faire travailler le système postural dans sa globalité.

EXERCICE

Un exercice de marche

Si vous avez comme moi la chance d'être proche de la mer, une plage de sable ou de galets peut constituer un merveilleux terrain de rééducation posturale. Recommander d'y aller deux fois par semaine minimum est un peu comme si on ordonnait à un enfant de manger des bonbons ! Les efforts lors de la marche sur ce terrain meuble nécessitent en effet des corrections posturales permanentes et permettent de mettre en jeu l'ensemble des capteurs posturaux de l'organisme. Vous pouvez varier l'exercice en alternant quelques pas les yeux fermés puis les yeux ouverts (avec prudence évidemment et à éviter en cas de trop forte fréquentation). De la même manière, si vous n'avez pas la chance d'avoir une plage à portée de main, la marche sur terrain irrégulier, sur un chemin caillouteux, un bord de rivière, un terrain herbeux, peut avoir la même action.

Pour les enfants

• Avant la marche : la colline de coussins

Il est utile de permettre à votre enfant de se déplacer à quatre pattes, de ramper et de grimper. Vous pouvez par exemple lui aménager une colline de coussins pour cela. Grâce à ces activités, il stimule les réseaux croisés cérébraux et la maturation de l'équilibre postural.

• Laissez-le se salir

Dans le même objectif de maturation des circuits neurologiques de la posture, les enfants doivent faire des apprentissages variés sur des terrains de toute sorte. Si votre enfant grimpe, court, fait des pitreries par terre et donc se salit, ne le freinez pas trop ! Cela lui permet de travailler la coordination du corps. Laissez-le donc s'amuser le plus souvent possible, et surtout sur des sols « naturels » c'est-à-dire irréguliers tant en termes de relief que de structure.

FOIRE AUX QUESTIONS

Mon ado se tient mal, dois-je le montrer à un posturologue ?

En fait, la posture de votre ado n'est peut-être pas très parfaite au sens de bien se tenir, mais ne vous inquiétez pas trop, ça n'est pas parce qu'il se tient de travers qu'il va forcément développer des soucis de dos. À l'adolescence, il existe souvent une hyperlaxité des articulations et du dos, la croissance se fait parfois de façon un peu dysharmonieuse, et l'ado a très souvent tendance à « s'avachir ». Ne le traumatisez pas trop, en principe sa posture va se normaliser tranquillement. En revanche, s'il existe un début de scoliose, une asymétrie quand il se tient droit, n'attendez pas pour prendre un avis, afin de bénéficier du potentiel de croissance qu'il a encore.

Je me tiens toujours très droite, j'y fais attention en permanence, comment se fait-il que j'ai mal dans le dos, surtout en haut, entre les omoplates ?

Eh bien vous avez l'explication, car la posture normale est quelque chose d'inconscient, et dans ce que vous dites, c'est consciemment que vous faites attention à vous tenir bien droite. Sans doute avez-vous entendu répéter durant votre enfance des « Tiens-toi droite ». Ces douleurs que vous décrivez entre les omoplates sont liées à cette tension permanente que vous imposez aux muscles de votre dos. Le remède est donc simple : laissez votre dos se détendre, vous serez peut-être un peu moins droite, mais vous serez beaucoup mieux, et vous vous sentirez plus relax à tous les niveaux. Faites confiance à votre tonus musculaire naturel, qui est inconscient. Attention, n'allez pas non plus dans l'excès inverse, il n'est pas question de s'avachir, mais juste d'être équilibrée sans avoir à forcer sur le dos.

Je fais de l'ostéopathie très souvent, mais ça ne tient pas, et l'ostéopathe me dit que c'est toujours la même vertèbre qui est « déplacée ».

En fait, l'ostéopathie est utile dans bien des cas, mais si son effet n'est pas pérenne et que vous devez y aller trop souvent, c'est qu'il y a quelque chose qui fait que la « manipulation » ne tient pas dans le temps. Ce quelque chose est très souvent une problématique posturale qui pousse votre corps à réagir comme il peut, toujours de la même façon. C'est pour cela que c'est toujours au même niveau vertébral que votre ostéopathe remarque un problème. Vous gagnerez à vous rapprocher d'un médecin posturologue, afin d'étudier ce qui dans votre posture peut être corrigé, pour éviter ces récidives permanentes.

Mon bébé est né difficilement après un accouchement qui a duré longtemps, on n'a pas eu à utiliser de forceps, mais il tourne la tête toujours du même côté. Le pédiatre m'a dit que ce n'est pas très grave, car il peut quand même tourner de l'autre côté. Je suis tout de même un peu inquiète.

Il n'y a en effet pas de « vrai » torticolis congénital pour votre enfant, puisqu'il peut tourner la tête aussi de l'autre côté. Néanmoins, il semble, du fait de l'accouchement un peu difficile ou simplement de la position que le bébé avait dans l'utérus, qu'il y ait une asymétrie de tonus musculaire au niveau du cou et probablement du tronc de votre enfant. Le risque, si on laisse évoluer cela, est qu'il développe une négligence, c'est-à-dire un développement cérébral imparfait, en n'étant pas stimulé des deux côtés. Il vous faut donc veiller à le stimuler du côté où il regarde le moins facilement, et bien positionner le lit dans la chambre d'enfant. En effet, l'enfant va orienter son regard vers là d'où arrivent les parents et les stimuli. S'il y a une fenêtre, il va avoir le regard attiré vers la lumière par exemple. Évitez le lit contre le mur, surtout si son côté préférentiel est du côté opposé au mur. Ou faites-le dans un but de rééducation : par exemple si votre enfant a des difficultés à tourner la tête vers la droite, placez le lit contre le mur à sa gauche, qu'il puisse guetter votre arrivée à sa droite. Cela et un peu d'ostéopathie douce, et tout rentrera dans l'ordre très vite, et évitera les troubles posturaux voire de l'apprentissage plus tard.

J'ai mal à la tête très souvent et mes mâchoires me font mal quand je me réveille le matin. J'ai souvent mal aux oreilles aussi, pourtant personne ne trouve rien. Est-ce que ça peut être lié à la posture ?

En réalité, ça n'est pas vraiment votre posture corporelle qui est inadaptée. Cependant ce que vous décrivez entre dans le champ de la posturologie puisque l'on y inclut les problématiques d'occlusion dentaire, c'est-à-dire la façon dont on gère nos contacts au niveau des dents. Il est fort probable, si les muscles des mâchoires sont tendus ou douloureux au réveil, qu'il s'agisse d'un serrage dentaire nocturne. Certaines personnes arrivent même à se casser des dents tellement ce serrage peut être important. Celui-ci est favorisé par des troubles des contacts dentaires eux-mêmes, par exemple lorsqu'il manque une molaire au fond de la bouche, cela crée un déséquilibre occlusal, mais il y a bien d'autres causes, et seul un examen postural complet pourra déterminer ce qui se passe. Il faut savoir que le stress ou l'anxiété augmente notablement le risque de serrage dentaire nocturne.

Mon enfant est dyslexique, on m'a dit que ça pouvait provenir d'un problème de posture.

Pour certains troubles de l'apprentissage, notamment la dyslexie, il a pu être mis en évidence une relation fréquente avec des troubles de la posture. En effet, on considère que les troubles des apprentissages posturaux peuvent engendrer des problèmes de coordination, du fait d'une acquisition imparfaite du schéma corporel, c'est-à-dire de l'image perçue du corps. Pour améliorer ces troubles, outre les traitements orthophoniques et parfois orthoptiques classiques, nous conseillons d'effectuer des activités destinées à restaurer cette coordination, c'est-à-dire des activités qui nécessitent de travailler différemment avec le côté droit et le côté gauche, ainsi que celles qui stimulent l'équilibre. Ce peut être par exemple le piano, l'escalade, le tir à l'arc, ou certains sports d'équilibre. Les résultats scolaires pourront alors s'améliorer, en assurant en parallèle un suivi pédagogique le plus adapté possible à l'enfant.

J'ai mal au dos depuis des années, et on m'a fait une radio qui montre une anomalie sur une des dernières vertèbres, au nom compliqué : un spondylolisthésis, est-ce grave ?

Le spondylolisthésis correspond au glissement d'une vertèbre, généralement la dernière ou l'avant-dernière vertèbre lombaire, sur celle du dessous. Ce glissement se produit la plupart du temps vers l'avant, et est favorisé par une verticalisation des disques entre les vertèbres. En effet, le mécanisme est le même que pour des empilements d'une colonne de pierre : si les pierres sont superposées de façon bien horizontale alors c'est très stable. En revanche, si la colonne penche, alors il peut y avoir glissement d'une pierre au niveau où ça penche le plus. C'est ce que nous appelons des « forces de cisaillement ». Le spondylolisthésis est donc favorisé ou engendré par une courbure lombaire très marquée, qui engendre des forces telles, que les articulations qui normalement évitent le glissement des vertèbres finissent par se rompre. Vous comprendrez que cela peut être donc très douloureux. Lors du traitement postural, qu'il faut dans la mesure du possible entreprendre avant d'en arriver à ce stade, mais qu'il faudra réaliser quoi qu'il en soit afin d'éviter l'aggravation du glissement, nous allons proposer des semelles posturales qui vont permettre, par leur action indirecte sur le bassin et la colonne vertébrale, de diminuer la courbure lombaire, et ainsi éviter ou limiter le glissement.

Depuis quelque temps, je suis de plus en plus fatigué, j'ai du mal à me concentrer au travail, et le soir, alors que j'aimais bien lire avant de m'endormir, je ne peux plus car les lignes se croisent. J'ai pris des vacances mais ça n'a rien changé.

Ce que vous décrivez est assez typique d'un trouble postural. Votre corps travaille vraisemblablement beaucoup pour s'équilibrer, et il est possible, au vu de votre fatigabilité oculaire, que vous ayez des soucis de mobilité au niveau des muscles des yeux, avec un alignement difficile du regard en fin de journée, lorsque vous êtes le plus fatigué.

Ce genre de symptôme de fatigue s'installe généralement progressivement, lorsque l'organisme commence à avoir des difficultés à gérer la posture. C'est parfois simplement une petite rééducation qui sera nécessaire pour vous soulager et remettre de l'ordre dans vos capteurs posturaux. La consultation posturale permettra de déterminer exactement ce qui se passe pour vous, et quel traitement vous sera bénéfique.

Quand on fait de la randonnée avec ma fille, qui a 10 ans, elle se plaint sans arrêt de douleurs dans les jambes et les chevilles. Je pense que c'est du cinéma, mais je préfère quand même avoir un avis.

Le fait de se plaindre de douleurs lors de marches prolongées n'est pas forcément anodin. Il arrive que des appuis anormaux au niveau des pieds puissent générer ces symptômes. Le problème est que ces symptômes sont simplement la partie émergée de l'iceberg. En effet, il convient de vérifier qu'il n'y ait pas de scoliose ou de signe précurseur de ce genre de problème, car en cas d'appuis podaux anormaux, il peut y avoir des conséquences sur la colonne vertébrale et toute la croissance de l'enfant.

Vous faites bien de ne pas penser que c'est forcément une invention de l'enfant, et il convient donc de faire un bilan postural complet et vraisemblablement un complément de bilan d'imagerie (radiographies). Souvent, un traitement par semelles et ostéopathie cranio-sacrée permet de soulager l'enfant et de prévenir les problèmes futurs.

Comment peut-on savoir qu'il faut consulter ?

Bien sûr, les symptômes qui peuvent découler de troubles posturaux sont éminemment variés et variables, la posture mobilisant l'ensemble du corps et pouvant donc avoir des répercussions sur de multiples fonctions de celui-ci. De façon schématique, il s'agit surtout de douleurs articulaires ou de la colonne vertébrale, ou parfois d'une fatigue inexpliquée, ou encore de troubles de la vision prédominant le soir. Ce sont quelques signes d'alerte, mais il peut y avoir bien d'autres tableaux cliniques. Dans ce cas, n'hésitez pas à faire le point avec votre médecin, il saura penser, notamment lors de problèmes de santé pour lesquels le diagnostic médical semble difficile (avec souvent des examens d'imagerie qui se multiplient, des prises de sang qui ne permettent pas de poser un diagnostic de certitude) à une possible cause posturale. Il est à ce titre important que les médecins aient suffisamment conscience des implications posturales possibles sur la santé, et ainsi soient à même d'envisager la relation de celles-ci avec ces symptômes évoqués, ce qui permettra de vous diriger alors si nécessaire vers un médecin posturologue qui fera un bilan adapté.

J'ai déjà eu des semelles, mais ça ne m'a rien fait, est-il utile que je consulte ?

Le fait que vous ayez déjà porté des semelles indique vraisemblablement qu'un problème d'appui a été suspecté chez vous. Or, souvent, les gens ont porté des semelles en dehors de toute prise en charge posturale globale et il est donc important, si ce bilan postural n'a pas encore été effectué, de le réaliser. Il permettra de déterminer ce qui se passe exactement chez vous.

Comment trouver un posturologue (ni mon généraliste, ni mon ostéopathe n'ont su me renvoyer chez un spécialiste) ? Dois-je commencer par consulter un médecin posturologue ?

Le mieux est d'en parler à votre médecin, peut-être n'a-t-il simplement pas pensé à évoquer une cause posturale. S'il l'estime utile, il aura alors peut-être un posturologue à vous conseiller. Il arrive aussi que certains médecins ne soient pas encore sensibilisés à cette matière. Vous pouvez alors vous tourner vers un médecin posturologue sans être adressé par le médecin traitant. Il s'agira souvent d'un médecin du sport ou d'un médecin ostéopathe : vérifiez qu'il ait bien les compétences dans le domaine postural, et le fait qu'il soit titulaire de DIU de posturologie clinique vous assurera qu'il est bien formé auprès de la faculté de médecine.

On m'a dit de faire des semelles, mais j'en ai déjà eu. Elles étaient très épaisses et j'ai dû changer toutes mes chaussures pour une pointure plus grande. Cela fait des frais, et à vrai dire, je n'ai pas très envie de porter des chaussures plus grandes, je me sens comme un clown avec des grosses chaussures !

Les semelles ne sont pas toutes très épaisses, et en particulier dans le cas des semelles posturales, elles sont au contraire très fines, du fait de leur mode d'action qui utilise des reliefs très légers, de 2 millimètres au maximum. Ainsi, elles agissent non pas comme un soutien passif, mais en stimulant la plante du pied, et ainsi permettent une « rééducation » des appuis. Vous n'avez donc pas avec ce type de semelles à changer toute votre garde-robe de chaussures, tout au plus il vous faudra remplacer la semelle de propreté de certaines paires afin de mettre vos nouvelles semelles à la place.

J'ai entendu dire que les talons hauts sont néfastes. Quelles sont les chaussures idéales pour éviter les problèmes posturaux ? Des chaussures trop hautes, trop rigides, trop plates modifient-elles les points d'appui, peuvent-elles aggraver des déséquilibres provoqués par d'autres étages ?

Concernant les chaussures, il n'existe pas, pour ce qui est du port de talons hauts, de consensus absolu. Cependant, il faut suivre quelques règles simples si l'on veut éviter des conséquences néfastes de celles-ci sur nos pieds et notre posture. En premier lieu, il faut prendre des chaussures à sa taille, et surtout pas trop petites. Cela semble évident mais souvent ce n'est pas le cas. Pour vérifier cela, posez votre pied sur votre chaussure, bien calé au niveau du talon. Si les orteils dépassent de la chaussure c'est qu'elle est trop petite et il y a alors un risque de déformation du pied, ainsi que de trouble des appuis. Il convient de faire particulièrement attention aux chaussures dont le bout est pointu : il peut favoriser l'*hallux valgus*, c'est-à-dire le gros orteil qui se déforme en dedans. Ensuite, il faut tâcher de changer régulièrement de chaussures et ne pas porter toujours les mêmes afin justement d'éviter des appuis toujours identiques avec le risque d'apparition d'épines irritatives sous le pied qui peuvent engendrer des appuis anormaux. Les semelles doivent pouvoir permettre le déroulé normal du pas, c'est-à-dire ne pas être trop rigides. Pour revenir au port de talons hauts, leur action sur la posture n'est à mon sens pas neutre, c'est-à-dire qu'ils favorisent un appui quasi exclusif sur les avant-pieds et entraînent des modifications de la courbure lombaire et donc des contraintes à ce niveau. Leur port continu peut engendrer des raccourcissements du tendon d'Achille et être ainsi à l'origine de problèmes à ce niveau.

D'autre part, il convient de prendre en compte l'équilibre vestibulaire et la compétence proprioceptive, c'est-à-dire la capacité à percevoir la position articulaire, en particulier de la cheville. Quelqu'un qui n'est pas très stable à cause de son oreille interne ou qui a tendance à se tordre la cheville facilement évitera évidemment des talons trop hauts ou trop étroits. Il semble donc, d'une façon générale, raisonnable de ne pas abuser des talons hauts, certaines femmes les supporteront cependant très bien, leur équilibre postural leur permettant de s'y adapter sans souci.

Existe-t-il des problèmes pendant la grossesse ou provoqués par elle ?

Lors de la grossesse se produisent de nombreux chamboulements au niveau du corps et en particulier au niveau de la posture. Le poids se répartit de façon différente. Au fur et à mesure que le ventre s'arrondit, on observe un creusement de la lordose* lombaire et une augmentation des contraintes à ce niveau. Il se produit également lors du développement de l'utérus des modifications de tensions ligamentaires dans le ventre, le tout étant baigné dans une ambiance hormonale nouvelle. Ainsi, il n'est pas très étonnant de constater que les femmes enceintes ont souvent mal au dos. Heureusement, il n'y a que rarement des conséquences après la grossesse, et en cas de besoin, une séance d'ostéopathie douce après l'accouchement pourra habituellement permettre une normalisation du problème.

Suite à des douleurs dans la nuque, on m'a trouvé une scoliose. Les douleurs sont soulagées par l'ostéopathie, mais pas définitivement. Puis-je corriger moi-même ma posture en adaptant mon matelas, en changeant de chaise, etc. ?

Dans ce que vous décrivez, il y a d'une part des douleurs qui ne sont pas soulagées durablement lors de vos séances d'ostéopathie, et d'autre part un problème de scoliose, qui témoigne d'une problématique axiale en termes de tonus musculaire. Tous les ingrédients qui témoignent d'une problématique de posture semblent donc présents.

Pour agir sur la posture, cela se fait par l'action sur les capteurs posturaux, de façon très schématique les yeux, l'oreille interne, les dents, les pieds, afin de restaurer un équilibre global. Vous comprendrez donc que les changements de matelas ou de chaise ne vont pas avoir cette action et que seul le médecin posturologue pourra, après un bilan approfondi, poser un diagnostic sur ce qui est à l'origine de vos problèmes, et vous proposer un traitement adapté.

Évidemment, si vous avez un mobilier qui n'est pas adapté en terme d'ergonomie, par exemple une chaise de travail trop haute ou trop basse, il est conseillé d'investir pour une assise réglable en hauteur afin d'ajuster la position de façon adéquate par rapport au bureau. Cela est particulièrement important si vous travaillez sur clavier, les avant-bras devant être à l'horizontale, en appui sur le bureau, afin d'éviter l'apparition de tensions dans les épaules et le cou. Pour ce qui est du matelas, il faut trouver un modèle qui vous permette de ne pas avoir trop de douleurs au réveil. Souvent, je préconise un matelas un peu ferme avec une couche d'accueil souple, mais il n'y a pas de règle absolue et chacun trouvera le modèle qui lui convient, c'est souvent très personnel. Attention cependant à l'oreiller, évitez un oreiller trop gros ou un traversin, qui ont tendance à trop relever la tête et qui, en créant un angle au niveau du cou, engendrent des douleurs cervicales. Il est également déconseillé de dormir sur le ventre car cela « tord » le cou et peut engendrer des douleurs.

J'ai été opéré d'une hernie discale il y a presque deux ans. Depuis, les douleurs n'ont pas complètement disparu, mon ostéopathe me dit que des sciatiques pourraient se reproduire. Dois-je consulter un posturologue ?

En effet, il faut prendre en compte pour vous la possibilité de contraintes locales au niveau de vos vertèbres et de vos disques intervertébraux, dont la cause peut être posturale, expliquant que vos vertèbres ne « travaillent » pas dans des conditions normales.

Le fait d'avoir une récidive de douleurs dans les suites de l'opération est un signe que le problème n'était peut-être pas une hernie discale simple, mais favorisée par les conséquences locales d'un problème de posture. Ainsi, plutôt que de multiplier les interventions, il convient de ne pas attendre une récidive aiguë de la sciatique mais bien de traiter la posture, ce qui permettra d'améliorer les contraintes mécaniques locales qui vont alors mieux se répartir sur les différents niveaux vertébraux et ainsi diminuer le risque de soucis à long terme.

Ma mère est très âgée, elle vit seule et cela fait plusieurs fois qu'elle chute chez elle. Pour l'instant heureusement, elle ne s'est rien cassé, mais il a fallu appeler les pompiers la dernière fois car elle n'arrivait pas à se relever. Elle a toute sa tête et ne veut pas aller en maison de retraite, ses chutes peuvent-elles être causées par un souci de posture ? Est-ce qu'il faut qu'elle consulte un posturologue ?

Chez la personne âgée, plusieurs problèmes évoluent souvent de front. En effet, l'efficacité des capteurs sensoriels s'émousse progressivement au long de la vie et est souvent altérée pour les personnes du troisième âge. Au niveau des yeux, la presbytie et la cataracte diminuent la fonction visuelle. Pour les oreilles, outre les problèmes d'audition (presbyacousie), un vieillissement de l'organe de l'équilibre de l'oreille interne (presbyvestibulie) engendre un moins bon contrôle de l'équilibre. Du côté des structures neurologiques qui permettent le contrôle postural, il va aussi y avoir progressivement une altération des capacités. Nous parlons du « *talk or walk* », qui signifie que la personne âgée peut mobiliser ses ressources attentionnelles et neurologiques pour la marche ou pour la parole, mais a des difficultés à effectuer les deux en même temps. Vous pouvez tester cette capacité en marchant tout simplement avec votre mère, et voir si, lorsqu'elle vous parle, elle s'arrête spontanément de marcher. La conséquence de tout cela est que le mode de contrôle de la posture pour la personne âgée se fait habituellement dans la raideur, et non plus dans la souplesse, avec pour corollaire une diminution des sollicitations articulaires et un cercle vicieux vers encore plus de raideur, portant un risque plus élevé de buter sur le moindre obstacle.

Ainsi, le bilan postural chez la personne âgée est souvent un élément important pour guider la prise en charge thérapeutique et kinésithérapique, dans le but de permettre un maintien à domicile et une autonomie le plus longtemps possible.

Mon enfant a fait du sport de compétition dès son plus jeune âge, nous l'avons soutenu dans cette voie, mais à présent que l'adolescence arrive, il présente des douleurs de dos. Est-il possible que son activité sportive intense lui ait créé un problème de posture ?

Si votre enfant a des douleurs, il peut être nécessaire de faire le point sur le plan postural, afin de pouvoir agir tant que son potentiel de croissance est encore présent. Cela sera en effet souvent plus facile et plus rapide en termes de résultat.

Pour ce qui est de l'impact de l'activité sportive sur la posture, cette question est souvent complexe et dépend vraiment du type de sport pratiqué. Souvent, le sport favorise plutôt une bonne coordination entre les différents capteurs posturaux, renforce les muscles, l'équilibre, et va donc dans le bon sens. Prenez par exemple un trapéziste, il aura développé des compétences posturales hors normes.

En revanche, dans le cas de certains sports qui nécessitent des postures ou des contraintes particulières, il se peut que l'enfant qui les pratique de façon intense en subisse ensuite des répercussions sur le plan articulaire ou postural. Elles peuvent être « simplement » articulaires, liées notamment aux accidents articulaires fréquents dans certains types de sport, comme les ruptures des ligaments croisés chez les skieurs ou les footballeurs, ou liés à des hypersollicitations répétées comme par exemple dans la pratique du rugby. Lorsqu'il est débuté très tôt, vers l'âge de 3 ans parfois, on observe trop souvent de l'arthrose précoce, c'est-à-dire apparaissant chez les patients jeunes.

Les répercussions peuvent aussi être posturales, par les conséquences de certaines blessures qui vont avoir modifié les appuis, ou tout simplement par les postures intégrées par l'individu au cours de certaines activités, citons par exemple la danse classique, qui souvent engendre un appui sur les avant-pieds et une hyperlordose*, avec une hypersollicitation des dernières vertèbres lombaires et de l'arche plantaire, et l'apparition possible de douleurs par les contraintes excessives à ces niveaux.

Quoi qu'il en soit, si l'enfant doit pratiquer une activité sportive à haut niveau, un suivi attentif devra être privilégié. En effet, le plus important pour un sportif, surtout dès le plus jeune âge, est de prendre garde à son équilibre postural, car d'une part des sollicitations majeures sur un équilibre postural anormal peuvent engendrer des blessures ou des contraintes asymétriques, et d'autre part un trouble même mineur de la posture peut avoir des conséquences majeures sur les performances sportives à haut niveau. Tout sportif devrait donc à mon sens bénéficier d'un suivi postural régulier.

Comment se passe en pratique une séance de posturologie ?

La description qui suit est une description schématique d'une consultation type et ne prétend pas être une liste de ce qu'il est possible ou utile de faire lors d'un examen postural.

La consultation de posture se déroule généralement en trois temps.

Premier temps : l'accueil du patient et son interrogatoire. Il permet de reconstituer l'historique des doléances et de rassembler les éléments cliniques.

Deuxième temps : l'examen physique du patient en sous-vêtements (sans chaussettes afin de pouvoir observer correctement les pieds). Cet examen se fait debout, en position neutre, de repos. Nous observons s'il existe des asymétries, des troubles de la statique, des tensions musculaires, comment les pieds sont posés sur le sol, etc. Nous demandons ensuite au patient de marcher, pour l'examiner en mouvement, constater comment les appuis évoluent, comment il s'équilibre, quelles stratégies il met en place pour se mouvoir, etc. Nous lui demandons aussi d'effectuer quelques tests, qui nous donnent un peu plus d'informations sur ce qui se passe corporellement.

N'oublions pas l'examen des contacts dentaires, le type d'occlusion, de vérifier s'il existe des signes de souffrance des articulations temporo-mandibulaires : pour cela, nous vous demandons d'ouvrir la bouche, afin de contrôler les alignements interdentaires. Il peut être utile d'ausculter les condyles de l'articulation de la mâchoire, ou de contrôler les microgalvanismes, c'est-à-dire l'effet de pile électrique entre les métaux interdentaires en utilisant un voltmètre (l'usage de cet instrument habituellement dévolu aux électriciens surprend souvent les patients, mais cela peut s'avérer fort utile).

L'examen des yeux est aussi très important afin de détecter des troubles de la convergence ou des limitations de mouvements.

Troisième temps : l'examen sur la plate-forme de posturographie. Lors de ce temps, nous allons pouvoir faire le parallèle et confronter les éléments purement cliniques aux résultats de cet examen. Il se fera dans différentes conditions, par exemple : statique et/ou dynamique, les yeux ouverts et les yeux fermés, les dents en contact occlusal ou la bouche entrouverte (pour ne citer que les paramètres principaux).

Quatrième temps : l'examen sur plate-forme après rééquilibration par traitement manuel ostéopathique. En ce qui me concerne, je rajoute toujours ce temps supplémentaire, qui me semble avec l'expérience indispensable. Les modifications par rapport à l'examen sur plate-forme qui précède ont souvent un intérêt diagnostique important, notamment pour savoir s'il s'agit d'un problème fixé ou réversible, ou s'il dévoile quelque chose qui était masqué par des compensations lors de l'examen initial. En effet, il ne sert à rien de corriger des compensations, et si par exemple vous mettez des semelles à un patient sans tenir compte de celles-ci, elles traiteront non pas la pathologie, mais la pathologie plus la compensation, et seront donc (forcément) inadaptées. C'est comme cela que l'on reçoit des patients déjà traités, à qui il faut expliquer que l'on va refaire la même chose mais différemment...

Enfin, vient le moment de conclure la consultation, avec un diagnostic, ou parfois la nécessité de revoir le patient avec des examens complémentaires que nous lui auront prescrit.

Personnellement, je fais au mieux pour expliquer, au fur et à mesure, tout au long de la consultation, ce que met en évidence l'examen, car j'estime que c'est le patient qui va être acteur de sa prise en charge. Il faut qu'il sache pourquoi on lui prescrit tel ou tel soin. C'est lui qui va parfois pendant des semaines faire la rééducation, il est important qu'il soit motivé et comprenne le but de celle-ci. S'il doit porter des semelles il est essentiel de lui expliquer l'importance de ce port, et par quel mécanisme elles agissent, pour qu'il sache que c'est en les portant de façon suivie qu'il pourra en attendre les bénéfices. Ce ne sont ici que quelques exemples fréquents en thérapeutique.

Ensuite, au cours du traitement postural, nous reverrons le patient à intervalles réguliers, en fonction des traitements prescrits, afin de juger de l'évolution à la fois clinique et sur les examens postugraphiques sur plate-forme.

CONCLUSION

La posturologie est, vous l'aurez compris, une discipline médicale à part entière. Elle ouvre des horizons à des patients qui ont souvent parcouru des chemins médicaux bien sinueux, qui souffrent parfois depuis de nombreuses années, et qui s'aperçoivent qu'ils ne sont pas des malades imaginaires.

Il me semble indispensable de sensibiliser les professionnels de santé aux problématiques posturales. Outre les orthoptistes et les podologues, qui sont évidemment en première ligne pour repérer certaines problématiques, ce sont tout particulièrement les médecins généralistes et les pédiatres, qui par leur proximité et leur rôle de prévention, devraient bénéficier d'une formation au dépistage postural. Une culture posturale minimale devrait être assimilée par chacun, quelle que soit sa spécialité, afin de ne pas laisser des patients dans des impasses.

Dans la mesure où la posturologie est une matière clinique complexe, qui intègre de nombreux paramètres cliniques, paracliniques, et fonctionnels, il nous appartient, en tant que posturologues, de rester humbles et fidèles au serment d'Hippocrate afin de ne verser ni dans des simulacres de prises en charges posturales, ni dans des dérives mercantiles ou commerciales. Soyons au contraire attachés à nous investir dans cette matière exigeante, qui demande une formation complète et solide. Développons l'écoute du patient et notre raisonnement clinique. Élaborons et organisons la prise en charge avec des professionnels médicaux et paramédicaux compétents.

Si je me revois, incrédule, au début de mes études, face à ce long cursus médical qui se dessinait pour l'avenir, écoutant l'un de nos maîtres déclamer dans l'amphithéâtre que la quête de connaissances et la réalisation de formations après l'obtention du doctorat pouvaient presque devenir une addiction, vingt-cinq ans après je constate que j'ai eu raison de courir le risque afin de suivre ma voie. Aujourd'hui encore il m'est difficile de cesser d'être curieux de chaque chose de l'humain.

GLOSSAIRE

Acidose : acides d'origine métabolique apparaissant dans les muscles

Allopathie : la médecine classique, qui utilise des médicaments ayant des effets opposés à ceux de la maladie

Astigmatisme : trouble de la vision pouvant être lié à une déformation de la cornée ou du cristallin, qui donne une déformation (étirement selon un certain axe) de l'image rétinienne

Barorécepteur : récepteur sensible à la pression

Boucle gamma : boucle neurologique liée à la variation de longueur musculaire et à une résistance au raccourcissement du muscle, engendrant une stimulation des motoneurones gamma et une excitation des fibres musculaires à l'origine de la contraction des muscles agonistes (qui exercent une force dans le même sens)

Cadence de marche : nombre de pas par minute (91 - 135)

Centre de masse : centre d'inertie d'un corps. Par approximation il est souvent assimilé au centre de gravité

Cinématique : étude de la mécanique du mouvement en fonction du temps

Cinétose : mal des transports ou mal de mer

Controlatéral : situé de l'autre côté

Cycle de marche : de l'appui talon d'un membre à l'appui talon suivant du même membre (0,9 - 1,3 s)

Cyphose : courbure en « bosse » du dos

Dos plat : anomalie de courbure du dos, caractérisée par une quasi-absence de courbure lorsque l'on regarde la personne de profil

Dysharmonie podale : pieds dont les composantes sont asymétriques

Effecteur : qui réalise l'action, ici le muscle

Enjambée : distance parcourue par un pied entre deux appuis successifs de ce même pied = 2 pas (1 droit + 1 gauche)

Épigastre : creux de l'estomac, encore appelé « plexus solaire »

Épines iliaques antérosupérieures : reliefs du bassin en haut et en avant des deux ailes du bassin

Ésophorie : strabisme convergent latent, qui n'apparaît pas lors du regard binoculaire, mais est mis en évidence lorsque la vision des deux yeux est dissociée

Exophorie : strabisme divergent latent, qui n'apparaît pas lors du regard binoculaire, mais est mis en évidence lorsque la vision des deux yeux est dissociée

Extenseur (muscle) : se dit d'un muscle qui a une action d'éloignement des extrémités des segments osseux, en particulier qui étend un membre, ou, pour la colonne vertébrale, qui « tire » vers l'arrière, dans le sens de la verticalisation

Fascias : membranes constituées de tissu conjonctif fibro-élastique qui gainent les muscles et les organes, formant un réseau complet dans le corps, et qui, par leur innervation sensitive et leur mise en tension, ont une action sur l'organisation et l'équilibration posturale

***Feed back* :** ajustement de l'activité musculaire pour s'adapter au geste en cours

***Feed forward* :** anticipation, ajustement anticipé du geste. Exemple : on ne prépare pas avec la même tension musculaire le geste pour soulever une plume ou une haltère

***Genu valgum* :** anomalie d'angulation au niveau des genoux, avec l'impression de jambes en X

***Genu varum* :** anomalie d'angulation au niveau des genoux, avec l'impression de jambes en tonneau

Hétérophorie : strabisme latent, qui n'apparaît pas lors du regard binoculaire, il peut s'agir d'une ésophorie (déviation en convergence) ou d'une exophorie (déviation en divergence)

Hyperkératose : zone d'épaississement de la peau, ce que l'on appelle couramment la « corne »

Hyperlordose : anomalie de courbure du dos, caractérisée par un creux des reins très marqué

Hyperphorie : déviation latente de l'axe visuel d'un œil vers le haut, qui n'apparaît pas lors du regard binoculaire, mais est mise en évidence lorsque la vision des deux yeux est dissociée ; se définit par rapport à la ligne du regard controlatéral

Hypophorie : déviation latente de l'axe visuel d'un œil vers le bas, qui n'apparaît pas lors du regard binoculaire, mais est mise en évidence lorsque la vision des deux yeux est dissociée. Une hypophorie d'un œil implique une hyperphorie relative de l'œil controlatéral

Infraclusion : recouvrement dentaire insuffisant des dents du haut sur celles du bas

Kinesthésique : synonyme de proprioceptif

Listhésis : glissement d'une vertèbre par rapport à une autre

Lordose (cervicale ou lombaire) : courbure de la colonne vertébrale se creusant vers l'avant

Marche : suite de mouvements cycliques et symétriques, alternance de l'appui des pieds au sol et de l'oscillation

Médullaire : relatif à la moelle épinière

Myopie : vue nette de près et floue de loin, correspond à une image qui se forme en avant de la rétine

Occlusal : qui a trait à l'occlusion dentaire

Occlusion bout à bout : les dents du bas et du haut viennent en contact bout à bout au niveau des incisives lors de la fermeture buccale

Occlusion croisée : une inversion d'une ou de plusieurs dents du bas qui viennent se positionner en dehors de l'arcade dentaire lors de la fermeture buccale, la normale étant que les dents du bas restent en dedans par rapport à celles du haut

Pas : distance séparant les pieds droit et gauche pendant la marche, lorsqu'ils sont posés sur le sol (0,6 - 0,9 m)

Phories : déséquilibre d'alignement du regard au niveau des yeux, compensé lors de la vision binoculaire

Plan frontal : plan parallèle au front d'un individu, qui le divise en une partie antérieure et une partie postérieure

Plan horizontal : plan parallèle à l'horizontale, divise l'individu en une partie supérieure et une partie inférieure

Plan sagittal : perpendiculaire aux deux autres plans, il divise l'individu en une partie gauche et une partie droite

Presbytie : diminution de la capacité d'accommodation du cristallin, qui apparaît avec l'âge

Presbyvestibulie : vieillissement physiologique du vestibule de l'oreille interne, qui peut engendrer des problèmes de stabilité chez la personne âgée

Profil postural : ensemble des postures d'un individu dans les différents positions et temps de sa vie, en relation avec ses différents états émotionnels et physiques, qui constituent une caractéristique unique pour cet individu

Prognathisme : la mâchoire du bas vient se fermer les dents en avant par rapport aux dents du haut

Proprioception : du latin *proprius*, propre, et *recipere*, recevoir ; se définit par la capacité à percevoir notre corps ou nos segments corporels dans l'espace et les uns par rapport aux autres

Rachis : autre nom pour désigner l'ensemble de la colonne vertébrale

Rétrognathisme : la mâchoire du bas vient se fermer les dents en arrière, avec un espace par rapport aux dents du haut

Rotateur (muscle) : se dit d'un muscle qui engendre une rotation d'un élément osseux par rapport à un autre ; pour la colonne vertébrale, il s'agit des muscles qui permettent la rotation d'un côté ou de l'autre

Somesthésie : ensemble des perceptions sensorielles cutanéo-muqueuses, viscérales, musculaires et articulaires du corps

Somesthésique : la somesthésie est la perception des sensations corporelles, aussi bien musculaires, que de pression, de position, et de température et la sensibilité cutanée

Spasticité musculaire : tension musculaire exagérée et permanente

Supination : rotation du pied et de la cheville vers l'extérieur

Supracclusion : recouvrement dentaire exagéré entre l'arcade du haut et celle du bas

Tissus conjonctifs : tissus fibro-élastiques dont sont composés les tendons, les ligaments et d'une façon générale l'ensemble des structures périarticulaires

Vertex : sommet de la tête

Vitesse : déplacement global de l'individu par unité de temps

BIBLIOGRAPHIE

A.F.P., « Standards for building a vertical force platform for clinical stabilometry: an immediate need », *Agressologie*, 1984, 25, 9: 1001-1002.

A.F.P., *Normes 85*, éditées par l'Association Posture et Équilibre, 1985, Paris.

Ait-Abbas L., *Occlusion et Posture de l'enfant*, Mémoire pour le DU d'occluso-dontologie, 1992.

Aristote, *Les Parties des animaux*.

Baron J.-B., Gagey P.-M., Asselin B., Ushio N., « Les asymétries de la posture sont-elles aléatoires ? », *Revue de médecine du travail*, 1977, 189-195.

Bell C., *The hand. Its mechanism and vital environment*, Londres : V. Pickering, 1837, 4th ed., 234-235.

Bizzo G., Guillet N., Patat A., Gagey P.-M., « Specifications for building a vertical force platform designed for clinical stabilometry », *Medical & Biological Engineering & Computing*, 1985, n°23: 474-476.

Blanke O., Ortigue S., Landis T., Seeck M., *Nature*, 2002, vol. 419.

Borelli N., *De motu animalium*, Rome : Bernado, 1679.

Bouyala J.-M., « Les troubles de la statique rachidienne de l'enfant », *Privé et Perm. Prat.*, 1969, 55.

Bouyala J.-M., « Défauts de la marche chez l'enfant », *Perfect. Privé et Perm. Prat.*, 1971, 17.

Bricot B., *La Reprogrammation posturale globale*, Montpellier : Sauramps, 1996.

Browne J., O'Hare N., « A quality control procedure for force platforms », *Physiological measurement*, 2000, n°21, 4 : 515-524.

Cofrac. Comité français d'accréditation, Section laboratoires, Secteur étalonnage, 37, rue de Lyon, 75012 PARIS ; tél. : +33 (0)1 44 68 82 31 ; fax : +33 (0)1 44 68 82 22 ; e-mail : stephane.laudrel@cofrac.fr; site Web : http:www.cofrac.fr.

Collins J.-J., De Luca C.-J., « Open-loop and closed-loop control of posture. A random-walk analysis of center-of-pressure trajectories », *Exp. Brain Res.*, 1993, 95 : 308-318.

Dutheil S., Brezun J.-M., Léonard J., Thigilet B., Lacour M., *Neuroscience*, 2009, 164 : 1444-1456.

Fearing F. S., « The factors influencing static equilibrium », *J. Comp. Physiol. Psychol.*, 1924, 4 : 90-121.

Ferrey G., Gagey P.-M., « Le syndrome subjectif et les troubles psychiques des traumatisés du crâne », *Encycl. Méd. Chir. (Paris)*, Psychiatrie, 1988, 37520 A10, 20 pages.

Fitzpatrick R., Mccloskey D. I., « Proprioceptive, visual and vestibular thresholds for the perception of sway during standing in humans », Londres : *Journal of Physiology*, 1994, n°478 : 173-186.

Gagey P.-M., *Faut-il sauver le VFY ?*, 1999, sur le site Web http://perso.club-internet.fr/pmgagey/Index.htm, sous les liens : choix/articles anciens/.

Gagey P.-M., Baudin B., Bizzo G., Scheibel A., Weber B., *Augmenter la cadence d'échantillonnage en stabilométrie ?*, 1999. In Lacour M., *Posture et Équilibre. Aspects développementaux, méthodologiques, perceptifs et cliniques*, Montpellier : Sauramps, 23-33.

Gagey P.-M., Bizzo G., Debruille O., Lacroix D., *The one Hertz phenomenon*, 1985. In Igarashi M., Black F.O., *Vestibular and visual control on posture and locomotor equilibrium*, Basel : Karger, 89-92.

Gagey P.-M., Ouaknine M., Sasaki O., *La Plate-forme AFP40/16*, 2000, sur le site Web http://perso.club-internet.fr/pmgagey/Index.htm sous les liens : choix/articles nouveaux/.

Gagey P.-M., Sasaki O., *Analyse dynamique non linéaire du signal stabilométrique en pratique clinique*, 2000. In Villeneuve P., Weber B., Pied, *Équilibre et Mouvement*, Paris : Masson, 67-71.

Gagey P.-M., Toupet M., « What happens at around 2000 mm^2? », *9th Symposium of the International Society for Postural and Gait Research*, Marseille, 29 mai – 1er juin 1988.

Gagey P.-M., Toupet M., Heuschen S., *From ankle to hip strategy, ageing as shown by the parameter VFY*, 1992. In Woollacott M., Horak F., *Posture and gait: control mechanisms*, Portland : University of Oregon Books, Vol. II, 251-254.

Gagey P.-M., Toupet M., *L'Amplitude des oscillations posturales dans la bande de fréquence 0,2 Hertz. Étude chez le sujet normal*, 1998. In Lacour M., *Posture et Équilibre*, Montpellier : Sauramps, 155-166.

Gagey P.-M., Weber B., *Posturologie. Régulation et dérèglements de la station debout*, deuxième édition, préface du professeur Henrique Martins da Cunha, Paris : Masson, 1999.

Grini M.-N., Ouaknine M., Giovanni A., *Modifications posturales et segmentaires contemporaines du forçage vocal*, 1999.

Guidetti G., *Stabilometria clinica*, Istituto di clinica Otorinolaringoiatrica dell' universita di Modena, 1989.

Gurfinkel V. S., « Muscle afferentation and postural control in man », *Agressologie*, 1973, 14, C, 1-18.

Gurfinkel V. S., « Physical foundations of stabilography », *Agressologie*, 1973, 14, C, 9-14.

Hellebrandt F. A., « Standing as a geotropic reflex », *Am. J. Physiol.*, 1938, 121: 471-473.

Hugon M., *Du centre de pression au centre de gravité en posturographie statique,* 1999. In Imaoka K., Murase H., Fukuhara M. (Anima corporation), « Collection of data for healthy subjects in stabilometry », *Equilibrium Research*, 1997, Supp. 12: 1-84. (Traduction française sur le site Web http://perso.club-internet.fr/pmgagey/Index.htm sous les liens : choix/articles anciens/normes japonaises de stabilométrie).

Kapteyn T. S., « Afterthought about the physics and mechanics of postural sway », *Agressologie*, 1973, 14, C: 27-35.

Kapteyn T. S., Bles W., Njiokiktjien C., Kodde L., Massen C. H., Mol J. M. F., « Standardization in platform stabilometry being a part of posturography », *Agressologie*, 1983, 24, 7: 321-326.

Kelly J. W., Riecke B., Loomis J. M., Beall A. C., « Visual control of posture in real and virtual environnement », *Perception and psychophysics*, 2008, 70 (1), 158-165.

Lacour M., *Posture et Équilibre. Entrées sensorielles, Méthodes d'exploration, Applications*, Montpellier : Sauramps, 89-106.

Lacour M., Dutheil S., Tighilet B., Lopez C., Borel L., *Ann. NY Acad. Sci.*, 2009, 1164 : 268-278.

Le Van Quyen M., Adam C., Baulac M., Martinerie J., Varela F.J., « Nonlinear interdependences of EEG signals in human intracranially recorded temporal lobe seizures », *Brain Res.*, 1998, 792 : 24-40.

Marucchi C., Gagey P.-M., « Cécité posturale », *Agressologie*, 1987, 28, 9: 947-949.

Massion J., *Cerveau et Motricité*, Paris : PUF, 1997.

Matthews P. B. C., Stein R. B., « The sensitivity of muscle spindle afferents to small sinusoidal changes in length », Londres : *J. Physiol.*, 1969, 200 : 723-743.

Miles W. R., « Static equilibrium as a useful test of motor control », *J. Indus. Hyg.*, 1922, 3 : 316-361.

Nashner L. M., *Sensory feedback in human posture control*, Thèse de sciences. MIT, Cambridge, 1970.

Nashner L. M., Woollacott M., *The organization of rapid postural adjustements of standing humans: an experimental conceptual model*, 1979. In : Talbott R.E., Humphrey D.R., *Posture and movement*, New York : Raven Press, 243-257.

Nashner L. M., Black F. O., Wall C., « Adaptation to altered support and visual conditions during stance: patients with vestibular deficits », *J. Neurosci.*, 1982, 2, 5: 536-544.

Njiokiktjien C., Van Parys J. A. P., « Romberg's sign expressed in a quotient. II Pathology », *Agressologie*, 1976, D: 19-24.

Paulus, W. M., Straube, A., & Brandt, T., « Visual stabilization of posture: Physiological stimulus characteristics and clinical aspects », *Brain*, 1984, n° 107, 1143-1163.

Paulus, W. M., Straube, A., Krafczyk, S., Brandt, T., « Differential effects of retinal target displacement, changing size and changing disparity in the control of anterior/posterior and lateral body sway », *Experimental Brain Research*, 1989, 78, 243-252.

Purves *et al.*, *Neurosciences*, Louvrin-le-Neuve : De Boeck supérieur, 1999.

Rademaker G. G. J., *Das Stehen: Statische Reaktionen, Gleiwichtsreaktionen und Muskeltonus unter besondere Berucksichtung ihres Verhaltens bei klein-hirnlosen Tieren*, Berlin : Springer, 1931.

Ranquet J., *Essai d'objectivation de l'équilibre normal et pathologique*, Thèse de médecine, Paris, 1953, 83 pages.

Seze de S., Djian A. et Maitre M., *Savoir interpréter une radiographie vertébrale*, Paris : Maloine, 1964.

Takagi A., Fujimura E., Suehiro S., *A new method of statokinesigram area measurement. Application of a statistically calculated ellipse*, 1985, In Igarashi M., Black F.O. (Eds) *Vestibular and visual control of posture and locomotor equilibrium,* Karger (Basel) : 74-79.

Vallier G., *Analyse statistique multivariée concernant 60 patients présentant un syndrome de déficience posturale*, Thèse de médecine, Paris, 1994.

Vierordt K. von, *Grundriss der Physiologie des Menschen*, Tuebingen : H. Laupp, 1860.

Winter D. A., Prince F., Patla A., « Validity of the invertum pendulum model of balance in quiet standing », *Gait and Posture*, 1997, 5: 153-154.

Winter D. A., Patla A. E., Prince F., Ishac M., Gielo-Perczak K., « Stiffness control of Balance in Quiet Standing », *J. Neurophysiol.*, 1998, 80: 1211-21.

TABLE DES MATIÈRES

Première partie

À LA DÉCOUVERTE DE LA POSTUROLOGIE

Deuxième partie

À QUI S'ADRESSE-T-ELLE ?

Troisième partie

LE SYSTÈME POSTURAL

Quatrième partie

LA CONSULTATION

Cinquième partie

TRAITEMENTS ET PRÉVENTION

Dépôt légal : juillet 2021
Imprimé en Allemagne par BoD